Brigitte Holzinger | Gerhard Klösch

Schlafcoaching

Brigitte Holzinger | Gerhard Klösch

Schlaf-coaching

Wer wach sein will, muss schlafen

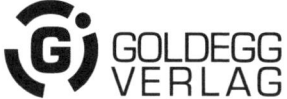

GOLDEGG VERLAG

Bildrechte Autorenfoto: Brigitte Holzinger – Barbara Krobath; Gerhard Klösch –Privatfoto; Bildrechte Umschlag: C. Claudia – fotolia.com

Der Verlag und seine Autoren sind für Reaktionen, Hinweise oder Meinungen dankbar. Bitte wenden Sie sich diesbezüglich an verlag@goldegg-verlag.com.

Der Goldegg Verlag achtet bei seinen Büchern und Magazinen auf nachhaltiges Produzieren. Goldegg Bücher sind umweltfreundlich produziert und orientieren sich in Materialien, Herstellungsorten, Arbeitsbedingungen und Produktionsformen an den Bedürfnissen von Gesellschaft und Umwelt.

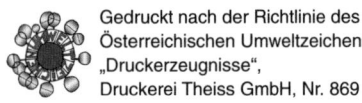 Gedruckt nach der Richtlinie des Österreichischen Umweltzeichens „Druckerzeugnisse", Druckerei Theiss GmbH, Nr. 869

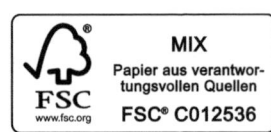 MIX
Papier aus verantwortungsvollen Quellen
FSC® C012536

ISBN Print: 978-3-902903-48-8
ISBN E-Book: 978-3-902903-49-5

© 2013 Goldegg Verlag GmbH
Friedrichstraße 191 • D-10117 Berlin
Telefon: +49 800 505 43 76-0

Goldegg Verlag GmbH, Österreich
Mommsengasse 4/2 • A-1040 Wien
Telefon: +43 1 505 43 76-0

E-Mail: office@goldegg-verlag.com
www.goldegg-verlag.com

Layout, Satz und Herstellung: Goldegg Verlag GmbH, Wien
Druck und Bindung: Theiss GmbH

Inhaltsverzeichnis

Vorwort

Jeder, der schon einmal einige Nächte hindurch schlecht oder zu wenig geschlafen hat, weiß, was daraus resultiert: Energielosigkeit, Müdigkeit, Unruhe und Gereiztheit, eingeschränkte Aufmerksamkeit und Konzentrationsschwierigkeiten sind nur einige Unannehmlichkeiten, die in der Folge unsere Vitalität und Lebensqualität beeinträchtigen.

Ausreichender und guter Schlaf ist, nach Meinung einiger Forscher, vergleichbar mit dem Aufziehen einer Uhr, das Nachladen und Wiedergewinnen von Lebensenergie. Es ist die Kraftquelle, die uns besser, länger und intensiver leben lässt, der wir verdanken, dass wir fit, leistungsstark und in guter Stimmung sind und mit den Herausforderungen des Lebens gut und vielleicht sogar kreativ zurechtkommen. Trotzdem ist es schick, ihn geringzuschätzen und mit dem Bonmot „Schlafen kann ich, wenn ich tot bin" (Rainer Werner Fassbinder) wird gesagt, was für ein toller und vielleicht auch ganzer „Kerl" man sei. Eine Frau fühlt sich vermutlich eher schuldig, denn sie würde ja viel lieber etwas länger schlafen, fürchtet aber, dass sie in unserer Gesellschaft als faul und träge gelten könnte, wenn sie sich einen „Schönheitsschlaf" gönnt.

Doch gerade in den Massenmedien finden sich zunehmend Schlagzeilen wie „Die Schlaflose Gesellschaft", „Endlich wieder schlafen können!", „Wenn das Sandmännchen nicht mehr kommt!" und in den Sprechstunden der praktischen Ärzte sind Klagen über nicht erholsamen Schlaf ein Dauerthema. Wie kommt es zu dieser paradoxen Situation, dass einerseits der Schlaf vernachlässigt und als unwichtig „übersehen" wird, auf der anderen Seite aber zunehmend zum Problem wird?

Welche soziale und kulturelle Erklärungsansätze gibt es dazu und wie können wir Schlafprobleme erfolgreich bewältigen oder besser gar nicht erst entstehen lassen? Dazu haben wir das Schlafcoaching ersonnen. *Schlafcoaching, das ist eine innovative, medikamentenfreie und rasche Unterstützung zur Bewältigung von Schlafproblemen.* Wir, das sind *Brigitte Holzinger* und *Gerhard Klösch* und damit verbunden langjährige Erfahrungen als Psychotherapeutin für Gestalttherapie, Psychologin und Wissenschaftlerin mit einem Fabel für die schönen Künste und die Kompetenz eines Schlaf- und Traumforschers mit klinischem Hintergrund und Standbeinen sowohl in der Grundlagenforschung, der universitären Lehre, der Öffentlichkeitsarbeit und der Prävention von psychischen und physischen Erkrankungen.

Schlafcoaching baut auch auf die klinischen und praktischen Erfahrungen und Erfindungen anderer auf, allen voran der „Schule des Schlafs" von unserem Schlafforschungskollegen Jürgen Zulley oder dem Engagement von unserem höchst inspirierten Kollegen Dieter Riemann, der sich in Freiburg schon seit Jahrzehnten der Erforschung und der Behandlung von Insomnien, also des Nicht-schlafen-Könnens widmet. Zu erwähnen sind natürlich auch englische, amerikanische und kanadische Kollegen wie Collin Espie, Michael Perlis und Charles Morin.

Außerdem hätten wir nicht ersinnen können, was wir ersonnen haben, hätten wir nicht im Feld der Schlafmedizin und der Schlafforschung in Österreich, Europa und international gelernt und Anregungen erhalten. Daher an dieser Stelle ein großes Dankeschön allen unseren KollegInnen, die uns über die Jahre immer wieder unterstützt haben und die zum Werden des *Schlafcoachings* beigetragen haben, allen voran natürlich allen KollegInnen der ÖGSM – der Österreichischen Gesellschaft für Schlafmedizin und Schlafforschung!

Unser ganz besonderer Dank gehört allerdings allen unseren Klientinnen und Klienten, die sich uns anvertraut haben und schließlich zu diesem Buch mit ihren Schlaferfahrungen und Schlaf-nicht-Erfahrungen, ihren Träumen und ihren Nicht-Träumen beigetragen haben. Sie sind natürlich anonym geblieben, haben aber die Passagen korrigiert, in denen sie vorkommen und sind mit unseren Berichten einverstanden.

Das Schlafcoaching, das wir in diesem Buch das erste Mal umfassend darstellen, ist aber mehr als Ratschläge zur Schlafhygiene oder Tipps und Anregungen zur Gestaltung abendlicher Entspannungsübungen. Dahinter steckt ein neuer Denk- und Arbeitsansatz, wie guter und erholsamer Schlaf aus Sicht eines gestalttherapeutischen Denkens zu verstehen und zu therapieren ist. Damit bieten sich neue Möglichkeiten bei der Behandlung von Schlafstörungen und Ansätze zur Selbsthilfe bei Klagen über nicht erholsamen Schlaf an, die für Betroffene und Schlafexperten hilfreich sein können. Dazu zählen:

— Strategien des Trainings
— Methoden der Pädagogik
— Techniken der Beratung
— Konzepte der Psychologie und der Psychotherapie, insbesondere der Gestalttherapie

Training: Schlafcoaching muss sich wie im klassischen Training auch mit Begriffen wie Leistung, Effizienzsteigerung und Wettbewerb auseinandersetzen; wer gut schläft, ist einfach leistungsfähiger und erfolgreicher; Arbeit wird nun einmal in unserer Gesellschaft mit Leistung und gesteigerter Leistungsfähigkeit gleichgesetzt;

Pädagogik: Lernen umspannt die „klassischen" Gebiete der Pädagogik: Beim Schlafcoaching geht es weniger häufig um den Erwerb einer neuen, sondern vielmehr um das Wiedererlernen verloren gegangener Fähigkeiten sowie um das Verlernen von „schlechten" lieb gewonnenen Gewohnheiten.

Beratung: Ein übermüdeter Mensch macht Fehler und chronisch Schlafdeprivierte machen fatale Fehler. Man denke nur an die Unfälle, die durch Einschlafen am Steuer verursacht werden. Sie finden meistens auf einer Autobahn, nach langen monotonen Fahrten und bei hoher Geschwindigkeit statt und enden meist fatal und leider zu oft auch letal. Das sind keine läppischen Kavaliersdelikte, das ist eine Selbstüberschätzung mit häufig unkorrigierbarem Ausgang. Aufzuklären und über die Risiken von Übermüdung und deren Vermeidung sind typische Aufgabenbereiche eines Schlafcoachs. Schlagwort „Alertnessmanagement".

Psychologie-Gestaltpsychotherapie: Ein Zuwenig oder Zuviel an Schlaf kann auch Ausdruck einer persönlichen Krise oder Folgen von belastenden Lebensumständen sein. Das psychische Erleben und die seelischen Verletzungen sind das weite Feld der Psychotherapie oder psychotherapeutisch ausgerichteten Schulen. Das Schlafcoaching will sich dieses reichhaltige Wissen zunutze machen und beim Konzipieren von Behandlungsansätzen bei nicht erholsamem Schlaf mitberücksichtigen.

Was ist Schlafcoaching?
Wir bezeichnen unseren Ansatz zur Diagnose und Behandlung von nicht erholsamem Schlaf als Schlafcoaching. Obwohl der Begriff „Coaching" inflationär gebraucht wird – im Internet finden sich unter dem Stichwort „Coaching" 2012 bereits mehr als 250.000 Einträge –, haben wir unseren Ansatz dennoch „Schlafcoaching" getauft. Das war in den Jahren 2008/2009 und wir mussten feststellen, dass kurz nachdem wir das erste Mal den Begriff öffentlich be-

nutzten, sich sogleich auch andere dieses Wortes bedienten. Einerseits hat uns das sehr in unseren Ideen bestärkt und natürlich auch geschmeichelt, andererseits haben wir uns auch ein wenig geplündert gefühlt. Laut Auskunft einer Anwältin, die sich auf Markenschutz spezialisiert hat, kann der Begriff Schlafcoaching nicht patentiert oder gesetzlich geschützt werden. Wir sind daher gezwungen, uns von ein paar anderen Schlafcoaches inhaltlich und formal abzugrenzen. So erschöpft sich Schlafcoaching nicht im Vertrieb und Ausstatten von Schlafzimmern oder dem Anbieten von mehr oder weniger teuren Einschlafhilfen. Damit hat Schlafcoaching wie wir es verstehen ganz und gar nichts zu tun. Uns geht es um das Erforschen und Erkennen von Wissen über Schlaf und um die Bewältigung von Schlafstörungen. Dazu notwendig sind der Einsatz moderner Diagnose- und Therapiemöglichkeiten sowie der Kontakt zu nationalen und internationalen Experten.

Zum Schlafcoaching führten folgende Überlegungen: Schlafstörungen sind, neben den somatisch organischen Ausprägungen (*somatische Komponente),* immer auch psychische mitbedingt. Unter psychisch meinen wir, dass es neben den Auswirkungen auf Befindlichkeit und Emotionalität (*die seelischen Komponente*) auch das Verhalten mit beeinflusst (*Verhaltenskomponente*). Verhalten ist – und das konnten unzählige experimentalpsychologische Studien zeigen – in erster Linie erlernbar und kann daher auch wieder verlernt werden.

Warum Schlafcoaching?
Der Begriff Coaching stammt aus dem Englischen und leitet sich von „to coach" ab, was so viel wie (an)leiten, trainieren bedeutet. Da der Begriff weder gesetzlich geschützt (es gibt keine staatlich anerkannten Ausbildungsrichtlinien für einen Coach) noch die Ausbildung zu einem Coach in anerkannten nicht akademischen Schulen oder universitären

Einrichtungen möglich ist, werden wir darzulegen versuchen, warum wir trotzdem diesen Begriff unter mehreren anderen gewählt haben.

Warum nicht „Schlaftrainer"? Training – Der Begriff aus dem Sport betont zu sehr den Leistungsaspekt; Training im Sport bedeutet immer Leistungssteigerung und -verbesserung; darüber hinaus fehlt es an „Augenhöhe"; der Trainer weiß immer besser Bescheid.

Warum nicht „Schlaferzieher", „Schlafedukator", „Schlafpädagoge" oder „Schlaflehrer"? Genauso wie beim Trainer ist das Verhältnis zwischen Erzieher oder Lehrer und dem Belehrten nicht symmetrisch; d. h. es gibt eine klare Rollenaufteilung: einerseits den Schüler (= der „Nicht-Wissende" oder der Auszubildende, zu Unterrichtende), andererseits den Lehrer (= der „Wissende", Ausbildner); dieser Begriff betont zu wenig das Partnerschaftliche. Bei der Behandlung von nicht erholsamem Schlaf soll es kein Lehrer/ Schülerverhältnis geben; die Rolle des „Experten" ist hier eine kooperative d. h. es werden zusammen mit dem Ratsuchenden Strategien erarbeitet, die letztendlich vom Betroffenen selbst ausgehen und entwickelt werden.

Warum nicht „Schlafberater"? Das Verhältnis zwischen Berater und Ratsuchendem ist im Gegensatz zu einem Trainer oder Lehrer weniger hierarchisch und deutlich mehr auf gleicher Augenhöhe ausgerichtet; Beratung ist aber meist auf einige wenige „Probleme" fokussiert und zeitlich begrenzt;

Warum nicht „Schlaftherapeut"? Eine therapeutische Tätigkeit ist meistens eingebettet in ein schulenspezifisches Behandlungskonzept; je nach theoretischer Ausrichtung kann die Rolle des Therapeuten mehr oder weniger aktiv sein. Ein extremes Beispiel stellt die klassische Psychoanalyse dar, bei der sich die Tätigkeit des Therapeuten in erster Linie auf das Zuhören und bestenfalls auf das Interpretieren des vom Klienten Gesagten beschränkt.

Wo kann Schlafcoaching angewendet werden?

Schlafcoaching ist ein weites Feld und findet auch in vielen weiten Feldern Anwendung, wie zum Beispiel:

— *Diagnostik und Therapie von Schlafstörungen*: bei der Bewältigung von nicht erholsamem Schlaf und unterstützend bei einer medikamentösen oder apparativen Behandlung von Schlafstörungen
— *Berufsleben, Arbeitswelt*: bei der Erstellung von Schichtarbeitsmodellen; bei der Pausengestaltung zum Beispiel in Form von kurzen Schlafpausen (englisch: powernaps)
— *Wellness und Rehabilitation*
— *Public Health, Gesundheitswesen*
— *Versicherungswesen*
— *Berufe, die direkt oder indirekt mit Schlaf zu tun haben*: Betten- Matratzenhersteller, Verkäuferinnen und Verkäufer in Bettenstudios und Schlafzimmerausstatter
— *Pädagoginnen und Pädagogen, in der Verkehrserziehung*
— *Psychotherapeutinnen und -therapeuten, Psychologinnen und Psychologen*, um nur einige zu nennen.
— Außerdem soll Schlafcoaching informieren und inspirieren und vielleicht zum Beginn eines neuen Lebensstils führen.

Schlafcoaching richtet sich an alle, die sich vertiefend mit Schlaf beschäftigen wollen, insbesondere Psychologinnen und Psychologen, Psychotherapeutinnen und -therapeuten, Ärztinnen und Ärzte, medizinisch technische Assistentinnen und Assistenten, Lebens- und Sozialberater und Public Health Experten. Aber auch an alle, die sich direkt oder indirekt mit Schlaf beschäftigen: Betten und Matratzen oder Bettwäsche verkaufen und im Gesundheitsbereich Tätige.
   Schlafcoaching ist eine anspruchsvolle Tätigkeit, die neben intellektuellen Fähigkeiten auch Empathie, soziale

Kompetenz und die Bereitschaft, sich auf Neues einzulassen voraussetzt.

Sehr wichtig ist uns in diesem Zusammenhang auch die Feststellung, dass unser Konzept des Schlafcoachings auch lehr- und lernbar ist. Darüber hinaus müssen die verwendeten Methoden und theoretischen Überlegungen auch objektiv durch wissenschaftliche Studien überprüfbar sein, und auch die Effektivität des Schlafcoachings muss sich empirisch bestätigen lassen.

Bevor wir Sie weiter in die Welt des Schlafs entführen, vorweg ein wichtiger Grundsatz, der wesentlich ist für unser Verständnis von Schlaftherapie oder Schlafcoaching: Bei allem Expertentum und Wissen – Sie wissen am besten selber, wie Sie sich fühlen und was Ihnen gut tut! Holen Sie sich Rat, aber gleichen Sie die Informationen immer wieder mit Ihrem Wissen, bzw. Ihrer Intuition ab. Die Schlafforschung, wie jede andere Wissenschaft, entwickelt sich ständig weiter, ist im Fluss und was heute als „wahr" angesehen wird, stellt sich morgen vielleicht schon als falsch heraus. Trotzdem aber: keine Angst vor Veränderungen! Wesentliche Teile unseres Wissens haben Bestand und sind für unser (Über-) Leben unbedingt notwendig. So verhält es sich auch mit unserem Wissen über den Schlaf. Dieses Wissen verständlich aufzubereiten und verfügbar zu machen ist uns ein wichtiges Anliegen. Und, dieses Buch soll hierbei ein wichtiger Schritt sein, dieses Wissen auch so aufzubereiten, damit es für die Tätigkeit eines Schlafcoachs zur Verfügung steht.

In diesem Sinne wünschen wir Ihnen eine spannende und unterhaltsame Lektüre und vielleicht können Sie dann auch wieder gut schlafen!

Dr. Brigitte Holzinger   *Gerhard Klösch*

KAPITEL 1

Schlafcoaching – ein neuer Weg zur Behandlung von Schlafstörungen

In diesem Buch erwartet Sie eine Fülle an Informationen zum Thema Schlaf. Wir stellen Ihnen viele Schlafstörungen und Beispielfälle vor, die Ihnen zu diesem Thema einen ganz neuen und anderen als den herkömmlichen Zugang eröffnen sollen. Doch wahrscheinlich fragen Sie sich an dieser Stelle vor allem, was *Schlafcoaching* eigentlich ist und wie es Ihnen bei Ihren Schlafproblemen helfen kann. Deshalb möchten wir Ihnen unsere Methode zu allererst kurz vorstellen, damit Sie einen Eindruck davon bekommen, worum es geht. Sie finden in unserem Buch dann eine Vielzahl an Erzählungen aus der Praxis, wie diese Methode zur Anwendung kommt.

Schlafcoaching ist eine neue Unterstützung bei der Bewältigung von Schlafstörungen. Zwar existiert mittlerweile eine Vielzahl von psychologischen und verhaltenstherapeutischen Techniken, die bei gestörtem Schlaf herangezogen werden. Allerdings handelt es sich bei diesen um Einzeltechniken, die entweder bei einem ganz bestimmten Symptom (etwa zur Muskelentspannung oder beim Grübeln) oder einer spezifischen Schlafstörung (z. B. Nichteinschlafen-Können) zum Einsatz kommen. Kombinationen unterschiedlicher Ansätze oder ein gezieltes Ausprobieren verschiedener Techniken gibt es dabei nicht. Lediglich einige wenige Verfahren, wie die *Kognitiv-behaviorale Therapie* (Englisch: Cognitive Behavioral Therapy, abgekürzt CBT) sieht explizit die Kombination medikamentöser und nicht medikamentöser Therapieansätze vor (beispielsweise Schlafedukation).

Um es genau zu definieren: Schlafcoaching ist ein eigener, vielschichtiger Behandlungsansatz, der verschiedene, wirksame Techniken auf dem Boden gestalttheoretischer und gestalttherapietheoretischer Haltungen und eines gestalttheoretischen und gestalttherapietheoretischen Menschenbilds zu etwas Neuem integriert.

Bei den Techniken und Interventionen, mit denen wir arbeiten, schöpfen wir aus einer *„Werkzeugkiste" (Toolbox)*, die sich aus verschiedenen Techniken, die sich bei der Behandlung von Schlafstörungen bewährt haben, zusammensetzt. Das können Untersuchungsmethoden mit verschiedenen Apparaten sein oder aber verhaltenstherapeutische Techniken wie Schlafrestriktion oder progressive Muskelentspannung nach Jacobson. Im Zentrum des *Schlafcoachings* steht nicht eine einzelne Technik, sondern das gestaltische Denken und daher der Mensch mit seinen (Schlaf-)Problemen. Unter Berücksichtigung des individuellen Seins und Werdegangs, der Lebenszusammenhänge und der Art der Schlafstörungen wird beim *Schlafcoaching* ein *Therapieprozess* in Gang gesetzt und *prozesshaft begleitet*. Nicht kurzfristige Symptomverbesserungen, sondern eine grundlegende Veränderung, an dessen Ende die Kompetenz zur Selbsthilfe und Selbstheilung steht, sind Ziele dieses Coachingprozesses.

Dieses Buch bietet Ihnen also etwas Besonderes. Zum einen stellen wir eine Methode vor, die auf langjähriger

Erfahrung in diesem Bereich beruht. Sie bekommen Einblick in die Praxis eines Schlafcoachs und erfahren *viele Ansätze dazu, was Sie selbst tun können, damit Ihr Schlaf wieder besser wird.* Zum anderen können Sie sich darüber orientieren, welche Form der Unterstützung Ihnen am besten weiterhilft.

Schlafcoaching kann man als eine Form der Kurztherapie verstehen: Coaching streicht unserer Ansicht nach die Mündigkeit und daher die Mitbeteiligung und die Mitwirkung der Unterstützungssuchenden am Heilungsprozess heraus. Schlafcoaching ist, obwohl prozessorientiert, keine lang andauernde und mühsame Pflicht, sondern kann sich durchaus als kurze Zusammenarbeit gestalten, je nach Bedarf und Möglichkeiten der Klientin und des Klienten.

Ein Schlafcoach hat Vorbildung, sei es in Form einer medizinischen, einer psychotherapeutischen oder psychologischen Ausbildung oder langjährige Erfahrung in einem Schlaflabor. Die Ausbildung zum Schlafcoach qualifiziert zur nicht medikamentösen Behandlung von Schlafstörungen und schließt medizinisch-wissenschaftliche Aspekte genauso mit ein wie psychologische und psychotherapeutische Aspekte sowie Techniken der Kommunikation und der Gesprächsführung – jedoch immer auf dem Hintergrund von gestalttheoretischen Ansätzen. Der Versuch, Gestalt in all seiner Komplexität zu beschreiben, würde den Rahmen dieses Buches bei Weitem sprengen. Gestalt muss erfahren werden, denn sie ist erfahrungsorientiert. Aber einige wesentliche Grundlagen besprechen wir in der Folge, damit sich auch bei Ihnen eine Gestalt über Gestalt zu formen beginnen kann.

Die Grundlagen des Schlafcoachings zu vermitteln braucht Zeit und wer sich dazu entschließt, selbst Schlafcoach zu werden, muss mit zwei Jahren Ausbildungszeit rechnen.

Die Ausbildung findet hauptsächlich an Wochenenden statt und kann daher nebenberuflich absolviert werden. Wenn Sie Hilfe suchen, dann erkundigen Sie sich bitte genau, über welche Erfahrungen und welche Ausbildung Ihr Gegenüber verfügt.

Was ist Schlafcoaching?

Schlafcoaching basiert auf vier Säulen: 1. Gestaltische Haltung und Zugangsweisen, die wir im Kontext des Schlafcoachings als *Gestaltcoaching* verstehen, 2. *Schlafedukation* (= das Wissen um den Schlaf), 3. *kognitive und verhaltenstherapeutische Behandlungsansätze*, kombinierbar mit zeitlich begrenzter medikamentöser Behandlung (siehe Kapitel „Wie Schlaf vermessen und beeinflusst werden kann") und 4. *Hypnose und Entspannungstechniken.*

Gestaltcoaching ist der Boden, auf dem unser Schlafcoaching wächst. Es bildet den theoretischen Hintergrund und stellt die philosophisch-weltanschauliche Orientierung des Schlafcoachings dar. Um die vier Säulen des Schlafcoachings besser verständlich zu machen, und Ihnen einen ganz kurzen Einstieg zu bieten, werden wir diese im Folgenden in den wesentlichsten Zügen beschreiben und ergänzend die wichtigsten Schritte und Überlegungen, die das Schlafcoaching ausmachen, erklären. Diese Ausführungen dienen Ihnen als Grundlage für das Verständnis unserer Methode.

1. Säule: Gestaltcoaching – das Ganze betrachten

Gestalttherapie ist die Kunstform der Psychotherapien und wird manchmal auch Therapie der Gefühle genannt. Sie versucht, den menschlichen Organismus in seiner Ganzheit zu verstehen. Die Gestalttherapie geht davon aus, dass in erster Linie *Beziehung(en)* heilt (heilen). Das hat sich in der Zwischenzeit bei Untersuchungen zum Nachweis der positiven Wirkung von Psychotherapien im Allgemeinen und nicht nur für die Gestalttherapie als richtig herausgestellt.

Der Gestaltansatz ist aber nicht nur der künstlerischste unter den Psychotherapien, er ist auch der subversivste, anarchistischste und damit politischste. Es gibt keine strengen Regeln, sondern hauptsächlich Hintergrundwissen und eine besondere Haltung zum Klienten und zum Phänomen des Symptoms. Von streng hierarchisch orientierten Personen wird sie daher, weil unkontrollierbar scheinend, gemieden. Vielleicht macht sie auch Angst. Die Wurzeln der Gestalttherapie liegen unter anderem in der Psychoanalyse, der Gestaltpsychologie und Gestalttheorie sowie in der Feldtheorie, aber auch im Buddhismus.

Zieht man die verschiedenen Wurzeln des Gestaltansatzes in Betracht, wird klar, warum Gestaltansätze, und damit auch der Gestaltanteil im *Schlafcoaching*, nicht in einigen Absätzen erklärbar sind. Aber dennoch möchten wir Ihnen einen Eindruck und ersten Geschmack davon vermitteln.

Dreimal E – oder warum alles zusammenhängt

Bud Feder, einer der heute führenden New Yorker Gestalttherapeuten, meinte, müsste er den Gestaltansatz in aller Kürze beschreiben, so würde er sagen, dass er aus den drei „E", der Existenz, dem Experiment und der Erfahrung besteht.

Für Schlafcoaching bedeutet das, dass

1. Schlafprobleme existenziell sind und etwaige dahinter liegende Ursachen ebenso;
2. Schlafprobleme unter anderem mit sogenannten Experimenten bewältigt werden können;
3. Coach und Klient „erfinden" diese Experimente gemeinsam und der Klient erfährt sie. Denn nur wenn etwas erfahren wird, wird es auch gelernt, meinen die Gestaltansätze.

Gespräche sind also wichtig, aber eine Veränderung oder Erkenntnis zu erfahren, ist effektiver. Diese Erfahrung versucht man mit den sogenannten kreativen Medien, wie etwa dem Rollenspiel, herbeizuführen. Viele dieser „kreativen Medien" kommen aus den schönen Künsten, wie der Bildenden Kunst, der Schreibkunst oder der Musik.

Wichtig ist bei der *Schlafcoaching*-Methode die Erhebung des Status quo. Deshalb versuchen Sie in einem ersten Schritt herauszufinden, wo Sie stehen! Sie können dazu so vorgehen, dass Sie sich ausführlich mit allen Aspekten Ihres Schlafs auseinandersetzen. Was hindert Sie daran, gut zu schlafen? Wann und wo treten Probleme auf? Vielleicht erhellt sich in dieser intensiven Beschäftigung für Sie bereits einiges, vielleicht erkennen Sie, dass Sie Hilfe benötigen, weil Sie feststecken. Im Verlaufe dieses Buchs werden Sie jedenfalls viele verschiedene Schlafprobleme und ihre Ursachen kennenlernen und vielleicht klingt etwas davon nach Ihrem Problem, sodass Sie es allein oder mit Unterstützung ganz gezielt angehen können.

Ein ausführliches *Anamnesegespräch* steht deshalb am Beginn jedes betreuten *Schlafcoachings*. Wir wollen möglichst ausführlich und detailreich herausfinden, was genau eine Klientin oder einen Klienten stört, und was genau in ihm und mit ihm vor sich geht. Wir nehmen Kontakt mit der Person auf, die die Schlafstörung mitbringt, und mit der Störung selbst. Schlafstörungen, wie wir sie kennengelernt haben, treten ganz selten allein auf, sie sind meist mit vielen anderen problematischen Bereichen verwoben. Meistens „überreichen" uns die Klientinnen und Klienten ein Bukett von Beobachtungen und Anekdoten. Doch als Schlafcoaches dürfen wir uns nicht von dem bunten Strauß ablenken lassen, sondern betrachten den Überbringer, die Person als Ganzes. Es mag manchmal verlockend sein, eine einzelne „Blume" besonders attraktiv zu finden, eine, die vielleicht die Müdigkeit tagsüber „symbolisiert", trotzdem müssen alle anderen Aspekte mitberücksichtigt werden, die zum Beispiel zu einer Ein- und Durchschlafstörung führen können.

Dieser ganzheitliche Ansatz des Schlafcoachings, der Gestaltansatz, bedeutet, dass wir das Ganze (= die Schlafstörung) als Gestalt wahrnehmen und das bedeutet: „Das Ganze (die Gestalt) ist etwas anderes als die Summe der Teile desselben." Die Gestalt der Insomnie (der Schlaflosigkeit) ist etwas anderes als die Summe der Symptome im medizinischen Sinne, die sich zum Beispiel durch Tagesmüdigkeit äußern können, oder darin, mehrmals pro Nacht aufzuwachen, ein zerhacktes Schlafprofil zu haben und sich als nicht mehr leistungsfähig zu fühlen. Ein vermeintlich isoliertes Symptom (die Schlafstörung) hat immer Auswirkungen oder „Ausläufer" in andere Lebensbereiche hinein – wir sind geneigt zu sagen „Ausläufer" und „Einläufer". Denn Schlaflosigkeit wirkt sich auf die Leistungs- und Liebesfähigkeit aus und Probleme am Arbeitsplatz oder in der Beziehung beeinflussen wiederum das Schlafverhalten. Wir haben es mit einem komplizierten Netzwerk zu tun, mit zahlreichen Rückkoppelungsmechanismen und ein Therapieansatz muss darauf Rücksicht nehmen. Wird an einer Stelle des

Netzes „gezogen", so hat dies Auswirkungen, Verwerfungen oder Zerrungen an manchmal weit entfernten Stellen des Netzwerkes.

Diese Vorstellung des „Alles-hängt-mit-allem-zusammen" wird als holistische Sichtweise bezeichnet. Im Zusammenhang mit dem Gestaltansatz bedeutet das, dass wir beim therapeutischen Vorgehen immer auch folgende Aspekte vor Augen haben müssen:

- die Wahrnehmung (des Problems, die Reaktionen der Umwelt),
- das Gewahrsein (Bewusstwerdung und Fokussierung des Problems: wie äußert sich das Problem?),
- die Achtsamkeit (welchen Stellenwert und welche anderen körperlichen Auswirkungen hat das Problem – wie „fühlt es sich an"?),
- die innere Haltung der Klientin oder des Klienten,
- die Selbstverantwortlichkeit (ist das eigentlich mein Problem?),
- die geistig-seelisch-körperliche Ganzheit (körperliche, psychische Konsequenzen der Schlafstörung),
- die Ressourcenentwicklung (welche zusätzlichen Hilfen können in Anspruch genommen werden?),
- die Aktivierung von Selbstheilungskräften,
- das Loslassen (zum Beispiel des „liebgewordenen" Schlafproblems),
- den Wandel, den Prozess (was bedeutet „es" für mich, kein Schlafproblem mehr zu haben?),
- die Veränderung und Neuorientierung (was kann ich ausgeschlafen alles tun?) und
- die Kreativität, auch schöpferische Freiheit genannt – die unser Leben und unseren Lebensstil in Bezug auf unser Schlafen, aber auch unser Leben insgesamt mitgestaltet.

Sie sehen jetzt schon, dass eine Auseinandersetzung mit all diesen Fragen sehr umfassend ist. Bereits in dieser Phase können sich jedoch wertvolle Hinweise darauf finden, warum Ihr Schlaf gestört ist. Betrachten Sie also nicht nur vereinzelte Symptome, wenn Sie schlecht schlafen, sondern blicken Sie auf Ihr gesamtes Leben. Vielleicht entdecken Sie Angelpunkte, Unsicherheiten oder Druck, dem Sie nicht genug Aufmerksamkeit schenken, und die sich dann auf andere Weise doch wieder in Ihr Leben schleichen – als Schlafstörung.

Unter Gefordertheit der Lage versteht man, dass die Therapeutin oder der Coach möglichst in jedem Augenblick der Zusammenarbeit mit der Klientin und dem Klienten versucht, die bestmögliche Strategie zu wählen. Daher bleibt die Zusammenarbeit auch für die Coachin und den Therapeuten immer eine lustvolle Herausforderung.

Aus der Gestalttherapie und anderen Therapiemethoden wissen wir, dass der Akt, eine Beschwerde zu würdigen, indem darüber gesprochen wird, oder Maßnahmen, die wir setzen, um sie genauer zu untersuchen, bereits etwas in Bewegung bringt und damit den Prozess einer *Selbstheilung* in Gang setzen können. Das bedeutet: Wenn Ihr Schlaf gestört ist, kann es bereits helfen, die Insomnie bzw. das „Nicht-schlafen-Können" genauer unter die Lupe zu nehmen, zum Beispiel durch eine Untersuchung in einem Schlaflabor. Was dabei herauskommt, ist manchmal gar nicht so wichtig (im Buch finden sich dazu einige Beispiele). Entscheidend ist, dass durch das Befassen mit dem Problem bereits Veränderungen hervorgerufen werden (etwa weil Sie auf diese Weise einen ersten Schritt setzen, mit dem sich die Angst vor der Krankheit verliert).

Wir gehen davon aus, dass jede körperliche Beschwerde der bestmögliche Weg des Klienten oder der Klientin ist, mit einer inneren Problemlage im gegebenen Hier und Jetzt zurechtzukommen. Das heißt: Wenn Sie schlecht schlafen, kann es gut sein, dass Ihr Körper Ihnen einfach etwas sagen möchte!

Selbstheilung und unfinished business

Halten wir fest: Eine Grundannahme des *Schlafcoachings* ist, dass jeder Schlafgestörte „von Natur aus" die Fähigkeit zur Selbstheilung hat. Daher gilt es als *primäres Ziel* des Schlafcoachings, einen *Selbstheilungsprozess* in Gang zu setzen. Eine völlige Heilung wird nicht als primäres Ziel angepeilt, viel wichtiger ist das Auslösen eines Prozesses, der Selbstheilungskräfte mobilisiert. Der Weg ist also das Ziel und eine Stagnation oder ein „Festgefahrensein" in diesem Prozess das eigentliche Problem.

Für das Gestaltcoaching ist das *Hier und Jetzt* wichtiger als das, was gewesen ist. Wir befinden uns im Hier und Jetzt, denken, fühlen und handeln im Hier und Jetzt.

Eine weitere Grundannahme der Gestalttherapie ist, dass jede unabgeschlossene Gestalt nach Vollendung verlangt. Eine nicht abgeschlossene Angelegenheit (*unfinished business* wie der englischsprachige Gestalttherapeut sagt) strebt nach Vollendung. Doch eine nicht abgeschlossene Gestalt zu vollenden bedeutet nicht, „fertig zu sein". Ganz im Gegenteil: Erst jetzt kann ein neues nicht abgeschlossenes Problem in den Vordergrund treten. Nur so kann unentwegt gelernt werden und ein Individuum sich weiterentwickeln.

Dahinter steht ein gestalttheoretisches Konzept, aus dem Gestaltgesetze abgeleitet werden, quasi verborgene Naturgesetze, um Lebensprozesse zu beschreiben. Es gibt über dreihundert Gestaltgesetze, einige davon sind sehr bekannt und für die Psychologie oder Psychotherapie grundlegend. So zum Beispiel das *Gesetz der Tendenz zur guten*

Gestalt. Ein System, ein Bild, eine Verhaltensweise, eine Störung sucht nach Ganzheit, nach Vervollkommnung, weil Lebendiges einfach wachsen muss und will. Dabei wird angenommen, dass ein Organismus wachsen möchte. Störungen, zum Beispiel in Form von Blockaden, hindern ihn daran und er wird versuchen gegenzusteuern. Ein Identifizieren und Bewusstmachen dieser Störungen hilft bereits, damit diese sich auflösen können. Wird ein Problem oder innerer Konflikt bewusst, und eine Klientin oder ein Klient sich dessen gewahr – die Aufgabe des Schlafcoachs ist es dabei, zu unterstützen – entwickelt der Betroffene auch die Möglichkeiten, es zu bewältigen, denn eine Gestalt möchte sich wie gesagt schließen und zur guten Gestalt werden.

Ein weiteres Gestaltgesetz lautet, dass eine *Gestalt als Vordergrund einen Hintergrund braucht*, um sichtbar (wirksam) werden zu können. Insofern besteht im *Schlafcoaching* die Annahme, dass die Schlaflosigkeit, die Insomnie nur auf einem bestimmten Lebens- bzw. Biografiehintergrund wirksam ist. Daher gilt es, diesen zu erkunden, auszuloten und vielleicht auch zu verändern. Wenn wir unseren Hintergrund beleuchten, entwickeln wir mehr Verständnis für uns selbst, wir lernen uns wieder einmal neu kennen und entdecken oder beachten Seiten, die wir bisher nicht so genau gesehen haben oder sehen wollten. Wir entwickeln Beziehung zu uns und damit auch zu anderen und das entspannt und löst. Leben findet an der Grenze zwischen Personen oder zwischen einer Person und der Umwelt statt und somit ist, was heilt, Kontakt und Beziehung.

Sie fragen sich vielleicht, wieso wir einen neuen Ansatz beschreiben und unser Vorgehen nicht einfach Gestalttherapie bei Schlafstörungen nennen. Nun, eine Psychotherapie umfasst einen länger andauernden, meist persönlichkeitsverändernden Prozess, während *Schlafcoaching* auch als kurze

Intervention verstanden und angewendet werden kann. Sie haben außerdem die Möglichkeit, sich allein mit sich zu beschäftigen und vorhandene Probleme aufzudecken. Außerdem ist es, besonders wenn es um Schlaf geht, wichtig, seine Eigenarten zu kennen, mit Schlaf und ohne ihn, und das erfordert eine gründliche Informationsvermittlung. Nicht zuletzt haben sich einige verhaltenstherapeutische Maßnahmen als effektiv gezeigt und daher sollten sie ebenfalls integriert werden. Ein nicht in den Schlafwissenschaften ausgebildeter Psychotherapeut zum Beispiel wird vermutlich zu wenig über Schlaf wissen, um kompetent genug Unterstützung anbieten zu können, auch wenn er Gestalttherapeut ist.

Ein weiterer Pfeiler des Gestaltansatzes und damit des *Schlafcoachings* ist die Vorstellung von der *Wirksamkeit der Selbstverantwortung*, ein Konzept, das auf dem Menschenbild der Gestalttheorie basiert. Ein Schlafcoach sieht sich immer als Partner und versteht die Hilfesuchenden als Klientinnen oder Klienten und nicht als Patienten. Ein Kontakt muss stets auf Augenhöhe stattfinden und möglichst frei von hierarchischen oder autoritären Strukturen sein.

Nach den in diesem Buch skizzierten Rahmenbedingungen soll die Arbeit mit der Klientin und dem Klienten stattfinden und der Problembereich „gestörter Schlaf" mit all seinen Nuancen, Verästelungen und Vernetzungen gemeinsam erarbeitet werden. Das kann mitunter dauern, doch wie bereits ausgeführt: Entscheidend ist das *Initialisieren eines Prozesses* – und diesen können Sie auch selbst in Gang setzen.

Die Schlafstörung stellt den *Vordergrund* dar, auf den der Betroffene gerade „süchtig" bzw. fixiert ist. Der *Hintergrund*, die Biografie und die Lebensumstände, auf denen sich zum Beispiel die Insomnie, die Schlaflosigkeit herausgebildet hat, wird ignoriert. Fritz Perls, der als einer der Väter der Gestalttherapie gilt, hat bereits in den 1950er-Jahren über Schlafprobleme gesagt, dass nicht schlafen zu können bedeutet, dass ein Problem gelöst werden will. Die Frage ist nur, welches genau das sein könnte und wie man es lösen könnte. Perls sagte, der Insomniker war bei der Entstehung nicht in der Lage, das gegebene Problem zu lösen und hat es eigentlich nur nach ein paar Tagen vorgezogen, sich darüber Sorgen zu machen, was mit ihm passiert, wenn er nicht mehr schlafen kann. Er hat das ursprüngliche Problem vergessen, so Perls – und das scheint, jedenfalls für viele Menschen, die unter der sogenannten primären Insomnie leiden, auch heute noch zuzutreffen.

Die Fleißigen: besonders anfällig für Schlafprobleme?

Menschen mit Schlafproblemen gelten häufig als besonders fleißig und sind meistens auch sehr tüchtig und erfolgreich im Beruf. Sie machen sich oft Sorgen und haben Angst, am nächsten Tag zu versagen, den Tag nicht durchhalten zu können. Sie neigen dazu, ausstehende Probleme im Kopf durchzuarbeiten und erreichen so ein höheres Anspannungsniveau als andere. Dadurch können sie sich auch körperlich nicht so tief entspannen, dass sich der Schlaf voll entfalten kann. Spannung – An- und Entspannung – sind wichtige Zustände, die Sie im Auge behalten sollten, wenn Sie unter Schlafstörungen leiden.

In diesem Zusammenhang werden wir später Frau K. kennenlernen. Sie schläft so, dass sie den Eindruck hat, ununterbrochen zu träumen und deshalb am nächsten Tag wie gerädert aufstehen zu müssen. Sie hat, jedenfalls wochentags, ein etwas erhöhtes Anspannungsniveau, weil sie rechtzeitig in der Arbeit sein möchte und ihren Job besonders gut erfüllen möchte. Damit ist sie nicht allein! Viele Menschen, die Schlafprobleme haben, weisen, wie wir noch hören werden, ein ähnliches Verhaltensmuster auf.

2. Säule: Schlafedukation – Wissen hilft

Hilfreich, um sich selbst und seinen Schlafproblemen näherzukommen, ist es, viel über Schlaf zu wissen. Was wir nicht wissen, macht uns mitunter Angst und Angst ist einer der häufigsten Schlafkiller. Ein möglicher weiterer Schritt des *Schlafcoachings,* nach der Erhebung der Anamnese, ist deshalb die *Schlafedukation.*

Mit dem Erwerb dieses Buchs haben Sie bereits einen ersten wichtigen Schritt getan: Sie informieren sich über das, was es zum Schlaf zu wissen gilt. Damit befinden Sie sich auf einem guten Wege und haben auch das Thema Selbstverantwortung aufgegriffen. Denn vergessen Sie nicht: Ein Schlafcoach kann Ihnen nur bei Ihrer Entwicklung helfen, viele Dinge müssen Sie sich selbst erarbeiten.

Wie bereits der Name andeutet, ist unter „Schlafedukation" in erster Linie die Vermittlung von Wissen über den Schlaf zu verstehen. Deshalb widmet sich ein Kapitel ausführlich diesem Thema. Gerade wenn jemand Probleme mit seinem Schlaf hat, ist es für ihn sehr hilfreich, einschätzen zu können, was am Schlaf denn nun „gestört" und was „ganz normal" ist. Faktoren wie das Alter können zu sehr markanten Veränderungen im Schlaf führen, die von vielen als Schlafstörung wahrgenommen werden. Das können häufiges nächtliches Aufwachen oder verschobene Schlafzeiten sein, die aber als Folge von physiologischen Alterungsprozessen völlig normal sind.

Eine andere oft gehörte Klage ist die Ansicht, man hätte *„schon seit Wochen kein Auge mehr zugetan",* schlafe also praktisch nicht. Hier kann ein Schlaftagebuch in Kombination mit einem Aktigrafen oder eine ambulante Schlaf-EEG-Untersuchung sehr viel Klärung und Klarheit über das tatsächliche Ausmaß der Beeinträchtigung bringen. Die Betroffenen können so wieder lernen, ihren Schlaf realistischer einzuschätzen, denn in der Rückschau ist vieles schlimmer als es tatsächlich ist.

Oftmals können Schlafgestörte nicht zur Ruhe kommen, nicht abschalten oder es gelingt nicht, einen Übergang zwischen der Betriebsamkeit des Tages und der Ruhe und Entspanntheit der Nacht zu finden. Selbst an freien oder weniger stressigen Tagen klagen sie über Rastlosigkeit und darüber, dass die Erholungsphasen nicht ausreichen, um sich zu regenerieren.

Was bedeutet es, „sich zu erholen"?

Um den Übergang von Beanspruchung zur Erholung richtig zu gestalten, muss zunächst von Stress und Anstrengung auf Erholung umgeschaltet werden. Das ist ein aktiver Prozess, den Sie mitgestalten können. Sich einfach hinzusetzen und zu warten, bis der Stress nachlässt, ist zu wenig.

Ein nachhaltiges „Sich-Erholen" läuft in drei Phasen ab.

1. *Distanzierungsphase*: Zunächst ist es wichtig, Abstand von einer vorangegangenen Beanspruchungsphase herzustellen. Dies gelingt am besten durch körperliche Entspannungs- und Ausgleichsgymnastik, durch einen längeren Spaziergang oder indem Sie sich gedanklich und emotional mit etwas ganz anderem beschäftigen (Kino- oder Ausstellungsbesuche eignen sich dafür sehr gut).

2. *Regenerationsphase*: Erst nach der Distanzierungsphase kann die eigentliche Regeneration beginnen. Welche Art und Form der Regeneration auch immer gewählt wird,

versuchen Sie zumindest, in beruflichen Angelegenheiten nicht ständig per Mobilfunk erreichbar zu sein.

3. *Orientierungsphase*: Die Regenerationsphase sollte nicht abrupt enden, sondern Körper und Geist müssen wieder langsam auf Beanspruchung vorbereitet werden. Daher stürzen Sie sich nicht sofort vom Urlaub in die Arbeit. Planen Sie mindestens einen oder zwei Tage ein, in denen das Beanspruchungsniveau allmählich hochgefahren wird.

Werden diese drei Phasen nicht eingehalten, misslingt Erholung und es wird eine sogenannte *Erholungsschuld* aufgebaut. Diese fördert das Entstehen von chronischem Stress und Überbeanspruchung und bringt in der Folge eine ernsthafte Gefährdung der Gesundheit mit sich. Bluthochdruck, Schlafstörungen, Herzinfarkt, depressive Verstimmungen und letztendlich Burn-out sind zu einem Großteil die Konsequenzen unzureichender Erholung.

Untersuchungen zeigen, dass Frauen meist mehr Schwierigkeiten haben, sich zu erholen als Männer. Das liegt einerseits daran, dass es für Frauen schwieriger ist, eine noch nicht abgeschlossene Arbeit zu unterbrechen, um sich zu erholen. Ein oft gehörtes Argument lautet: *„Erholen kann ich mich erst dann so richtig, wenn ich dieses oder jenes beendet habe!"* In der Realität kommt dann immer irgendetwas dazwischen, wodurch ein Fertigstellen verhindert und auf diese Weise das ersehnte „Endlich ist alles fertig" nie erreicht wird. Andererseits werden Signale, dass es Zeit für Erholung ist, oft ignoriert, weil negative Konsequenzen befürchtet werden oder ein Prestigeverlust droht und Angst herrscht, als „Weichei" oder „wenig belastbar" dazustehen. Weitere Gründe sind die Befürchtung, durch eine Arbeitsunterbrechung „aus dem Tritt zu geraten", „nicht mehr so leicht in eine Materie hineinzufinden" oder es werden völlig überzogene Leistungsanforderungen an sich gestellt. Typisch dafür ist die Überzeugung, man müsse eine Arbeit erst vollständig abgeschlossen haben, bis man sich eine Pause gönnen darf, ganz nach dem Motto: Erst die Arbeit, dann das Vergnügen!

Zu der Problematik des „Sich-(nicht-)erholen-Könnens" gehört noch ein anderer, sehr trendiger Aspekt unserer Arbeitswelt dazu, das sogenannte „Multitasking". Darunter wird die Fähigkeit verstanden, mehrere Tätigkeiten gleichzeitig erledigen zu können, um damit sein Arbeitspensum noch effizienter zu verrichten. In vielen Stellenausschreibungen wird die „Multitaskingfähigkeit" sogar als Auswahlkriterium für eine Bewerbung verwendet. Dahinter steht der („Irr"-)Glaube, durch Multitasking ließe sich vieles schneller erledigen und die Produktivität der Arbeit steigern. Doch das Gegenteil ist der Fall. Erste wissenschaftliche Untersuchungen am Gehirn mit bildgebenden Verfahren (etwa mithilfe der funktionellen Magnetresonanztomografie) zeigen, dass Multitasking unsere Neuronen im Gehirn völlig überfordern. Das Fazit der Ergebnisse: Menschen sind für Multitasking nicht geschaffen. Selbst ein spezielles Multitaskingtraining verbesserte die Leistung kaum. Es macht aus biologischer Sicht wesentlich mehr Sinn, Aufgaben der Reihe nach (also sequenziell) in Angriff zu nehmen und zu lösen, als alles auf einmal abzuarbeiten.

Nicht selten wird jedoch die Freizeit selbst zum Stress und es werden selbst bei Freizeitbeschäftigungen, an erster Stelle steht hier der Sport, überzogene Leistungsansprüche gestellt. Sportverletzungen, ein Sich-Verausgaben oder auch Minderwertigkeitsgefühle, die auftreten, wenn man zu ehrgeizig gesteckte Ziele nicht erreicht, sind einige der Gründe, warum erfolgreiches Erholen nicht gelingt.

Schlafhygieneberatung

Regeln und Vorschriften, wie sich der Schlaf verbessern lässt, gab es schon im frühen Mittelalter und zu unserer großen Überraschung hat sich seit damals nicht sehr viel geändert. Ja, der Ton und die Wortwahl sind andere geworden – wir sprechen nicht mehr von einer gottgefälligen Schlafposition oder besprengen unseren Schlafplatz vor dem Zubettgehen mit Weihwasser (so zum Beispiel nachzulesen im „Seckauer Brevier" aus dem 13. Jahrhundert). Vieles, was in der Schlafdiätetik des Mittelalters an schlafhygienischen Maßnahmen empfohlen wurde, ist aber heute noch Bestandteil der Schlafhygieneberatung. Nicht nur das: Die Schlafdiätetik (Diätetik = Lebens- und Gesundheitsordnung) beinhaltete bereits Regeln, wie durch eine spezielle Ernährung der Schlaf positiv beeinflusst werden kann und berücksichtigte dabei auch Faktoren wie das Alter und das Geschlecht. Im Folgenden sprechen wir nun über ein paar dieser typischen Schlafhygieneregeln, die Sie sicherlich schon einmal gelesen haben. Es geht dabei um ganz einfache Dinge, die Sie abklären können, bevor Sie hinter Ihrer Schlafstörung schwerwiegendere Gründe vermuten:

– *Regelmäßige Zubettgeh- und Aufstehzeiten:* Die Vorstellung, dass eine geregelte Lebensführung sich neben den Vitalfunktionen (Atmung, Blutdruck, Puls, Herzrhythmus) auch auf die Gesundheit insgesamt positiv auswirkt und sich in der Folge eine höhere Lebenserwartung ergibt, war bereits im Mittelalter weit verbreitet. Dass davon die Schlafqualität und -quantität profitiert, wird an mehreren Stellen dieses Buchs behandelt.

– *Bewegung und Sport während des Tages fördern den Schlaf:* Sportliche Aktivitäten helfen, Stresshormone abzubauen und der Kreislauf wird angeregt. Deshalb ist es sinnvoll, nicht unmittelbar vor dem Zubettgehen exzessiv Sport zu betreiben, sondern mindestens zwei Stunden vorher. Sport im Freien ist ideal, weil wir dadurch auch dem Tageslicht ausgesetzt sind, was wiederum der Psyche hilft (Licht ist ein natürliches Antidepressivum).

- Für eine ruhige und angenehme Schlafumgebung sorgen: Diesem wichtigen Punkt haben wir fast ein ganzes Kapitel gewidmet (siehe: Last, not least: Am Schauplatz Schlafzimmer).
- Vermeiden Sie üppiges Essen spät am Abend, trinken Sie wenig Alkohol und keinen Kaffee, Nikotin oder Schwarztee vor dem Schlafengehen: Bereits im Mittelalter wurde dem Zusammenhang zwischen Ernährung und Schlaf große Bedeutung beigemessen. Es war damals schon bekannt, dass bestimmte Substanzen müde machen (Alkohol insbesondere Bier) und zu viel Essen zwar träge macht, sich aber nicht förderlich auf den Schlaf auswirkt. Generell fördern kohlenhydratreiche Speisen (Nudel, Kartoffel, Reis) den Schlaf, vor allem in Kombination mit etwas Eiweiß (Fisch wäre ideal). Alkohol fördert zwar das Einschlafen, die Abbauprodukte des Alkohols verhindern jedoch ein Durchschlafen. Kaffee und schwarzer Tee stimulieren und sollten etwa sechs Stunden vor dem Zubettgehen nicht konsumiert werden. Allerdings kann Koffein auch paradox wirken: Einige werden nach einer Tasse Kaffee müde statt wach.

Die Liste ließe sich noch beliebig lange fortsetzen, zu diesen Themen findet sich ohnedies viel Information im Internet oder in Broschüren. Entscheidend ist, dass Sie Ihre Lebensgewohnheiten in Hinblick auf schlafverhindernde Aspekte untersuchen.

Wie Sie im Buch erfahren werden, gibt es außer vielen guten Informationen auch viele falsche Vorstellungen oder

Annahmen über den Schlaf. Aufklärung und Informationen können viel dazu beitragen, dies zu ändern, das gehört ebenfalls zur Schlafhygiene. Deshalb ist es so wichtig, dass Sie sich möglichst vielen Punkten ausführlich widmen. (Es gibt zum Beispiel diesen irrigen Ansatz: *„In meinem Alter ist es völlig normal, dass ich nachts mehrmals aufwache und das ist kein Anzeichen für eine Schlafstörung."* Auch davon werden wir im Buch noch hören).

Letztendlich ist es nicht ein Schlafcoach, der Ihr Schlafproblem beseitigt, sondern Sie selbst. Ein selbstbestimmtes, unabhängiges Individuum hat die Wahl und kann so die Selbstverantwortung für sein Tun übernehmen. Regeln und Gebote sind bestenfalls Merksätze, die helfen sollen, jene Maßnahmen zu finden, die für Sie selbst am besten geeignet sind und auch umgesetzt werden können. Eine Wahlmöglichkeit zu haben ist wichtig, denn jede Maßnahme, die als Verpflichtung oder Zwang erlebt wird, muss zwangsläufig von einem Teil in uns abgelehnt werden. Nur was uns anspricht, führt zum Erfolg.

3. Säule: Kognitive und verhaltenstherapeutische Behandlungsansätze – bewährte Methoden

Hinter dem klingenden Namen Cognitive *Behavior* Therapy (CBT) oder auf Deutsch Kognitiv-behaviorale Therapie verbergen sich einige bereits altbewährte Methoden der Verhaltenstherapie bei der Therapie von Schlafstörungen. Die Ansätze reichen bis in die 1950er-Jahre zurück und deren Wirksamkeit hat sich in zahlreichen wissenschaftlichen Studien nachweisen lassen.

Daher sind verhaltenstherapeutische Techniken wie zum Beispiel die *Stimuluskontrolle* oder *Schlafrestriktion*, die bei der Behandlung der Insomnie zur Anwendung kommen, mittlerweile auch von der Schulmedizin anerkannt. Die Durchführung und Überprüfung der einzelnen Techniken ist recht einfach und kann bei geringem Zeitaufwand in einer Gruppensitzung vermittelt werden. Die wichtigsten Techniken beschreiben wir hier. Sie sollen Sie dazu anregen, sie bei Bedarf an sich selbst auszuprobieren.

Effizient: Stimuluskontrolle

Die Methode der Stimuluskontrolle wurde vom klinischen Psychologen und Verhaltenstherapeuten Richard Bootzin 1972 entwickelt und gilt als eines der effizientesten Verfahren bei der Behandlung von Einschlafstörungen oder Insomnien. Dieser Technik liegt die Annahme zugrunde, dass bei Schlafgestörten der Reiz (= Stimulus) „Bett" nicht mit „schlafen", sondern mit dem negativen Gefühl des „Nichtschlafen-Könnens" verknüpft ist. Im Rahmen eines kurzen Therapieprogramms wird versucht, durch das Befolgen von Verhaltensregeln diese negativen Verknüpfungen aufzulösen und durch positive Gefühle zu ersetzen. Solche Verhaltensregeln nach Bootzin sind zum Beispiel:

1. Suchen Sie das Bett nur bei ausgeprägter Müdigkeit auf.
2. Verwenden Sie das Bett nur zum Schlafen (kein Essen, Lesen oder Fernsehen im Bett). Eine Ausnahme sind sexuelle Aktivitäten.
3. Vermeiden Sie langes Wachliegen im Bett. Gelingt das Einschlafen auch nach längerer Zeit nicht, verlassen Sie das Bett und überbrücken Sie die Zeit mit einer angenehmen Tätigkeit bis zum nächsten Einschlafversuch (zum Beispiel Musik hören, Gedankenreisen zu Orten, an denen Sie sich wohlgefühlt haben).
4. Wenn das Einschlafen abermals nicht gelingt, wiederholen Sie Regel 3!

5. Stellen Sie sich den Wecker und stehen Sie morgens immer um dieselbe Zeit auf, egal wie lange Sie geschlafen haben.
6. Gönnen Sie sich keine Nickerchen oder Schlafzeiten tagsüber. Dadurch wird Schlafdruck abgebaut und das Einschlafen am Abend erschwert.

Die Stimuluskontrolle ist neben der progressiven Muskelentspannung (eine Entspannungstechnik, die auf Anspannung und Entspannung der Muskeln beruht) eine der häufigsten verhaltenstherapeutischen Maßnahmen zur Behandlung von Einschlafstörungen. In Studien konnte gezeigt werden, dass diese Methode bei Insomnien sehr effizient ist und das Einschlafen sowie die Schlafeffizienz sehr verbessert. Allerdings ist die Methode nicht so wirksam, wenn es darum geht, die Gesamtschlafzeit oder nächtliche Wachphasen zu verringern. Dafür hat sich die Methode der Schlafrestriktion als erfolgreicher herausgestellt. Interessant in diesem Zusammenhang ist diese Beobachtung: Werden statt der von Bootzin vorgeschlagenen Regeln andere verwendet, so stellen sich ebenfalls Erfolge ein, sodass selbst unter Fachleuten nicht ganz klar ist, warum diese Methode wirkt. Es wird vermutet, dass nicht die Regeln an und für sich, sondern das damit verbundene Konzentrieren der Aufmerksamkeit auf andere den Schlaf begleitende Tätigkeiten den Erfolg ausmachen. Letztendlich wird durch die Regeln das Grübeln über Unangenehmes verhindert, wodurch sonst Entspannung und Schlaf verhindert werden.

Schlafkiller Grübeln

Die Technik, den „Grübelkreis aufzubrechen", hat sich als eine weitere verhaltenspsychologische Maßnahme bei der Behandlung von Einschlafproblemen sehr bewährt. Denn wird nächtliches Grübeln über Alltagsprobleme zur

Gewohnheit, so entsteht daraus schnell ein Teufelskreis. Der Ärger über die Feststellung „*Ich kann jetzt nicht schlafen*", verbunden mit der Sorge „*am nächsten Tag nicht fit zu sein*" verstärkt Anspannung und Nervosität und somit auch das „Nicht-einschlafen-Können".

Um die nötige Gelassenheit und Entspannung zu gewinnen, hilft eine Reihe von einfachen Übungen oder Ritualen. Dazu zählen das „*Sich-Zeit-Nehmen*", um in Ruhe Stunden vor dem Zubettgehen über Unerledigtes nachzudenken, wichtige Tagesereignisse oder notwendige Erledigungen für den nächsten Tag niederzuschreiben oder Lösungen zu erarbeiten.

Falls solche Gedanken beim Einschlafen kommen, können Sie den Gedankenfluss durch ein lautes „*Stopp!*" zu unterbrechen versuchen. Anschließend sollten Sie sich bewusst entspannen. Solche *Entspannungsübungen* (zum Beispiel progressive Muskelentspannung nach Jakobson, autogenes Training oder Yoga) werden von vielen Stellen angeboten. Es ist sinnvoll, diese Techniken unter Aufsicht zu lernen, da ansonsten falsche Strategien gelernt werden und sich verfestigen können. Als hilfreich haben sich auch sogenannte *Fantasiereisen* anhand von angenehmen *Gedankenbildern* erwiesen. Falls sich der Schlaf trotzdem nicht einstellt, ist es wichtig, nicht in Panik zu geraten und es hat sich bewährt – wie bei der Stimuluskontrolle – bei Nichteinschlafen das Bett zu verlassen und erst dann wieder aufzusuchen, wenn sich genügend Müdigkeit eingestellt hat.

Schlafrestriktion

Bei dieser Technik müssen Sie sehr motiviert sein, um Erfolg zu haben. Es ist eine sehr belastende und anstrengende Methode, am besten ist es, wenn Sie sich dafür eine oder besser zwei Wochen Urlaub nehmen.

Ermitteln Sie zunächst anhand eines Tagebuchs die Bettliegezeiten und die tatsächlichen Schlafzeiten. Wenn Sie von acht Stunden Bettliegezeit nur fünf schlafen, dürfen Sie eine Woche lang nur fünf Stunden im Bett verbringen. Da der Schlafdruck stark zunimmt, gelingt es oft, in dieser Zeit auch tatsächlich zu schlafen. Verlängern Sie dann nach und nach die Bettzeit auf Ihre persönliche Schlafdauer. Oft gelingt diese Methode allerdings nur mithilfe eines Therapeuten.

4. Säule: Hypnose- und Entspannungstechniken – tief entspannt

In aller Kürze gesagt, versteht man unter Hypnose eine hohe Konzentration bei tiefer Entspannung mit oder ohne Bewusstseinsverlust. Erfahrungen mit medizinischer Hypnose zeigen, dass diese gerade bei der Behandlung von Schlaflosigkeit (Insomnie) ein effizientes Behandlungsinstrument ist. Schlaflose sind häufig tagsüber unruhig, grübelnd und ängstlich, jedenfalls innerlich sehr angespannt. Die Schlafmedizin nennt diesen Zustand „Hyperarousal" – ein Zuviel an Erregtheit. Wir können uns das bildlich als eine Art permanentes Hintergrundrauschen vorstellen, das der Betreffende verlernt hat abzustellen. Dadurch ist ein tieferes Erleben nicht mehr möglich und der Betroffene ist buchstäblich zu müde geworden und zu sehr auf sein Problem fixiert, als dass er noch Energie für etwas anderes hätte. Dieses Verhalten erinnert sehr an eine Sucht- oder Abhängigkeitserkrankung.

Beruhigende Tiefenentspannung, wie sie die Hypnose mit sich bringt, kann ein äußerst wirksames Mittel sein, um wieder Entspanntheit zu erleben und kann dazu führen, den verlorenen Schlaf wiederzufinden. Bei anderen Schlafstörungen helfen Suggestionen, die Schulmedizin nennt sie Vorsatzbildungen, um bei Phänomenen wie der REM-Schlaf-Verhaltensstörung, einer Schlafstörung, bei der der Betreffende seine oder ihre Träume ausagiert und dabei bisweilen sich oder andere dramatisch verletzen kann, entgegenzuwirken.

Entspannung ist wesentlich für uns Menschen, nicht nur, um gut schlafen zu können. Wir vergleichen gerne den Menschen mit einem Musikstück: Ohne Pausen gibt es keine Melodie und ohne Rhythmus keine Musik. Der Mensch besteht aus Rhythmen und diese Rhythmen helfen unserem Körper optimal zu funktionieren. Sie fördern den Stoffwechsel, den Zellaufbau und steuern auch den Schlaf-Wach-Rhythmus. Wichtig ist, dass wir Pausen machen, denn nur so können wir Leistungen erbringen und gesund leben.

Entspannung ist ein wesentlicher Bestandteil des *Schlafcoachings*. Sie ist nicht einfach zu erreichen, denn sie bedeutet gleichzeitig immer, sich zu entängstigen.

Bevor Sie den Weg der Hypnose wählen, beschäftigen Sie sich intensiv damit, was Ihnen Angst machen könnte, aber auch damit, was Sie wirklich entspannt. Konzentrieren Sie sich darauf, sich zu entspannen. In unserem hektischen Alltag geht diese Fähigkeit viel zu rasch verloren!

Das Einmaleins des Schlafcoachings

Fritz Perls, einer der Schöpfer der Gestalttherapie, sagte: „Das Problem, das uns nicht schlafen lässt, will gelöst werden." Die Aufgabe eines Schlafcoachs ist es, eine Person zu unterstützen, dieses Problem zu finden und sie zu befähigen, möglichst in all ihrer Individualität, ihre Ziele zu erreichen.

- Das Gestaltcoaching (in Anlehnung an die Gestalttherapie, die auch Therapie der Gefühle genannt wird, also *das Coaching der Gefühle*) adressiert die Schlaf(wahrnehmungs)störung, deckt Verdrängtes oder Unerwünschtes wie Wut, Trauer, Angst auf. Beim Gestaltcoaching bearbeitet man psychische Konflikte, Übertragungsphänomene und Verdrängungsmechanismen, die den *biografischen Hintergrund*, auf dem unsere Schlafstörung gewachsen ist, beleuchten.
- Die drei „E" der Gestalt: existenziell, erfahrend, experimentierend – danach richten sich die Techniken des Schlafcoachings.
- Ungelebte Gefühle oder verborgene Wünsche, Gedanken, aber vor allem unbewusste Ängste und der damit entstandene Stress fördern schlechten Schlaf. Wenn es gelingt, diese zu finden, ins Bewusstsein zu bringen und zu „bearbeiten", sollten wir auch wieder besser schlafen können.

Da wir circa siebenmal pro Stunde Nachtschlaf aufwachen, wie wir später noch hören werden, geht es nicht darum, durchzuschlafen, sondern darum, wieder einschlafen zu lernen. Die sogenannte Ein- und Durchschlafstörung ist somit eigentlich eine Einschlafstörung. Den Übergang vom Wachen zum Schlafen zu erlernen ist das vorrangige Ziel, wenn man sich mit Entspannungstechniken beschäftigt.

Schlafstörungen haben eine Ursache und einen Gewöhnungseffekt – wenn die Ursache erkannt und beseitigt wurde, gilt es, sich die „liebe" Gewohnheit schlecht zu schlafen abzugewöhnen.

Bei manchen Formen der Insomnie geht es darum, den Betroffenen oder die Betroffene „wiederzubeleben" und die Obsession der Schlafstörung zum Verschwinden zu bringen. Ein Schlafcoach unterstützt mithilfe verhaltenstherapeutischer Maßnahmen beim Abgewöhnen der Schlafprobleme, doch es gibt auch viele kleine Schritte, die Sie alleine gehen können. Bei anderen Schlafstörungen, wie der Schlafapnoe, dem Phänomen der ruhelosen Beine, der REM-Schlaf-Verhaltensstörung oder der Narkolepsie – von denen Sie in diesem Buch noch hören werden – gilt das Gesetz der Gefordertheit der Lage: Was wirkt, ist wahr und zum „richtigen Zeitpunkt" richtig.

Nun haben wir Ihnen kurz die Methode des *Schlafcoachings* vorgestellt. Sie sehen bereits, dass eine Unzahl von Dingen zusammenspielt, wenn es um guten und erholsamen Schlaf geht.

Im Folgenden erfahren Sie mehr zum Thema Schlafen und können anhand vieler Beispielfälle auch Parallelen zu Ihrer eigenen Situation ziehen.

 **KAPITEL 2**

Über den Schlaf

Etwa ein Drittel unseres Lebens verschlafen wir. Daran haben auch die unzähligen Verführer und Schlafräuber unserer zivilisierten Welt nichts ändern können. Das sind durchschnittlich acht Stunden pro Tag. In anderen Kulturen und zu anderen Zeiten wurde länger geschlafen. Schlaf wird in den modernen Industriegesellschaften nach wie vor als etwas Selbstverständliches angesehen, als etwas „Natürliches", das wie von Zauberhand auf uns niederfällt! Er stellt sich wie der Wechsel von hell auf dunkel „wie von selbst" ein – wir brauchen ihn daher auch nicht zu beachten oder an ihn zu denken. Ist das nicht kurios? Von keiner anderen Lebensäußerung oder Vitalfunktion, sei es das Bedürfnis nach Nahrung, Sexualität oder Wärme und Geborgenheit würden wir diese Selbstverständlichkeit von vornherein annehmen – jedem ist klar, dass wir etwas dazu beitragen müssen bzw. uns informieren und lernen müssen, Wege zu finden, wie wir zu den jeweiligen Notwendigkeiten kommen. Wie kann es sein, dass wir gerade den Schlaf ignorieren und ihn als Selbstverständlichkeit unbeachtet lassen?

Noch eine weitere Vorstellung prägt unser Verhältnis zum Schlaf: Die Ansicht, dass Schlafen eine Zeitverschwendung ist, verlorene Zeit, die unrettbar verstreicht, ohne dass wir davon einen materiellen Nutzen hätten. Es gab eine Zeit, in der Vielschläfer fast liebevoll noch als Schlafmützen bezeichnet wurden, doch mittlerweile ist der Ton wesentlich rauer geworden. Eine österreichische Großpartei hatte im Jahre 2009 im Zuge einer Wahlkampagne ihre politischen Gegner mit Begriffen wie „schlafen", „verschlafen" und „träumen" attackiert und sich dazu als Alternative des „Machens" und „Aktiv seins" angeboten, damit endlich „was weitergeht".

Dass es Politiker mit dem Schlaf nicht so genau nehmen, wird uns fast täglich vor Augen geführt. Es gehört schon zur Praxis der politischen Entscheidungsfindung, dass wesentliche Beschlüsse in der Nacht oder in den frühen Morgenstunden getroffen werden. Sei es bei Kollektivvertragsverhandlungen oder bei Treffen der Europäischen Union – so richtig wach und ausgeschlafen werden kaum mehr Verhandlungen geführt. Über die Qualität dieser Entscheidungen lässt sich streiten, aber ein Blick in die Medien beweist, dass unsere politischen, sozialen und wirtschaftlichen Probleme jedenfalls nicht weniger werden.

Für uns Schlafforscher ist es unverständlich, dass eine ganze Gesellschaft, ja eine ganze Zivilisation die Notwendigkeit von ausreichendem Schlaf einfach ausblendet. Doch was ist andererseits von einer Zivilisation zu erwarten, die auf Drill aufbaut, immer mehr haben will, aber interessanterweise nicht mehr Schlaf? Wer mehr schläft ist sozial unerwünscht, gilt bald als faul und unproduktiv.

Warum das so ist und wieso unsere Gesellschaft Schlaf sträflich vernachlässigt, können wir nur ansatzweise erklären. Was wir aber in diesem Kapitel versuchen wollen, ist ein paar Ideen und Vorstellungen darzustellen, die uns helfen, zu verstehen *warum* und *wozu* wir Schlaf benötigen oder *was guter Schlaf bedeutet*. Ein Blick zurück in die Geschichte der Schlafforschung soll Ihnen dazu erste Anregungen geben.

Unser Wissen über Schlaf: zwischen Volksglauben und Forschung

In einer so jungen Forschungsdisziplin wie der Schlafforschung sind wesentliche Fragen wie nach dem Warum und des Wozu des Schlafens nach wie vor ungeklärt. Viele Annahmen und Aussagen über unseren Schlaf sind reine Spekulation und wissenschaftlich noch nicht überprüft oder bestätigt. Dazu zählen Volksweisheiten und über viele Jahrhunderte tradierte Ansichten über das richtige Schlafen, die größtenteils noch aus der Schlafdiätetik des Mittelalters stammen.

Einige dieser Vorstellungen wie, dass eine sitzende Schlafposition gesund sei, weil sie Herz und Blutkreislauf entlasten, werden heute in Bausch und Bogen abgelehnt. Ein weiteres Beispiel ist die Vorstellung, dass der Schlaf vor Mitternacht der gesündeste sei. Nach Meinung der meisten Schlafforscher ist diese Annahme falsch, jedoch wurde diese Frage empirisch nicht wirklich systematisch untersucht. In Studien konnte eindeutig gezeigt werden, dass wir im ersten Nachtdrittel den meisten Tiefschlaf absolvieren und dass Tiefschlaf für die körperliche Erholung eine wesentliche Rolle spielt. Oder noch genauer: Ideal ist, wenn vom tiefsten Punkt der Körperkerntemperatur aus gemessen – dieser Punkt wird von den meisten Menschen zwischen zwei und vier Uhr in der Früh erreicht – mindestens ein kompletter Schlafzyklus, bestehend aus Leicht- und Tiefschlaf durchlaufen worden ist. (Mehr dazu finden Sie im Kapitel zu den Schlaf-Wach-Rhythmusstörungen.) Das würde bedeuten, dass eine Zubettgehzeit zwischen Mitternacht und 1 Uhr vollkommen ausreichen müsste, um sich erholt und ausgeschlafen zu fühlen. Trotz dieser objektiven Befunde schwören viele Menschen aber darauf, dass ein vormitternächtliches Zubettgehen besseren Schlaf und ein spürbares Mehr an Erholt-Sein mit sich bringt. Ist das nun bloße Einbildung oder steckt dahinter ein (archaisches) schlafbiologisches Relikt?

Andere Vorstellungen wie die, dass eine einzige Hauptschlafperiode von acht Stunden normal und biologisch sinnvoll sei, wurden von der modernen Schlafmedizin ungeprüft übernommen oder kaum beachtet und nur halbherzig überprüft, wie zum Beispiel die Frage nach den Auswirkungen des Vollmonds auf den Schlaf. Selbst für Schlafexperten ist es mitunter erschreckend, wie wenig wir nach wie vor über unseren Schlaf wissen, trotz der mehr als hundertjährigen Geschichte der Schlafforschung.

Der Beginn der Schlafforschung als eigenständige wissenschaftliche Disziplin wird immer wieder mit dem französischen Physiologen Henri Piéron (1881–1964) in Verbindung gebracht, vor allem wegen seiner umfangreichen Schlafentzugsexperimente an Tieren. Im Zentrum seiner Forschungsbemühungen stand die Frage: Was lässt uns einschlafen? und: Gibt es körpereigene Substanzen, die uns schläfrig machen? Anhand seiner experimentellen Befunde war für Henri Piéron eindeutig: Wir schlafen, weil im Wachen im Körper eine chemische Substanz aufgebaut wird, die uns müde macht, das sogenannte Hypnotoxin. Doch leider konnte seine Wunderdroge nie gefunden werden und der Traum vom körpereigenen Schlafmittel ist noch immer nicht Realität geworden. Piérons mutiger Ansatz wurde erst sechzig Jahre später wieder aufgegriffen, als 1974 die Schweizer Forscher Guido Schoenenberger und Marcel Monnier im Blut von schlafenden Kaninchen einen Eiweißkörper isolieren konnten, der Tiefschlaf auslöst. Diese Substanz erhielt den langen Namen Delta-Schlaf-induzierendes Peptid (englisch: *delta sleep inducing peptide*, abgekürzt DSIP) und wird mittlerweile auch künstlich hergestellt. Allerdings ist die Wirkung des DSIP zu schwach, um als wirksames Schlafmittel eingestuft zu werden.

Piérons Vorstoß in der Frage warum wir schlafen, hatte die Forscher in den folgenden Jahrzehnten offensichtlich nicht so begeistern können wie die Frage danach, *wie* Schlaf beschrieben werden kann. Eng damit verbunden waren die rasanten technischen Entwicklungen bei der Messung von Biosignalen wie zum Beispiel das Ableiten der Hirnströme. Nachdem Alfred Lee Loomis und seine Mitarbeiter Mitte der 1930er-Jahre die Erstbeschreibung der Schlafstadien anhand von Hirnstrombildern gelungen war, schien auch dieses Rätsel gelöst.

Doch dann machte die Arbeitsgruppe von Nathaniel Kleitman (1895–1999) eine bahnbrechende Entdeckung. In seinem Schlaflabor an der University of Chicago, damals eines der weltweit renommiertesten Schlaflabore, wurde 1953 der *REM-Schlaf* entdeckt. Allerdings mehr per Zufall und nicht als Ergebnis jahrelanger systematischer Forschung. Ein Student, Eugene Aserinsky beschäftigte sich im Rahmen seiner Doktorarbeit mit dem Schlaf-Wach-Verhalten von Kindern, ganz im Sinne Kleitmans, der Schlaf immer in Verbindung mit dem Wachsein untersuchte. Da psychophysiologische Messungen, wie zum Beispiel das Ableiten von Hirnströmen, damals technisch noch sehr aufwendig waren, wurden die Kinder, insbesondere deren Blick- und Augenbewegungen, von Studenten laufend beobachtet. Aserinsky fiel dabei auf, dass Kinder hinter den geschlossenen Augenlidern mitunter die Augen heftig hin- und herbewegten. Zunächst war nicht klar, ob dieses Phänomen im Wachen oder beim Einschlafen auftrat. Doch die Ableitung der Hirnströme brachte bald Gewissheit: Die Kinder schliefen! Überraschend stellten die Forscher fest, dass zu ganz bestimmten Zeiten in der Nacht die Augenbewegungen besonders zahlreich und heftig sind. Die Forschergruppe bezeichnete diese als „rapid *eye* *m*ovement"-Perioden (abgekürzt: REM; auf Deutsch: Perioden mit schnellen Augenbewegungen), ein Begriff, der sich wie kein anderer aus der Schlafforschung in das öffentliche Bewusstsein einprägen sollte. Bald zeigte sich auch, dass der REM-Schlaf nicht nur einen ganz bestimmten Schlafabschnitt charakterisiert, sondern auch für einen Bewusstseinszustand steht, der trotz exzessiver Forschungstätigkeit nach wie vor rätselhaft ist: das Träumen.

Die zahlreichen Forschungsberichte über intensive Traumerlebnisse bei Weckungen aus dem REM-Schlaf führten zunächst zu der Annahme, dass die raschen Augenbewegungen der physiologische Ausdruck für das Träumen sei. Vor allem psychoanalytisch orientierte Traumforscher waren von der Vorstellung begeistert, endlich eine biologische Grundlage für Freuds Traumtheorie gefunden zu haben. Leider stellte sich bald heraus, dass die Gleichsetzung REM-Schlaf = Traumschlaf nicht zutrifft, denn es wird auch in anderen Schlafstadien geträumt, wenngleich nicht so intensiv und weniger häufig. Mitte der 1960er-Jahre machte sich unter den Schlafforschern Resignation und Enttäuschung breit, denn die Versuche, den Schlaf mithilfe von physiologischen Merkmalen wie schnellen und langsamen Hirnwellen, mit und ohne Augenbewegungen usw. zu beschreiben, trugen wenig zur Klärung der fundamentalen Fragen nach dem Wozu und Warum des Schlafs bei. Gerade das Gegenteil schien der Fall zu sein: Je genauer der Schlaf beschrieben wurde, desto mehr Rätsel taten sich auf. Wozu hat die Natur einen REM- und einen Non-REM-Schlaf entwickelt? Warum benötigen manche Lebewesen viel REM-Schlaf (zum Beispiel Hunde), andere, wie Fliegen, kommen auch ohne aus? Warum träumen einige Menschen die ganze Nacht, andere wiederum können sich seit Jahren an keinen Traum mehr erinnern?

Sicherlich haben auch Sie sich schon einmal die Frage nach dem Sinn des Schlafens gestellt und womöglich sogar eine Antwort darauf gefunden. Wir machen in unserem Freundes- und Bekanntenkreis immer wieder die Erfahrung, dass viele darüber sehr erstaunt sind, dass wir uns beruflich hauptsächlich mit Schlaf und Traum beschäftigen. Manch einer meint dann kopfschüttelnd: „Schlaf passiert einfach – darüber brauche ich mir doch nicht den Kopf zu zerbrechen!" Ganz anderer Meinung ist die Zunft der Schlafforscher und sie hat im Laufe des letzten Jahrhunderts ein paar Antworten auf die Frage nach dem Warum und Wozu des Schlafs gefunden, die wir Ihnen nicht vorenthalten wollen. Denn sie helfen uns, die Auswirkungen von gestörtem Schlaf besser zu verstehen.

Wozu wir unseren Schlaf brauchen

Es ist sehr hilfreich, sich mit dem Schlaf anderer Lebewesen zu beschäftigen, denn das hilft der Wissenschaft neue Ideen oder Hypothesen zu bekommen. Als besonders ergiebig hat sich der *evolutionäre Ansatz* herausgestellt, in dem der Schlaf unter dem Aspekt der Anpassung an sich ändernde Umweltbedingungen erklärt wird. Schlaf als erzwungene Ruhe könnte dazu dienen, die Überlebenschancen eines Lebewesens zu erhöhen. Durch das Aufsuchen eines sicheren Schlafplatzes oder das Jagen im Schutze der Dunkelheit reduziert sich die Wahrscheinlichkeit, von anderen Tieren gejagt zu werden. Viele Nagetiere sind nachtaktiv (zum Beispiel Mäuse) oder jagen in der Dämmerung und nützen so den Schutz der Dunkelheit, um auf Nahrungssuche zu gehen. Würde das ausschließlich tagsüber geschehen, dann wären sie den gierigen Beuteblicken ihrer Jäger schutzlos ausgeliefert. Andere Tiere haben gelernt, als Schutz vor Jägern in Herden zu leben, wodurch ihr Schlaf-Wach-Rhythmus sich nicht unbedingt an den Hell-Dunkel-Wechsel anpassen muss. Denn eine Herde bietet Schutz, egal ob es hell oder dunkel ist, und ein Teil der Tiere kann schlafen, während der Rest der Herde wacht – ein Verhalten, dass bei Pferden und Kühen auf einer Weide sehr gut beobachtet werden kann. Rudimentär kann beim Menschen ein ähnliches Verhalten beobachtet werden. Das Schlafen in Gruppen war über Jahrhunderte eine weit verbreitete Gewohnheit. Darüber hinaus ändert sich auch unsere Schlafmenge im Jahresverlauf und wir tendieren dazu, in den Wintermonaten etwas länger zu schlafen (im Durchschnitt rund 20 bis 30 Minuten) als während des Sommers.

Ein anderer Ansatz, der sich gut mit dem oben skizzierten ergänzt, ist die Vorstellung, dass während des Schlafs *weniger Energie* verbraucht wird und somit im Wachen deutlich weniger Zeit mit Nahrungssuche verbracht werden muss. Die Muskulatur und das Aufrechterhalten der Körpertemperatur sind die Hauptenergieverbraucher und durch Ruhe kann der kalorische Verbrauch effizient reduziert werden. Andere Organe wie das Herz oder unser Gehirn tragen nur minimal oder überhaupt nichts zum Energiesparen im Schlaf bei und drosseln ihren Energieumsatz während der Ruhephasen nur unwesentlich.

Vor allem im Alltagsverständnis wird dem Schlaf in erster Linie eine Erholungsfunktion zugeschrieben und jeder, der einmal über ein paar Tage mit wenig oder gar keinem Schlaf auskommen musste, weiß, was das bedeutet. Die Auswirkungen sind sowohl körperlich (Müdigkeit, Energielosigkeit, Verlangsamung) als auch psychisch (Gereiztheit, Ungeduld, Stimmungsschwankungen) spürbar. Der deutsche Philosoph Arthur Schopenhauer (1788–

1860) hat sicher den Nagel auf den Kopf getroffen, indem er schrieb: *„Der Schlaf ist für den ganzen Menschen, was das Aufziehen für die Uhr."* Doch was passiert in unserem Körper, während wir schlafen und wie funktioniert das „Aufziehen"? Sicherlich tragen das Entspannen der Muskulatur und das Herunterfahren der Körperfunktionen zu dem Gefühl, ausgeruht zu sein, bei, aber entscheidend beim Sich-Erholen ist die psychische Begleitmusik. Wir können genügend Schlaf bekommen und uns trotzdem müde, schlapp und nicht erholt fühlen.

Was ist darunter zu verstehen, wenn Sie Ihren Arbeitskolleginnen und -kollegen erzählen: *„Letzte Nacht habe ich gut geschlafen! Ich fühle mich so richtig erholt und ausgeschlafen!"* Bedeutet „gut zu schlafen" besonders lange zu schlafen, nicht aufgeweckt zu werden, etwas Schönes zu träumen?

Was bedeutet es, „gut und erholsam" zu schlafen?

Wir haben uns erlaubt, diese Frage auch bei der Umfrage 2007 zu den Schlafgewohnheiten in Österreich zu stellen, durchgeführt im Auftrag der Österreichischen Gesellschaft für Schlafmedizin und Schlafforschung (ÖGSM/ASRA). Ein Novum, da eine ähnliche Frage bis dato noch bei keiner vergleichbaren Befragung gestellt wurde. Da wir keine Antwortmöglichkeiten vorgaben, konnte jeder seine Antwort individuell ausformulieren. Es wurden eintausend Personen, repräsentativ für die österreichische Gesamtbevölkerung befragt. Wenn Sie nun vermuten, dass wir genauso viele ver-

54

schiedene Antworten bekommen haben, müssen wir Sie enttäuschen: Es waren nicht einmal 30 verschiedene Kategorien.

Spitzenreiter unter den Antworten war mit etwa 22 Prozent „Guter Schlaf bedeutet nicht aufwachen zu müssen", dicht gefolgt von „Guter Schlaf heißt Entspannung, Erholung und Energie tanken" (21 Prozent). Deutlich weniger häufig waren Antworten wie „Guter Schlaf bedeutet ungestört schlafen" (14 Prozent), „erfrischt aufwachen" (13 Prozent) oder „ein stilles Zimmer ohne Lärm"(12 Prozent). Antworten wie „genug schlafen", „bequemes Bett", „lange schlafen", „rasches Einschlafen" oder „schöne Träume" (zwischen sieben und neun Prozent) wurden schon deutlich seltener gegeben. Schlusslicht bildeten Feststellungen wie „keine Träume" oder „bessere Nerven haben", die nur von rund einem Prozent der Befragten mit gutem Schlaf in Verbindung gebracht wurden. Zusammenfassend lässt sich guter Schlaf in erster Linie mit Eigenschaften wie „ungestört schlafen" (kein Lärm), „durchschlafen" (kein oftmaliges Aufwachen) und „tief schlafen" umschreiben, gefolgt von Adjektiven wie „entspannend", „erholsam", „erfrischend" oder „ausgeruht sein".

Umfragen wie die hier zitierte helfen der Schlafforschung bei der Suche nach den Geheimnissen des guten Schlafs und wir können vorerst festhalten, dass eine ungestörte Schlafsituation die Qualität des Schlafs wesentlich beeinflusst. Durchschlafen bedeutet auf Ebene der Schlafphysiologie, dass die rhythmische Abfolge von Leicht-, Tief- und REM-Schlaf nicht durch Lärm oder durch krankhafte Prozesse wie Atemaussetzern oder periodischen Beinbewegungen unterbrochen wird. Störreize verursachen kurze Wachphasen von nur wenigen Sekunden Dauer (sogenannte Arousals) und zerhacken das Schlafprofil. Der mehrmals pro Nacht sich wiederholende Wechsel in der Abfolge der Schlafstadien wird dadurch gestört und die Bereitstellung chemischer Botenstoffe auf zellulärer Ebene beeinträchtigt. Studien an schlafenden Tieren konnten den Nachweis bringen, dass eine Reihe von chemischen Prozessen nur in bestimmten Schlafstadien stattfindet. So werden beispielsweise Wachstumshormone fast ausschließlich im Tiefschlaf freigesetzt oder die Konzentration bestimmter Botenstoffe zur Weiterleitung von Nervenimpulsen ist in den verschiedenen Schlafstadien unterschiedlich hoch (zum Beispiel wird im REM-Schlaf vermehrt Acetylcholin gebildet).

Die Erholungsfunktion des Schlafs wird noch durch einen weiteren Prozess unterstützt, der in den letzten Jahren unter dem Schlagwort *„lokaler Schlaf"* intensiv beforscht wurde. Entgegen der Ansicht, Schlaf sei ein Prozess, der das Gehirn als Gesamtes erfasst und gleichsam in einen narkoseähnlichen Ruhezustand versetzt, lieferten Forschungen mit modernen bildgebenden Verfahren (in erster Linie mittels funktioneller Magnetresonanztomografie) ein völlig anderes Bild. Im Schlaf wird zwar in einigen Hirnregionen erwartungsgemäß der Energieumsatz tatsächlich heruntergefahren, doch in anderen findet sich ein im Vergleich zum Wachen sogar erhöhter Energiebedarf und somit eine vermehrte neuronale Aktivität. Mit anderen Worten: Schlaf ist ein lokales Phänomen und im Laufe einer Nacht ändert sich das Aktivierungsniveau in einigen Hirnregionen ständig. Forscher aus der Schweiz unter der Leitung von Alexander Borbély haben das bunte Bild von aktiven und weniger aktiven Hirnregionen genauer untersucht und festgestellt, dass hauptsächlich in jenen Hirnregionen weniger neuronale Aktivität vorherrscht (oder vereinfacht ausgedrückt, geschlafen wird), die während des Tages besonders aktiv waren. Wurde zum Beispiel eine monotone Tätigkeit mit der dominanten Hand über mehrere Stunden hindurch ausgeführt, so zeigte sich im Schlaf gerade über jener Hirnregion, die für die Steuerung der dominanten Hand zuständig ist, eine ausgeprägt langsame Hirnaktivität, das charakteristische Merkmal für tiefen Schlaf. Über der nicht dominanten Hirnregion (der nicht aktiven Hand) fanden sich hingegen keine langsamen Wellen.

Ein verwandtes Phänomen mit einer anderen physiologischen Grundlage wird bei einigen Tierarten beobachtet, die aufgrund ihrer Anpassung an besondere Umweltbedingungen gelernt haben, mit nur einer Hirnhälfte zu schlafen, während die andere wach ist. Diese als *Halbhirnschlaf* bezeichnete Fähigkeit besitzt zum Beispiel eine Reihe von im Wasser lebender Säugetiere wie der Delfin. Dadurch wird verhindert, dass das Lebewesen während des Schlafs erstickt und auftauchen kann, um Luft zu holen.

Im Lichte dieser Forschungsergebnisse und Beobachtungen muss man sich von der Vorstellung, Schlaf sei ein „todesähnlicher" Zustand ein für alle Mal verabschieden!

Den Seinen gibt's der Herr im Schlaf?

Vielleicht gehören auch Sie zu denjenigen, die noch einmal *„eine Nacht darüber schlafen"* wollen, bevor Sie sich für oder gegen etwas entscheiden können. Selbst wenn für einige Menschen diese Gepflogenheit als Ausrede, als Strategie fürs Hinausschieben einer Entscheidung oder gar als Relikt abergläubischen oder magischen Denkens gelten mag, die Schlafforschung hat sich mit diesen Fragen intensiv beschäftigt. Und in der Tat konnte in zahlreichen, teilweise sehr aufwendig gestalteten Experimenten nachgewiesen werden, dass der Schlaf einen günstigen Einfluss auf das Lösen von Problemen und beim Erlernen von Neuem hat.

Können Testpersonen nach einer intensiven Lernphase ungestört schlafen, so zeigen sie am Morgen danach eine deutlich bessere Leistung. Das Erlernte konnte sich im Schlaf erfolgreich und ungestört durch andere Reize festigen (= konsolidieren). Dasselbe gilt für das Lösen komplexer Probleme wie zum Beispiel das Sich-Zurechtfinden in einer ungewohnten Umgebung oder in einem Labyrinth. Beides gelingt besser, wenn zwischen den Lösungsversuchen eine ungestörte Schlafperiode liegt. Testpersonen, deren Schlaf allerdings unterbrochen oder bewusst gestört wurde (durch oftmaliges Aufwecken) zeigten keinerlei Verbesserungen in ihrer Lern- oder Lösungskompetenz. Sie mussten am Morgen danach buchstäblich wieder von null beginnen. Erstaunlicherweise profitieren spezifische Lerninhalte (zum Beispiel das Lernen von Vokabeln oder das Erlernen feinmotorischer Fähigkeiten) verschieden von den unterschiedlichen Schlafabschnitten. Das Vokabellernen profitiert hauptsächlich vom Non-REM-Schlaf, das Erlernen motorischer Fähigkeiten hingegen mehr vom REM-Schlaf. Trotzdem ist ein ungestörter Ablauf von Non-REM- und REM-Schlaf eine wesentliche Voraussetzung dafür, dass unsere Gedächtnis- und Entscheidungsbildung vom Schlaf profitieren kann. Wer erfolgreich und effizient lernt, legt vor dem Zubettgehen noch eine Lernsitzung ein, um danach möglichst rasch und ohne sich durch Krimi oder Spielfilm ablenken zu lassen, schlafen zu gehen. Am nächsten Morgen wird das Gelernte dann deutlich besser abrufbar sein bzw. das Wiedererlernen sollte deutlich rascher erfolgen.

Schlaf: Entspannungstraining für Nervenzellen

Schon seit Langem wird diskutiert, dass Schlaf eine wichtige Funktion bei der Immunabwehr und bei der Zellreparatur hat. Bei Infektionskrankheiten schlafen wir deutlich mehr, und wenig Schlaf verschlechtert die Symptome eines grippalen Infektes. Darüber werden wir an anderer Stelle mehr berichten. Auch über den in letzter Zeit medial sehr intensiv diskutierten Zusammenhang zwischen Körpergewicht und Schlafmangel finden Sie mehr in diesem Buch, in den Kapiteln, die sich mit gestörtem Schlaf beschäftigen. Doch bevor wir uns mit den Auswirkungen von nicht erholsamem Schlaf auf Physis und Psyche intensiv beschäftigen, wollen wir noch eine letzte Funktion des gesunden Schlafs näher erläutern.

Die Vorstellung, dass sich im Laufe eines Tages durch den ununterbrochenen Signalfluss in und zwischen den Nervenzellen sehr viele Stoffwechselprodukte bilden, die eine Art Abfallprodukt sind und beiseite geschafft werden müssen, taucht in der Schlafforschung immer wieder auf. Henri Piérons Idee des Hypnotoxin baut letztendlich ebenfalls auf dieser Annahme auf.

Wenn wir diesen Gedanken weiterspinnen und stark vereinfachen, dann könnte Schlaf so etwas wie ein großes Reinemachen in unserem Oberstübchen bedeuten, sowohl auf zellulärer Ebene (durch das Wegschaffen und Abbauen von Abfallprodukten) als auch auf mentaler Ebene (durch das Verarbeiten von noch nicht gelösten Tagesresten in unseren Träumen). Wesentliches von Unwesentlichem zu trennen, ist eine der Voraussetzungen für effizientes Arbeiten und vor allem entscheidend, um Überlastungen zu vermeiden. Das Gehirn muss täglich mit einer riesigen Informationsflut zurechtkommen, permanent Entscheidungen treffen, was für den Organismus wichtig oder gefährlich ist und Neues mit bereits Abgespeichertem vergleichen und anpassen.

Die Frage, die sich Neurobiologen immer wieder stellen, ist: Wie und wann macht das Gehirn das alles? Der Schlaf scheint der ideale Zustand zu sein, um Informationen zu be- und verarbeiten. Die bereits zitierte Vorstellung vom „lokalen Schlaf" würde hierzu sehr gut passen.

Ein Modell, wie das Gehirn auf Ebene der Nervenzellen mit der Informationsflut umgehen könnte, wurde von den amerikanischen Neurobiologen und Psychiatern Giulio Tononi und Chiara Chirelli entwickelt und unter dem sperrigen Namen *Synaptische Homöostase-Hypothese* veröffentlicht. Nach diesem Modell laufen vor allem im Tiefschlaf auf Nervenzellebene Prozesse ab, die das Ziel haben, das hohe Aktivitätspotenzial (durch die Beanspruchung im Wachen) in den Nervenzellen und den Kontaktpunkten zu den Nachbarzellen (den Synapsen) wieder herunterzufahren. Dies geschieht durch die langsamen, aber energiereichen Deltawellen des Tiefschlafs. Dadurch werden wenig gefestigte Verbindungen zwischen den Nervenzellen wieder gelöst und stehen somit im Wachen für neue Verknüpfungen wieder zur Verfügung. Dadurch wird Wesentliches (= stark gefestigte Verbindungen) von Unwesentlichem bereits auf Ebene der Nervenzellen getrennt und eine Überlastung des Gehirns vermieden.

Spannungsfeld: Schlaf als Wissenschaft

Nachdem wir uns mit einigen Ansätzen und Erklärungsmodellen zu der Frage nach dem Wozu und

Warum des Schlafs beschäftigt haben, folgen nun ein paar grundlegende Überlegungen zu Schlaf und Schlafforschung. Als noch sehr junge Wissenschaftsdisziplin hat sie mit einigen Problemen zu kämpfen, die teilweise durch ihre Interdisziplinarität (der Bogen reicht von der Medizin, Psychologie, Biologie bis hin zur Anthropologie) und den dadurch bedingten verschiedenen methodischen Zugängen begründet sind. Der Anspruch, als wissenschaftliche Disziplin anerkannt zu werden, leidet unter diesem Methodenmix und erzeugt Spannungen zwischen den einzelnen Disziplinen. Besonders spürbar ist dies bei der Erforschung des gestörten Schlafs und den unterschiedlichen Behandlungskonzepten (medizinisch-medikamentös versus psychotherapeutisch). Doch darüber später.

Trotz bahnbrechender und innovativer Entwicklungen ist die Welt der Schlafforschung, jedenfalls die medizinisch ausgerichtete, sehr konservativ und – wie kann es anders sein – männlich dominiert. Etwas überzeichnet versteht sich ein Schlafmediziner in erster Linie als Naturwissenschaftler, beseelt von Forschergeist und Neugier, der erst dann von einer Sache überzeugt ist, wenn sie nach den Spielregeln der empirisch-experimentellen Forschung untersucht worden sind. Auf einen einfachen Nenner gebracht, bestehen diese Spielregeln aus drei Grundsätzen:

1. Ein Experiment muss geplant sein, mit anderen Worten: Es muss eine eindeutige Fragestellung vorliegen, die in Form einer Hypothese formuliert ist.
2. Die Durchführung der Untersuchung erfolgt ausschließlich nach einem Versuchsplan, also „objektiv" (jeder Schritt in der Untersuchung muss nachvollziehbar und begründet sein) und
3. Die Ergebnisse müssen bestimmte Gütekriterien erfüllen (zum Beispiel statistische Gütekriterien).

Ein Grund für diese strengen Forschungskriterien ist der Anspruch, dass ein Forschungsresultat jederzeit überprüfbar und eine Wiederholung des Experiments zu demselben Ergebnis führen muss. Allerdings hat sich gezeigt, dass gerade in der Medizin, Psychologie und empirischen Sozialforschung diese strengen Kriterien nicht immer erfüllbar sind. Dies liegt hauptsächlich daran, dass in den genannten Disziplinen die untersuchten Fragestellungen dermaßen komplex sind, dass eine empirische Untersuchung nur einen Bruchteil der Einflussfaktoren objektiv untersuchen kann.

Welche Konsequenzen sind nun aus diesem Dilemma zu ziehen? Führt das zu einer Anpassung der wissenschaftlichen Gütekriterien an die Bedingungen des klinischen Alltags oder zur Entwicklung neuer methodischer Erklärungsmodelle? Die Praxis der klinischen Forschung zeigt, dass es Entwicklungen in beide Richtungen gibt. Allerdings begünstigt diese Konstellation auch ein Wiederaufkommen vorwissenschaftlicher Positionen: Statt empirischer Evidenz gilt das Sagen einiger „grauer Eminenzen". Welche fatalen Auswirkungen dies haben kann, vor allem bei einer so jungen Wissenschaftsdisziplin wie der Schlafforschung, soll das folgende Beispiel zeigen.

William Dement, ein Schüler von Nathaniel Kleitman, hat die Schlaf- und Traumforschung durch unzählige Beiträge und Studien bereichert und genießt weltweit großes Ansehen. Dies führte dazu, dass einige seiner Ideen kritiklos von anderen übernommen wurden, ohne dass diese auf ihre Richtigkeit hin überprüft wurden. Wir erwähnten bereits den REM-Schlaf als Schlafphase mit den raschen Augenbewegungen. Warum wir im Schlaf die raschen Augenbewegungen haben, interessiert uns heute genauso wie vor mehr als 50 Jahren. Dement wusste darauf bald eine Antwort: Die Augenbewegungen sind Ausdruck unserer Traumaktivität, denn wir tasten mit den Augen quasi unseren Trauminhalt ab, als wäre dies ein innerer Film. Diese Ansicht wurde rasch unter dem Begriff „Scanning-Hypothese" populär. Eine interessante und auch naheliegende Feststellung, die eine ganze Generation von Schlaf- und Traumforschern für richtig hielten, ohne dies empirisch zu überprüfen. Studien aus den letzten zwanzig Jahren konnten jedoch die Richtigkeit dieser Annahme nicht bestätigen.

Das ist ein Beispiel dafür, dass selbst in der rationalen Welt der Wissenschaft Meinungen und Mutmaßungen prominenter Forscherpersönlichkeiten den Ton angeben und nicht das objektiv Mess- und Überprüfbare!

Schlafstörung und Schlaflosigkeit – was tun?

Das Erforschen von Schlaf- und Traumphänomenen bildet die Grundlage unseres Wissens und ist ein wesentliches Rüstzeug beim Entwerfen von Behandlungsansätzen von Schlafstörungen. Doch wie schwierig dies im Alltag sein kann, soll das folgende Beispiel zeigen.

Nehmen wir an, ein Patient leidet unter Schlafstörungen und will wissen, ob eine psychologisch-psychotherapeutische Therapie wirksamer und schneller hilft als zum Beispiel eine medikamentöse Behandlung. Der Amerikaner Charles Morin hatte bereits in den 1990er-Jahren empirisch-statistisch nachweisen können, dass Psychotherapie bei der Behandlung von Schlafstörungen, insbesondere bei der Schlaflosigkeit, als mindestens ebenso effektiv einzuschätzen ist wie eine Behandlung mit Schlafmitteln (sogenannte Psychopharmaka). Im Gegensatz jedoch zu Schlafmitteln, die immer auch Nebenwirkungen haben, fanden sich bei psychotherapeutischen Behandlungsansätzen keine Nebenwirkungen. Das würde zunächst ja sehr für eine psychotherapeutische Behandlung sprechen. Allerdings hat sich gezeigt, dass nicht jeder auf diese Behandlungsart anspricht. Ältere Menschen oder Jugendliche profitieren mehr von anderen Therapien wie Licht, einer Kombination eines schlaffördernden Medikaments mit Verhaltenstherapie oder mit dem Hormon Melatonin.

Eine Recherche im Internet wird unserem virtuellen Patienten zwar eine Fülle von einschlägigen wissenschaftlichen Studien präsentieren, doch eine eindeutige Antwort auf seine Frage wird vermutlich nicht darunter sein. Selbst wenn er diese Frage an eine Schlafexpertin oder einen Schlafexperten stellt, muss er damit rechnen, dass es hundert „Wenns und Abers", „Pros und Contras" gibt. Sich über effiziente und empirisch überprüfte Therapieansätze ein kompetentes Wissen anzueignen, erfordert viel Zeit. Leider werden auch dazu kaum Informationsveranstaltungen und Ausbildungskurse angeboten.

Wir sind jedoch der Meinung, dass Schlafexpertinnen und -experten ihre Klientinnen und Klienten darüber informieren sollten, welche schlaftherapeutischen Methoden am ehesten helfen. Ein Schlafcoach sollte auf jeden Fall darüber Bescheid wissen.

„Nicht-schlafen-Können" über einen Zeitraum von einem Monat und einer Häufigkeit von mindestens dreimal pro Woche, sollte unbedingt behandelt werden. Ein chronisches Zuwenig an Schlaf hat Auswirkungen auf Gesundheit (Anfälligkeit für Infektionskrankheiten) und Psyche (Gereiztheit, Stressintoleranz), ist aber leider sehr weit verbreitet. Die Zahl der Betroffenen ist vermutlich so groß, dass die Krankenkassen davor die Augen verschließen und nichts davon wissen wollen. Unter den herrschenden finanziellen

Rahmenbedingungen ist dies nicht verwunderlich, denn sie befürchten ihren finanziellen Ruin, wenn alle Betroffenen auf „Krankenschein" ihren Schlaf untersuchen lassen wollten.

Chronischer Schlafmangel kann nachweislich lebensverkürzend sein, Herz-Kreislauf-Erkrankungen oder Diabetes verschlimmern sowie das Immunsystem schwächen, wodurch der Organismus anfälliger für Infektions- und Autoimmunerkrankungen wird. Bei Patientinnen und Patienten, die seit Längerem unter Schlafstörungen leiden, finden sich im Blut vermehrt bestimmte Botenstoffe, die sogenannten Zytokine, zu denen das Interleukin-6 (abgekürzt IL-6) gehört sowie der Tumornekrosefaktor Alpha (abgekürzt TNF alpha; dieser Botenstoff löst zum Beispiel Fieber aus). Zytokine aktivieren das Immunsystem und sind bei rheumatischen Erkrankungen oder bei Personen, die unter einem chronischen Erschöpfungssyndrom (englisch: Chronic Fatigue Syndrome) leiden, deutlich erhöht. Studien konnten nachweisen, dass Schlafmangel zu Heißhungerattacken, insbesondere auf kalorienreiche Nahrungsmittel, führen kann. Mehr dazu finden Sie noch in anderen Kapiteln dieses Buchs. Die Liste an Beispielen, die zeigen, wie entscheidend wichtig ausreichender und gesunder Schlaf ist, ließe sich noch seitenfüllend weiterführen.

Wenn Schlafstörungen frühzeitig und effizient behandelt werden, lassen sich nach Walsh und Kollegen die Folgekosten von Erkrankungen exorbitant reduzieren, womit ein hoher volkswirtschaftlicher Nutzen erzielt würde. Daher finden wir als Schlafcoaches es unverständlich, dass bei den Versicherungsträgern in Deutschland und Österreich noch kein Umdenken stattgefunden hat und die Kosten für die Diagnose und Behandlung von Schlafstörungen größtenteils nicht übernommen werden! Es steht die Vermutung im

Raum, dass Versicherungsexperten, und leider auch nach wie vor einige Ärzte, sich damit rechtfertigen, dass einer Schlafstörung allein kein Krankheitswert zugeschrieben wird und sie unter die Rubrik Befindlichkeits- oder neuerdings Lifestyleproblem eingereiht werden.

Eine andere Variante dieser Haltung ist, dass Schlafprobleme und Schlafstörungen gerne als „Begleitsymptome", als Nebenerscheinung von etwas anderem, aber nicht als eine Erkrankung an sich angesehen werden. Ein folgenschwerer Fehler, wie sich in den letzten Jahrzehnten gezeigt hat. So war man lange Zeit davon überzeugt, dass ein plötzliches Zusammenfallen und Einschlafen während des Tages eine besondere Form einer Epilepsie ist, oder dass ein „friedliches" Versterben im Schlaf eine spezielle Form von Herzschwäche sei. Dann stellte sich aber heraus, dass diese Phänomene mit Erkrankungen jener biologischen Systeme zu tun haben, die den Schlaf regulieren. So kennen wir heute mehr als hundert verschiedene Erkrankungsbilder, die eindeutig als Störungen des Schlafprozesses verstanden werden, und wie ein Blick in das Handbuch zur Klassifizierung von Schlafstörungen (*International Classification for Sleep Disorders*: ICSD) zeigt, werden es mit jeder Neuauflage mehr.

Schlafmedizin und Schlafforschung waren immer schon interdisziplinär ausgerichtet, denn nur so lassen sich die vielen Einflussfaktoren auf den Schlaf (zum Beispiel biologische, physiologische, psychologische, soziokulturelle) seriös und praxisrelevant erforschen und darstellen sowie Schlafstörungen behandeln. Diese Interdisziplinarität ist trotz vielversprechender Neuerungen in der Medizin (Ganzheitsmedizin, holistische Medizin) nach wie vor eine Bürde und keine Selbstverständlichkeit. Als Mitglieder der Österreichischen Gesellschaft für Schlafmedizin und Schlafforschung (ÖGSM/ASRA: www.schlafmedizin.at)

wissen die Autoren, wovon sie sprechen. Die Gesellschaft wurde 1992 gegründet und hat bereits Wesentliches in der Ausbildung, der Qualitätssicherung und in der Schaffung von zertifizierten Diagnose- und Therapiezentren geleistet. Streng interdisziplinär organisiert, kämpft die ÖSGM/ASRA seit Jahrzehnten für die Eintragung und Anerkennung als Standesvertretung aller in der Schlafmedizin Tätigen seitens der Ärztekammer. Doch die Standesinteressen der einzelnen Fachschaften innerhalb der Schlafgesellschaft verhindern dies immer wieder. Auch eine Einigung für einheitliche Behandlungsstandards und Ausbildungsrichtlinien scheiterte bis dato an formalen Kriterien, die rational kaum nachvollziehbar sind.

Wird der Schlaf in einem kultur-geschichtlich-soziologischen Rahmen gestellt, zeigt sich, dass unsere sogenannte zivilisierte westliche Welt auch eine Welt des kollektiven Drills, des „Über-sich-hinaus-Wachsens" und des „Sich-Vergewaltigens" ist. Es verwundert deshalb nicht, warum Erkrankungen wie Burn-out so rasant zunehmen und beinahe epidemiologische Ausmaße annehmen. Das wird deutlich, wenn wir uns den Themen Schlaf und Arbeit, oder Schlaf und Schule widmen. Vielen von uns fällt es schwer, sich an die von der Gesellschaft vorgegebenen Arbeits- und Schulzeiten anzupassen. Insbesondere Abendmenschen, also Menschen, die eher nach Mitternacht zu Bett gehen und erst am späten Vormittag aufstehen) leben streng genommen in einer Situation vergleichbar der eines permanenten Jet-Lags und könnten mehr leisten und beitragen, würden die Arbeits-, bzw. Schulzeiten flexibler sein. Mehr dazu im Kapitel über Schlaf-Wach-Rhythmusstörungen.

Die meisten von uns schlafen nicht gemäß ihren Bedürfnissen, sondern nach ihren Leistungsanforderungen: Wir stehen auf, wenn wir müssen und gehen schlafen, wann wir wollen. Sind wir von äußeren Leistungsanforderungen größtenteils befreit, etwa im Ruhestand, fühlen sich viele verloren und reagieren nicht selten mit Schlafproblemen. Denn der Schlaf ist ein Seismograf, der uns unter anderem mitteilt, was in unserem Leben gerade so los ist und ob wir uns mit etwas beschäftigen sollten, was uns plagt oder nicht ganz entspricht.

In den folgenden Kapiteln werden wir uns mit den Auswirkungen von gestörtem Schlaf ausführlich beschäftigen und zeigen, welche therapeutische Möglichkeiten bei der Behandlung von Schlafstörungen erfolgreich angewendet werden können. Unser Ziel ist es, mit diesem Buch nicht nur Informationen anzubieten, sondern auch Tipps dazu zu geben, wie Sie besser schlafen, mit dem Ziel, Schlafen und Träumen bewusster erleben und wahrnehmen zu können.

Der Schlafcoach sagt ...

Schlaf hat eine Vielzahl von Funktionen, die sich meist erst dann erschließen, wenn er gestört ist. Die wesentlichen Funktionen sind: Erholung und Regeneration, Zell-, Immunaufbau, Be- und Verarbeitung von Informationen, Gedächtnisbildung und Konsolidierung, Selektion von Wesentlichem und Unwesentlichem.

Gestörter Schlaf verursacht daher eine breite Palette an Fehlfunktionen, die weit über ein „Nicht-schlafen-Können" hinausgehen und bestehende Risiken (zum Beispiel eine altersbedingte Merkschwäche) verstärken. Schlafstörung als Lifestyle oder Befindlichkeitsstörung abzutun, ist ignorant und zeugt von gravierender Unwissenheit.

Obwohl Schlafstörungen in den westlichen Industrieländern deutlich zunehmen und auch eine Reihe von qualifizierten Diagnose- und Behandlungszentren vorhanden ist, werden die Kosten von den Versicherungsträgern nur in sehr geringem Maße übernommen. Allerdings sind die volkswirtschaftlichen Gesamtkosten von gestörtem Schlaf enorm, sodass auf lange Sicht gesehen ein exorbitantes Einsparungspotenzial besteht. Schlafmedizin ist per definitionem interdisziplinär und muss auch so strukturell im Gesundheitssystem verankert sein.

Eine flächendeckende und kostengünstige Versorgung von Personen mit Schlafstörungen ist – zumindest in Österreich – nur teilweise gewährleistet und Hilfesuchende müssen sich auf monatelange Wartezeiten einstellen. Der Bedarf nach zusätzlichen Beratungs-, Informations- und Behandlungsträgern ist gegeben, der Schlafcoach kann hierbei eine wesentliche Rolle erfüllen.

Obwohl empirisch erworbenes und mit wissenschaftlichen Methoden überprüftes Wissen das Rüstzeug für einen Schlafcoach sein muss, sind sogenannte Volksweisheiten zu Schlaf und Traum ernst zu nehmen, solange diese nicht durch Studien widerlegt wurden.

Was be- und erforscht wird, entscheiden meist die Geldgeber und für viele Fragen, wie zum Beispiel der Einfluss von Witterung und Jahreszeiten oder von Ernährung auf den Schlaf, lassen sich schlichtweg keine Finanzierungsmöglichkeiten finden. Daher besteht nach wie vor ein großer Bedarf an grundlagenorientierter Schlafforschung.

KAPITEL 3

Wenn ich nicht mehr schlafen kann ... der Puls des Lebens

Göttlicher Schlaf

Hypnos ist der Gott des Schlafs im antiken Griechenland. Ein Relief, die römische Kopie eines hellenistischen Originals aus dem 1. oder 2. Jahrhundert n. Chr., ist im British Museum in London zu sehen. Hypnos ist die sanfte und wohlwollende Kraft, die uns Menschen und den Göttern das Geschenk des regenerierenden und gesundheitsfördernden Schlafs bringt. Er stammt von Nyx und Erebos ab, von der Göttin der Nacht und dem Vater der Tiefe, aus den Urzeiten der Welten. An anderen Stellen der Literatur Griechenlands ist der Vater von Hypnos unbekannt.

Hypnos galt auch als der Vater der Onerioi, einer Gruppe von Dämonen, zu denen Morpheus, der Gott der Träume und Visionen, Phobetor (Phobie, die Angst) und Phantasos gehören. Diese drei galten als nicht nur gutmütig und bisweilen sogar trügerisch. Im antiken Rom hieß Hypnos dann Somnus.

Henning Alberts, ein lieber Kollege aus der Welt der Hypnose, beschreibt Hypnos als Namensgeber der Hypnose – womit er vermutlich recht hat. Er erzählt, dass Hypnos mit Hygieia, der Göttin der Gesundheit und Mnemosyne, der Göttin der Erinnerung und deren Töchtern, den Musen, die mit Kreativität beflügeln, befreundet gewesen sein soll.

Hennings erzählt weiters, dass Hypnos Endymoin („der sich innen befindet"), einem hübschen Jäger, die Fähigkeit geschenkt haben soll, mit offenen Augen zu schlafen, damit er seine Geliebte, die er nur nachts treffen kann, sehen kann. Wenn man so will, könnte das eine der ersten mythologischen Umschreibungen des heute bekannten und zu den Schlafstörungen zählenden Somnambulismus (Schlafwandeln) gewesen sein.

Gesundheit und Erinnerung sind tatsächlich Mitspieler, die uns unsere nächtliche Aktivität bringen. Viele kreative Menschen wollen nach Abschluss einer Arbeitsphase erst noch einmal „eine Nacht darüber schlafen", um sich am nächsten Tag erfrischt und regeneriert neuen Eingebungen hingeben zu können.

Hypnos wird im antiken Griechenland häufig im Zusammenhang mit seinem Bruder Thanatos, dem Todesgott, dargestellt. Vielleicht haben wir den Schlaf aus diesem Grund in unserer Kultur bisher ausgeblendet, ja schmählich vernachlässigt, weil wir seinen „großen Bruder", den Tod, einfach nicht wollen.

„Sanft entschlafen", „Ewiger Schlaf", „Todesschlaf" – die Begriffe „Schlaf" und „Tod" werden in unserem Sprachgebrauch oft nebeneinander gestellt. Wenn Schlaf und Tod etwas gemeinsam haben, dann das Anderssein bezogen auf wache Phasen. Der Schlaf jedoch ist ein hochaktiver und lebensnotwendiger Zustand – und vielleicht ist das mit dem Tod ja ähnlich? – Jedenfalls glaubt man das zum Beispiel im Hinduismus.

Bei Gedanken an den Tod kommt bei den meisten Angst mit ins Spiel. Diese Angst vor dem Tod und auch vor dem Sterben steht häufig unserem regenerierenden Schlaf entgegen. Manch einer wünscht sich am Ende seines Lebens einfach einzuschlafen und nicht mehr aufzuwachen. Und tatsächlich ist das eine weit verbreitete Art, das Leben zu verlassen.

„Schlafen kann ich, wenn ich tot bin", sagte Rainer Werner Fassbinder, und drückte damit aus, dass er nicht verstanden hat, was der Schlaf eigentlich kann und soll, nämlich für unser Leben zu wirken und es manchmal vermutlich sogar zu verlängern.

Das Sandmännchen kommt, oder auch nicht

Schlaf ist ein hoch individueller Vorgang. Wenn wir ihn missen müssen, sind die Auswirkungen unerträglich. Unser Schlaf ist eine Überlebensnotwendigkeit.

Herr R. kam im Februar 2007 zu mir, nachdem er zuvor verschiedene Versuche gemacht hatte, um endlich wieder schlafen zu können. Der Gang zur Psychologin oder zur Psychotherapeutin ist übrigens ein weit verbreitetes Phänomen, wenn die Medizin an ihre Grenzen stößt. Bevor er mich aufgesucht hatte, war er unter anderem im Schlaflabor bei Frau Professor Dr. Saletu-Zylharz im AKH

Wien gewesen, die ihm neben neuen Medikamenten auch eine Psychotherapie empfohlen hatte. Mich freut es sehr, dass die Schlafmedizin und die Schlafforschung nun nach über zwanzig Jahren seit ihrer Gründung tatsächlich interdisziplinär quasi als Team in Österreich arbeitet – ein Kleinod auf dem Sektor der Betreuungsangebote, würde ich sagen. Interdisziplinarität ist auch in den anderen maßgeblichen Regionen typisch für die Schlafforschung, in Österreich ist sie allerdings besonders schwierig, weil mächtige Berufsvertretungen und alte Strukturen ihre Dünkel einfach nicht über Bord werfen und ihre traditionell erworbenen Pfründe nicht teilen wollen.

Man konnte Herrn R. bereits ansehen, dass er große Probleme hatte, ein- bzw. durchzuschlafen. Er beschrieb Schwierigkeiten beim Einschlafen und wachte auch danach immer wieder und meistens sehr früh auf. Insgesamt empfand er seinen Schlaf als seicht und wenig erholsam. Ich empfand Herrn R. als einen sehr liebenswürdigen, nicht mehr ganz so jungen Mann. Er wirkte fast zart und fragil. Herr R. hatte selbst schon sehr viel versucht, um seinen Schlaf in den Griff zu bekommen. Er kannte die Schlafhygieneregeln, die man in Hülle und Fülle im Internet findet, und war im Schlaflabor gewesen, wo er bereits auf ihn abgestimmte Medikamente verordnet bekommen hatte, die ihm teilweise auch geholfen hatten. Dennoch war sein Schlaf weit davon entfernt, erholsam zu sein und schon gar nicht so, wie er ihn von früher her kannte. Aus all diesen Gründen schien mir, dass Herr R. Begleitung brauchte, um sich guten Schlaf wieder an- und schlechte Schlafgewohnheiten abzugewöhnen.

Im ersten Schritt beschäftigten wir uns bei der Arbeit mit Herrn R. mit der *Schlafaufklärung* bzw. *Schlafedukation*, wie sie im Fachjargon heißt. Denn wer weiß schon, was passiert, wenn wir allnächtlich unsere Augen schließen?

Was eigentlich ist unser nächtliches Verhalten und was tut es? Was meinen wir genau, wenn wir von „Schlaf" sprechen? Haben Sie sich diese Frage schon einmal gestellt? Vermutlich nicht, denn Schlaf ist üblicherweise etwas, worüber man nicht nachdenkt. Vielleicht beginnt man darüber zu grübeln, wenn er nicht mehr so funktioniert, wie man das (von anderen) kennt, aber dann eher aus Ärger oder Frustration.

Es ist gar nicht so einfach, Schlaf zu definieren.

Sucht man nach Definitionen dazu, findet man zum Beispiel bei Wikipedia: „Schlaf ist die Abwesenheit des Bewusstseins, in dem sich der Organismus regeneriert und erholt."

Das stimmt jedoch schon einmal nicht ganz, denn beim luziden Träumen zum Beispiel ist man sich des Zustandes, des Schlafs nämlich, bewusst und möglicherweise noch einiger anderer Parameter. Außerdem kann es durchaus vorkommen, dass man meint, wach und damit auch bewusst zu sein, während man aber physiologisch gemessen durchaus, und gar nicht schlecht, geschlafen hat.

Jedenfalls festhalten können wir aber, dass Schlaf ein Seinszustand ist, in dem sich der Organismus regeneriert.

Eine andere Definition lautet: „Der Schlaf ist ein Zustand der äußeren Ruhe bei Lebewesen. Dabei unterscheiden sich viele Lebenszeichen von denen des Wachzustands. Puls, Atemfrequenz und Blutdruck sinken bei Primaten und höheren Lebewesen ab, und die Gehirnaktivität verändert sich. Das Schließen der Augen sowie die Erhöhung der Spannung der Mittelohrmuskulatur unterstützt diese Funktion."

Das Schließen der Augen wird mythologisch mit dem Erscheinen und der Aktivität vom Sandmann in Zusammenhang gebracht. Der Sandmann bzw. das Sandmännchen hat früher als reizende Nachtfigur im deutschen und österreichischen Fernsehen von 1959 bis 1989 vor allem den Kindern den Schlaf gebracht. Heute kennt man ihn als Komikfigur, irgendwo zwischen Gut und Böse angesiedelt. Jedenfalls ist er unberechenbar bzw. nicht mehr einordenbar, gleichsam dem Reich der Dunkelheit oder der Dämmerung angehörig und so ein wenig schauriger oder mysteriöser geworden.

Andere Quellen berichten, dass der Sandmann einmal als augenausreißender Dämon und ein andermal als träumemachender Augenschließer verstanden wurde. Es existiert auch die Figur des Sandverkäufers, der weißen Sand als Reinigungsmittel vertreibt. Außerdem soll da noch ein Kinderschreck vorgekommen sein, der die Kinder zum Nachhausegehen oder Einschlafen bringen sollte. E.T.A. Hoffmann (1776–1822) beschreibt den Sandmann als bösen, blutrünstigen Mann, und Hans Christian Andersen (1805–1875) als fantasievollen Geschichtenerzähler und Träumebringer. Wieder andere führen den Sandmann auf Morpheus, den Gott der Träume im antiken Griechenland, zurück. Morpheus Höhle sei von betäubenden Kräutern wie zum Beispiel dem Schlafmohn umwachsen gewesen. In Mitteleuropa soll, vor allem rund um Innsbruck, das Pechmandl den Schlaf gebracht haben. Es schleicht um die Kinder und streicht ihnen Zirbenpech über die Augen, worauf den Kindern die Augen zufallen.

Dennoch, warum die Augen bei Müdigkeit manches Mal kratzen, kann die Schlafforschung bis zum heutigen Tag nicht beantworten, ebenso wenig wie Gähnen restlos erklärt ist oder das pelzige Mundgefühl, das man beim Erwachen bisweilen hat. Nicht, dass ich detailverliebt bin, aber alle diese Phänomene könnten uns, wären sie geklärt, schließlich Hinweise auf zum Beispiel schlafanstoßende Substanzen oder Tätigkeiten liefern.

Was also ist Schlaf, was geschieht, wenn wir schlafen?

Und was widerfährt jenen, die das Pechmandl zwar um-
garnt, bei denen aber seine alte Wirkweise versagt? Um das
Nichtschlafen verstehen zu können, ist es hilfreich, sich noch
einmal zu vergegenwärtigen, was üblicherweise passiert,
wenn wir schlafen.

Dies zu verstehen war zum Beispiel auch für Frau K. sehr
wichtig, die eigentlich zu mir kam, weil sie, wie sie meinte, „von Träumen zermürbt, täglich unausgeruht und wie
zerschlagen aufstehen muss". Neben verschiedenen anderen Informationen und genauer Schlaferkundung war es für
Frau K. überaus hilfreich, einiges über das Schlafen an sich
zu erfahren, denn über diese dunkle Seite des Seins mehr zu
wissen, erklärt viele Dinge, die man nächtens erlebt. Man
versteht zum Beispiel, warum man zu bestimmten Uhrzeiten
schlechter einschlafen kann oder warum und wann man
träumt und vieles mehr.

Schlaf hat eine Architektur

Schlaf läuft sehr rhythmisch, in Zyklen ab. Er besteht
aus verschiedenen Schlafstadien, die sich in einem etwa
90 Minuten dauernden Rhythmus täglich/nächtlich wiederholen. Diese etwa 90 Minuten dauernden Aktivitätsphasen
laufen auch weiter, wenn wir nicht schlafen und bestimmen
aktive und weniger aktive Phasen auch während des Tages.
Sie heißen BRAC (Basic Rest Activity Cycle – auf Deutsch:
grundlegender Ruhe-Aktivitätszyklus).

Bei einer Person dauern diese Zyklen 100, bei einer anderen 80 Minuten, am weitesten verbreitet sind aber die etwa
90-Minuten-Zyklen. Die Periodizität des Schlafs ist bemerkenswert, denn sie zeigt uns, wie sehr wir Menschen mit der

Natur verbunden sind. Auf unserem Planeten laufen viele Lebensformen in Zyklen ab, nicht nur bei Lebewesen, bei Tieren und Pflanzen, auch Meere und Flüsse sind in Form der Gezeiten davon geprägt.

Beim Menschen wird Schlaf durch drei Messgrößen definiert:

- das EEG – Elektroenzephalogramm („Encephalon" aus dem Griechischen bedeutet Gehirn und „gráphein" schreiben), das die Aktivität von Nervenzellen registriert,
- das EOG – Elektrookulogramm, das die Bewegungen der Augen aufzeichnet und
- das EMG – Elektromyogramm, das die Spannung der Muskulatur misst.

Damit können verschiedene Schlafzustände unterschieden werden. Grob gesagt unterscheidet man:

- REM-Schlaf *(R)* – (REM= Rapid Eye Movement), den Schlaf mit den schnellen Augenbewegungen und
- Non-REM-Schlaf *(N)*, den Schlaf, in dem rasche Augenbewegungen abwesend sind, der aber verschieden tief sein kann und
- aus N_1 (= Übergangsstadium), N_2 (= Leichtschlafstadium) und N_3 (= Tiefschlaf) besteht.

Das Einschlafen dauert – je nach Individuum – im Normalfall ein bis 20 Minuten. Im Wesentlichen wechseln sich nach dem Einschlafen, N und R (also Non-REM-Schlaf und REM-Schlaf) zyklisch zueinander verkehrt proportional ab. N_3, der Tiefschlaf, kann zu Beginn der Nacht bis zu 45 Minuten dauern und R kann zu Beginn der Nacht nur einige Minuten dauern oder gar nicht vorkommen.

Die Gehirnaktivität wird durch sogenannte Hirnwellen definiert. Das sind rhythmisch wiederkehrende Aktivitätssignale, die durch die elektrische Aktivität zahlreicher Nervenzellen verursacht wird. Eingeteilt werden diese Hirnwellen in langsamwellige und schnelle Rhythmen. Ein langsamwelliger Rhythmus bedeutet wenig und ein schneller hohe Aktivität. Wenn keine Aktivitäten festgestellt werden, ist kein Leben vorhanden. Allerdings können Spannungsunterschiede sogar an einem Kürbiskopf registriert werden.

Man unterscheidet jedenfalls folgende Rhythmen:
- *Delta:* 1 bis 3,5 Hz (Hertz – eine Schwingung pro Sekunde), diese Wellen werden im Tiefschlaf (N3) registriert und kommen auch im Koma vor;
- *Theta:* 4 bis 8 Hz, diese kommen nach der neuesten Definition ebenfalls im Tiefschlaf (N3) vor, können aber auch in Hypnose und im Wachen bei tiefer Trance/ Entspannung gemessen werden;
- *Alpha:* 8,5 bis 12 Hz, diese Frequenzen kommen bei milder Entspannung und bei geschlossenen Augen vor und können auch beim Einschlafen vorkommen. Früher hat man vom Alphazustand gesprochen, der als magischer Zustand galt, während dem man besonders gut lernt, ohne sich zu bemühen;
- Beta1, auch Sigma genannt: 12,5 bis 19 Hz, tritt bei angeregter, eigentlich nach außen gerichteter Aufmerksamkeit auf;
- Beta2: 19,5 bis 30 Hz, bei hoher Konzentration;
- Gamma: 30,5 bis 70 Hz, kommt in höchster Konzentration vor.

Des Weiteren spielen bei der Unterscheidung der Schlafstadien *(N2)* noch Spindeln (Alpha-ähnliche Aktivität) und K-Komplexe (eine Kombination aus einer hochamplitudigen spitzen Welle und einer langsamen Nachschwankung) wichtige Rollen. Diese beiden Frequenzen definieren das

Stadium N2, das Leichtschlafstadium, und können auch im Tiefschlaf *(N3)* vorkommen.

Man kennt schließlich noch die Vertexwelle – eine einzelne oder auch in Gruppen auftretende hochamplitudige spitze Welle – von der man nicht genau weiß, wofür sie steht. Manche meinen, sie ist typisch für das Einschlafen. Sieht man sie, weiß man, dass der oder die Betreffende eingeschlafen ist, aber Vertexzacken sind nicht bei jedem zu beobachten.

Das klingt alles sehr kompliziert, also betrachten wir genauer, was sich in den einzelnen Phasen bei uns abspielt.

Wir schlafen also im *N1* (= *Übergangsstadium*) ein. Die Alphawellen dominieren. Der Körper beginnt sich (gemessen an der Muskelaktivität) zu entspannen, Atmung, Herzschlag und Blutdruck werden langsamer, die Augen bewegen sich nicht oder nur langsam regelmäßig rollend. Dies ist das Stadium des Schäfchenzählens, man kann bereits so etwas wie Bilder sehen, die Gedanken fließen und man gleitet in den Schlaf. Man verlässt die Welt des Bewussten, nach außen gewandten Daseins und fließt in die Welt des Inneren, der Regeneration, der Erholung und des Zellaufbaus.

N2, *Leichtschlafstadium* genannt, ist mehr und mehr von langsamer werdenden Hirnwellen (Thetawellen) dominiert (das Hirnstrombild ist meistens gemischt), in die Spindeln und K-Komplexe einbrechen.

Über dieses Stadium gelangen wir in den *Tiefschlaf (N3)*. Die Augen haben nun aufgehört sich zu bewegen, wenn sie sich bewegt haben, der Körper bleibt entspannt. Ob in dieser Phase eine Art des Träumens, vielleicht in Gedankenform, vor sich geht, ist ungeklärt.

Im Tiefschlaf ist der Körper in einer milden Entspanntheit, die Augen bewegen sich nicht, aber das Gehirn zeigt nur ganz langsame Aktivität (Theta- und vor allem Deltawellen). Ob nun irgendwelche mentalen Vorgänge stattfinden, ist ebenfalls ungeklärt. Jedenfalls ist dies die Zeit der körperlichen Regenerierung, des Zellaufbaus.

Wir begeben uns dann von der Tiefschlafphase (N3) zurück über N2 diesmal in R, den *Schlaf der schnellen Augenbewegungen*, den man im ersten Zyklus, zu Beginn des Nachtschlafs, eigentlich nur streift. Nach dem Einschlafen wechseln sich, wie oben gesagt, die N- und die R-Phasen immer wieder ab. Dabei werden die N3-Phasen im Laufe der Nacht immer kürzer und die R-Phasen immer länger. R ist gekennzeichnet durch große und völlig unregelmäßige Augenbewegungen, einer Hirnaktivität, die dem Wachen sehr ähnlich ist und vom Wach-EEG allein nicht vom wirklichen Wachsein unterschieden werden kann. Die Muskulatur ist nun nicht mehr nur entspannt, sondern schlapp und lahmgelegt. Dies ist die Zeit der bunten Träume. Wir wissen sogar, wo die Muskelspannung unterbrochen wird, nämlich im Hirnstamm. Wir erleben Abenteuer, Szenen und Situationen, gerade so, als ob wir wach wären. Wäre unsere Muskulatur handlungsfähig, würden wir uns vermutlich tatsächlich dementsprechend bewegen. Wir würden im Traum ein Monster in die Flucht schlagen, aber eigentlich unseren Bettnachbarn attackieren, den wir mit dem Monster verwechseln. Bei einigen bedauernswerten Menschen passiert dies auch, aber dazu mehr an anderer Stelle.

Wir wissen, dass wir während des REM-Schlafs träumen, daher merkt man sich Träume eher erst vor dem Aufwachen am Morgen. Allerdings ist nicht auszuschließen, dass wir auch in anderen Schlafphasen traumartige Vorgänge durchleben. Sicherlich tauchen beim Einschlafen ebenfalls Bilder auf.

Meistens merken wir uns unsere Träume nicht, obwohl wir bei acht Stunden Schlaf mindestens fünf REM-Phasen durchlebt haben und daher mindestens fünf, vermutlich aber mehr Träume erlebt haben. Wahrscheinlich wären wir von unserer sinnlichen Aufnahmekapazität her überflutet, wenn wir uns alle Träume merken würden, ähnlich einem Autisten, der Informationen nicht sortieren kann und alles wahrnimmt – eine unbewältigbare Flut von Eindrücken.

Frau K. schläft vermutlich die Zyklen gemütlich, die sie soll, denn der REM-Schlaf wird im Laufe der Nacht gegen Morgen hin immer länger. Daher wacht man meist, wenn man den Luxus erlebt, ohne Wecker aufwachen zu dürfen, mit einem Träumelein auf. Ich weiß zum Beispiel, dass ich selbst vermutlich vom REM-Schlaf aufwache, wenn ich gut ausgeruht bin. Eigentlich aber wissen wir trotz Schlafphasenweckers oder eines Sonnenaufgang simulierenden Weckers nicht, welche die ideale Schlafphase ist, aus der wir erwachen sollen, wenn wir möglichst ausgeruht sein wollen.

Frau K. merkt sich ihre Träume in einem höchst ungewöhnlichen Ausmaß, denn wir anderen vergessen sie meistens.

Bemerkenswert finde ich in diesem Zusammenhang, dass wir den Limes zwischen Schlafen und Wachen noch immer nicht physiologisch beschreiben können. Wir kennen lediglich dieses mehr oder weniger graduelle Absinken der Aktivität, aber eine eindeutige Anzeige für „jetzt hat der Schlaf eingesetzt" kennen wir nicht. Wie wäre unseren vom Nicht-schlafen-Können geplagten Klientinnen und Klienten doch geholfen, könnte man diesen Übergang physiologisch wiedergeben. Dann hätten wir vermutlich auch gleich das Mittel parat, das diesen Übergang mit Sicherheit herbeiführen kann.

Aber in der Zwischenzeit können wir nur an der Zunahme der Nichtaktivität arbeiten, um unsere Klientinnen und Klienten das Einschlafenkönnen wieder zu lehren. Denn darum geht es: Wir alle wachen circa siebenmal pro Stunde auf, merken es aber nicht. Nur jene, die schon sensibel auf das Nicht-schlafen-Können reagieren, bemerken dieses eigentlich völlig normale Aufwachen ängstlich und gerade das weckt sie dann völlig auf und hindert sie daran, wieder einzuschlafen. Ein Teufelskreis.

Schlafcoaching Schritt 1: Information!

Für Herrn R. und Frau K. war die Tatsache, einfach zu *wissen*, was mit ihnen überhaupt geschieht, wenn sie sich der dunklen Welt des Schlafs übergeben, ein erster sehr erhellender Schritt in der Behandlung ihrer Schlafprobleme.

Das Wissen der Schlafforschung über Schlaf und die Vermittlung dieses Wissens an seine Klientinnen und Klienten sind für einen *Schlafcoach* von großer Bedeutung. Bewältigen kann man nur, was man auch versteht. Über Schlaf zu informieren, ist deshalb wesentlicher Teil unseres *Schlafcoachings*. Wenn Sie sich auf all diese Informationen, die Sie in unserem Buch erhalten, einlassen, werden Sie merken, dass auch Ihnen dies in einem ersten Schritt guttut, denn Sie wissen mehr über das Rundherum des Schlafs und können gezielt in eine Richtung weitermarschieren, die Ihnen hilft.

Wir Schlafforscher haben schon immer davon gesprochen, dass das Einschlafen zwar subjektiv mit Loslassen und Passivität verknüpft wird, tatsächlich aber eine Form von physiologischer Aktivität benötigt.

Um den Schlaf und seine Phasen bestimmen und damit beschreiben zu können, misst man „in der Routine" die Hirnaktivität mit dem EEG – Elektroenzephalografie, die Muskelspannung mit dem EMG – dem Elektromyogramm und die Augenbewegungen mit dem EOG – Elektrookulogramm. Weitere Parameter, wie Atmung oder Arm- und Beinbewegungen, sind erforderlich, um etwaige Absonderlichkeiten, sprich Schlafstörungen, feststellen zu können.

Durch die sogenannten bildgebenden Verfahren wie PET (Positronen-Emissions-Tomografie) oder MRT (Magnetresonanztomografie) haben wir noch mehr über den Schlaf, aber vor allem über den Vorgang des Einschlafens erfahren können. Im Zustand der Ruhe und beim Einschlafen wird ein völlig anderer Bereich des Gehirns aktiv als jener, der im Wachen aktiv ist, das sogenannte *Default Network*. Hirnareale zeigen plötzlich Vorgänge, die im normalen Wachzustand nicht registriert oder möglicherweise von anderen Aktivitäten überdeckt werden.

So wie wir in der Gestalttherapie von „Vorder- und Hintergrund" als einem Naturgesetz sprechen, sehen wir, dass auch unser Gehirn eine Art Hintergrundaktivität produziert, die sich zeigt, wenn die Vordergrundaktivität – unser bewusstes Wachsein – zurücktritt und unser ruhendes, regenerierendes und schlafendes Bewusstsein Raum nimmt.

Es könnte sein, dass eine Art Blockade uns daran hindert, nächtens Vorder- und Hintergrund kippen zu lassen. So kann man einerseits am Loslassen des einen (Wachen und vielleicht auch Kontrollierenden) und andererseits am Zulassen des anderen (sich Hingeben, sich „in die Hände von etwas begeben") arbeiten.

Dennoch steht aus unserer Sicht die Hirnforschung mit den bildgebenden Verfahren erst am Anfang und die spektakulären Berichte darüber, dass man angeblich den Sitz der Religiosität oder des Willens gefunden hätte, sind mit Vorsicht zu genießen. Wir verstehen unser Gehirn als ein äußerst komplexes Organ, dessen Aktivitäten sicherlich nicht einfach lokalisierbar sind und mit höchst komplexen Kommunikationssystemen einhergehen, von deren Entschlüsselung wir heute nur träumen können.

Es ist so komplex, dass es aus heutiger Sicht wahrscheinlich ist, dass je nach Intention bzw. nach Notwendigkeit tatsächlich Teile des Gehirns auch während des Schlafs wach bleiben können, wenn erforderlich – vielleicht sind es Teile, vielleicht sind es Schichten. Seit einigen Jahren spricht die Schlafforschung jedenfalls vom *„lokalen Schlaf"*.

Die Annahme oder besser die Idee vom lokalen Schlaf ist für einen Schlafcoach von immanenter Wichtigkeit. Es gibt neben den Beobachtungen über den lokalen Schlaf bei Tieren einige Indizien dafür auch beim menschlichen Schlaf.

Viele Menschen suchen Hilfe, weil sie meinen, nicht oder nur schlecht schlafen zu können. Auch Herr R. hat sich von einem Schlaflaborbesuch Aufschlüsse über seinen Schlaf erhofft. Bei ihm hat eine Schlafmessung tatsächlich ergeben, dass er zu wenig Schlaf, vor allem aber zu wenig Tiefschlaf „produziert". Anders als bei ihm, gibt es bisweilen große Überraschungen bei Menschen, die von sich sagen, dass sie nicht schlafen können. Trotz ihrer subjektiven Meinung über ihre angebliche Schlaflosigkeit zeigt sich nämlich beim Test im Schlaflabor auch bei diesen Menschen manchmal ein tadelloses, beinahe beispielhaftes Schlafprofil. Dazu ist zu sagen, dass es selbst für „normale" Schläfer schon eine Herausforderung ist, in einem Schlaflabor gut zu schlafen. Man ist verdrahtet, befindet sich meistens in einem kleinen, jedenfalls ungewohnten Zimmer und wird dabei beobachtet, wie man das Bewusstsein verliert. Dennoch – und entgegen ihrer Erwartungen – schlafen diese Menschen plötzlich gut! Wie kann das sein?

Dieses Phänomen hat einen Namen – es heißt *Schlafwahrnehmungsstörung*. So mancher, der sich nach subjektiver Sicht als „schlaflos" empfindet, mag sich nach einem solchen Befund veräppelt fühlen oder nimmt einen Fehler der Aufzeichnung im Schlaflabor an. Doch diese „sleep misperception", wie die Störung auf Englisch heißt, ist eine gar nicht seltene Erscheinung und hat mit Hypochondrie gar nichts zu tun – soweit wir das heute wissen.

Eine viel plausiblere Erklärung ist da die Annahme des lokalen Schlafs: Vielleicht bleibt tatsächlich etwas im Gehirn wach, das bei den meisten anderen Menschen schläft und wofür wir noch kein zuverlässiges physiologisches Korrelat gefunden haben, nämlich das Bewusstsein. Menschen, die sich um das luzide Träumen bemühen, bemühen sich oft auch um das sogenannte Traumyoga. Ziel dabei ist es, das Bewusstsein nicht nur während des Träumens zu erlangen, sondern es beim Einschlafen gar nicht erst zu verlieren (und manche Yogis sollen das können). Ob das als Schlaf-Fehlwahrnehmung (englisch: sleep misperception) durchgeht, ist unklar, aber weit entfernt davon ist es vermutlich nicht – es wäre nur eine Kür und keine Qual.

In diesem Zusammenhang erinnere ich mich an ein Interview, das ich vor vielen Jahren mit Reinhold Messner geführt habe, als wir einen Dokumentarfilm über Schlaf zusammengestellt haben. Er berichtete von einem Schlafphänomen, das er „Vogelschlaf" nannte. Er bezeichnete seinen Schlaf, wenn er sich auf Expedition befand, immer als einen, der „mit einem Auge" wach war. Wie intuitiv, dass er diesen Schlaf damals so benannte, als man vom lokalen Schlaf noch keine Ahnung hatte und auch kaum noch darüber Bescheid wusste, dass manche Tiere, wie Vögel, vermutlich mal mit der einen und dann mit der anderen Hirnhälfte schlafen.

Er sagte, er schläft so, dass er jederzeit bereit für den Notfall ist, wenn zum Beispiel das Zelt vom Wind aus den Angeln gehoben wurde oder sonst eine Gefahr wahrnehm-

bzw. spürbar war. So konnte er zu jeder Zeit – auch während der Regenerationsphase – reagieren.

Ich war damals sehr beeindruckt von dieser Beobachtung, aber noch beeindruckter war ich davon, als er erzählte, dass er besonders in großen Höhen Schlüsselträume erlebte – Träume, die ihm auf besonders intensive Art Hinweise für sein Leben gaben. Seither möchte ich eine Studie über Schlaf und Traum in großen Höhen durchführen, denn wir wissen, dass Sportler in großen Höhen trainieren, damit sich die Sauerstoffsättigung im Blut erhöht und wir wissen, dass die Luft „dünner" und damit der Luftdruck verringert ist. Wie sich diese Lebensumstände aber auf unseren Schlaf und insbesondere auf schlafgestörte Menschen auswirken könnten, wissen wir ganz und gar nicht.

Was uns aufweckt

Eine Mutter hört im Schlaf das leiseste Geräusch ihres Kindes nebenan und wacht davon auf, aber es kann gut sein, dass sie eine laute Baustelle nicht hört. Warum? Warum werden manche Menschen durch einen stetig tropfenden Wasserhahn geweckt, bei einem über ihrem Wohnhaus hereinbrechenden donnernden Gewitter schlafen sie aber tief und fest? Warum können neben manchen Menschen sprichwörtlich gesehen Bomben explodieren, ohne dass sie in ihrer Ruhe gestört wären, während andere sofort aufschrecken, wenn eine Tür leise knarrt?

Um das zu verstehen, müssen wir annehmen, dass ein Teil unseres Bewusstseins nicht schläft, und wenn nötig das Aufwachen bewirkt. Bei Gefahr wachen wir üblicherweise auf, es sei denn, wir sind durch irgendwelche Substanzen betäubt, oder wie der Mediziner sagen würde, sediert. Diese Substanzen reichen von Schlafmitteln bis hin zum Alkohol und selbstverständlich anderen Drogen.

Leider funktioniert das Aufwachen nicht immer und bei jedem, wie tragische Fälle beweisen. Feuer, das von einer brennenden Zigarette, mit der jemand eingeschlafen ist, verursacht wird, hat immer wieder fatale Folgen. Die Wahrnehmung von Geruch ist abhängig vom Schlafstadium. Beim Einschlafen zum Beispiel nehmen wir Gerüche genauso wahr wie im Wachen, im Tief- und im REM-Schlaf hingegen nicht. Haben wir uns vorgenommen, darauf zu achten, können Gerüche sogar Teil unserer Träume werden, ebenso wie Licht.

Es wird also deutlich, dass die sinnliche Wahrnehmung teilweise auch während des Schlafens weitergeht und das ist gut so, denn sie sichert unser Überleben. Bildgebende Verfahren wie die funktionelle Magnetresonanztomografie haben gezeigt, dass je nach Reiz unterschiedliche Hirnareale aktiviert werden können und das eben auch im Schlaf. So zum Beispiel Hirnareale, die mit dem Erkennen des eigenen Namens zu tun haben. (Der Vollständigkeit halber und für jene, die tiefer in diese Materie eindringen wollen: Es handelte sich dabei um den mittleren temporalen Gyrus und auf beiden Seiten des Gehirns um den orbitofrontalen Kortex.)

Bedeutungsvolle Reize lösen in unserem Gehirn entweder einen sogenannten *K-Komplex* oder eine kurze Weckreaktion (Arousal) aus, die von so kurzer Dauer sind, dass sie unser Bewusstsein gar nicht erreichen, obwohl wir objektiv wach geworden sind.

Sind wir also darauf programmiert, dass wir nicht schlafen können oder dass wir uns unsere Träume merken werden, dann sind wir auch davon überzeugt, dass es so eintreffen wird. Diese selbsterfüllende Wirkung gilt bei Schlafproblemen ebenso und ist einer der wichtigsten Ansatzpunkte des Schlafcoachings.

Herr R. berichtete im Laufe unserer Zusammenarbeit viele interessante Dinge, die Anhaltspunkte für unser *Schlafcoaching* geworden sind. Denn eine genaue Erhebung von Schlaf und Schlafeigenarten ist unerlässlich, um mit dem *Schlafcoaching* verantwortlich zu beginnen. So erzählte er zum Beispiel, dass er gut auf Schlafmittel und andere notwendige Medikamente „eingestellt" wurde.

Bei Herrn R. hatten sich Auffälligkeiten in der Polysomnografie (die Ableitverfahren, die ich vorher beschrieben habe) gezeigt, was weitere Untersuchungen notwendig machte. Herr R. hatte zum Beispiel von Jugend an epileptische Anfälle – ein gar nicht so selten vorkommendes Phänomen, das heute medikamentös sehr gut zu behandeln ist.

Es gibt eine Form der Epilepsie, die überhaupt nur im Schlaf sicht- bzw. erkennbar wird. Herr R. hatte zwar früher schon „Anfälle" gehabt, aber unter welcher genauen Form der Epilepsie er litt, wurde erst mit der Schlafuntersuchung geklärt. Dies führte dann zu einer anderen Medikation, die auch muskelentspannend wirkt, und Herrn R. zumindest wieder einige Stunden Schlaf ermöglichte. Um das erkennen und bestimmen zu können, braucht es einen Arzt, der Schlafspezialist ist, denn selbst die Ärzte erfahren in ihrer Ausbildung nicht ausreichend viel über die Behandlung von Schlafstörungen.

Wie wirkt Schlafentzug?

Bei tagelangem Schlafentzug kommt es zunächst zu einer emotionellen Abstumpfung und bei manchen zu Vorstellungen, Sinnestäuschungen oder Wahnvorstellungen, also psychotischen Symptomen. Man kann die Umwelt nicht mehr richtig wahrnehmen, beginnt, veränderte Eindrücke aufzunehmen und sich im Verhalten zu ändern. Amerikanische Männer sollen angeblich bei Schlafmangel eher fremdgehen. Erklärt wird das damit, dass bei Schlafentzug das Urteilsvermögen herabgesetzt ist und dass „Triebhaftigkeit", ob beim Essen, beim Sex oder anderen Trieben weniger leicht kontrolliert werden kann.

Das Wesentliche beim Schlafentzug ist, dass der Schlafdruck groß wird und die Fähigkeit, aufmerksam zu sein, verschwindet. Es sollen auch keine sogenannten Mikroschlafepisoden vorkommen, die immer wieder in den Wachzustand einbrechen, Aufmerksamkeit und Gedanken hemmen können. Nach einigen Tagen Schlafentzug spüren manche das sogenannte Hutphänomen – der Druck am Kopf steigt und man hat die Empfindung, eine Art Ring zu tragen, der den Kopf einengt.

Je nach Kondition und genetischer Disponiertheit erholen sich die einen nach einer Nacht Schlaf, die vielleicht einige Stunden länger dauert als die üblichen Nächte, und wachen schadlos wieder auf, bei anderen kann durch den Schlafentzug etwas ausgebrochen oder aufgeflammt sein, was sich vielleicht bei ausreichendem Schlaf niemals manifestiert hätte.

Dauerhafter Schlafmangel bewirkt eine Behinderung des Zellaufbaus und der Regeneration, das Immunsystem kann nicht arbeiten, das begünstigt die Entwicklung von Diabetes, Herzrhythmusstörungen und Schlaganfall und verringert damit die Lebenserwartung. Psychisch verursacht schlechter Schlaf Depressionen, Manien und Burn-out und wirkt sich negativ auf die Stimmung sowie die Konzentrations- und Leistungsfähigkeit aus.

Kann Schlafmangel tödlich sein?

Ungern gibt die Schlafmedizin zu, dass es eine Schlafstörung gibt, an der Menschen tatsächlich sterben: die tödliche familiäre Schlaflosigkeit, eine Krankheit, die genetisch vererbt ist. Weltweit gibt es allerdings nur sehr wenige Familien, die betroffen sind. Diese Erkrankung ist eine Prionenerkrankung (Prionen sind Eiweißmoleküle, die anormal aufgebaut sind und Erkrankungen hervorrufen können), bei der der Betroffene ohne nachvollziehbare Auslöser quasi aus heiterem Himmel tatsächlich nicht mehr schlafen kann. Eine in der Zwischenzeit sehr bekannte Prionenerkrankung ist die Creutzfeldt-Jakob-Krankheit (umgangssprachlich als „Rinderwahnsinn" bezeichnet), die auch zu Schlaflosigkeit führen kann, bevor der Betroffene stirbt. Doch die eigentliche Todesursache bei diesen Patienten ist oft Lungenentzündung oder eine andere Infektion.

Bei der tödlichen familiären Schlaflosigkeit (oder Letalen familiären Insomnie) treten die ersten Symptome im Alter zwischen 37 bis 62 Jahren, im Mittel von 51 Jahren auf. Erstes Symptom sind Ein- und Durchschlafstörungen und dadurch bedingt Benommenheit und Schläfrigkeit am Tage. Später im Krankheitsverlauf treten oneiroide Zustände auf: Der Erkrankte fällt, sich selbst überlassen, in einen traumartigen Zustand mit Halluzinationen und nicht selten verhält er sich auch so, als wäre er im Traum. In späteren Erkrankungsstadien kommen Gleichgewichts- und Gangstörungen, Muskelzuckungen (Myoklonien) und

Zeichen von Schädigungen der Pyramidenbahnen hinzu (Lähmung der Arme und Beine). Die Betroffenen leiden unter Aufmerksamkeits- und Gedächtnisstörungen und weiteren kognitiven Symptomen wie Sinnfindungs- und Wortfindungsstörungen.

Allerdings sind die meisten Menschen, die meinen zu wenig zu schlafen, weit davon entfernt, tatsächlich so wenig zu schlafen, dass es derlei Auswirkungen haben kann.

So waren auch weder Herr R. noch Frau K. in irgendeiner Weise gefährdet, denn beide schliefen mindestens 4,5 Stunden pro Nacht. Dies ist die Mindestschlafdauer, die wir schlafen müssen, damit wir gesund bleiben. Die Schlafforschung geht davon aus, dass die durchschnittliche Schlafdauer individuell sehr verschieden ist, und alles zwischen 4,5 und 10 Stunden Schlaf pro Tag gilt als normal.

Manche Yogis propagieren sogar, man solle nur vier Stunden pro Tag schlafen. Dabei muss man aber bedenken, dass ein Yogi die restliche Zeit sitzt und meditiert. Meditation wie Hypnose beinhalten einige für den Schlaf charakteristische Merkmale und vermutlich kann man tatsächlich ein wenig Schlaf mit Meditation aufholen. Die Psychologielehrerin an meiner Schule hat damals schon behauptet, sie könne mit zehn Minuten Autogenem Training zwei Stunden Nachtschlaf nachholen.

Die Schlafmedizin ist zwar uneins darüber, ob man „vor-" oder „nachschlafen" kann, aber ein wenig dürfte davon schon stimmen, denn aus unseren Studien geht hervor, dass geplagte Arbeitnehmerinnen und Arbeitnehmer ein Schlafdefizit am Wochenende nachholen können. Unter der Woche gehen wir schlafen, wann wir wollen und stehen auf, wann wir müssen.

Effektives Schlafen kann
man trainieren

Wenn jemand regelmäßig länger als zehn Stunden schläft und dann vielleicht auch tagsüber noch ein Nickerchen halten möchte, ist das eindeutig zu viel. Das kann ein Anzeichen eines Mangels sein, zum Beispiel von Vitamin D oder von Sonnenlicht allgemein, denn die Bildung von Vitamin D wird ja durch das Sonnenlicht angeregt. Es kann auch an einem anderen Stoff mangeln oder aber das viele Schlafen ist zu einer schlechten Gewohnheit geworden.

Frau D. zum Beispiel kam seit Längerem in Behandlung, weil sie ein sogenanntes Burn-out hinter sich gebracht hatte, das in einem Selbstmordversuch gipfelte. Nun nach einem Jahr ging es ihr insgesamt wieder sehr gut. Der Stress war unter Kontrolle und ihre Lebenssituation, die das Burn-out verursacht hatte, geändert. Sie nahm seit ihrem Selbstmordversuch regelmäßig Antidepressiva und war insofern „gut eingestellt". Nun wunderte sie sich aber mit Recht, dass sie immer noch mindestens zehn Stunden pro Tag schlafen musste und außerdem nach körperlicher Anstrengung stets ein zusätzliches zweistündiges Nickerchen halten wollte. Danach allerdings, sagte sie, hätte sie einen sehr „aufgeweckten" Abend.

Zwölf Stunden Schlaf ist aus Sicht der Schlafmedizin jedenfalls zu lange, obwohl wir nicht wissen, wie lange wir schlafen würden, wenn wir könnten, wie wir wollten. Dieses Zuviel an Schlaf kann viele Ursachen haben und daher schlug ich zur Abklärung eine Polysomnografie vor, die auch zu Hause durchgeführt werden kann. Leider übernimmt die Krankenkasse dafür keine Kosten und sie wollte sich das nicht leisten.

Ich hätte gerne überprüft, ob mein Verdacht, den ich in Bezug auf ihr Langschlafen entwickelt hatte, bestätigt werden würde. Aber leider war das in diesem Fall nicht möglich. So schlug ich ihr ein experimentelles Vorgehen in Eigenverantwortung vor und erklärte ihr auch warum.

Mein Verdacht war, dass die Depression Ursache für das lange Schlafen war und sie sich dieses einfach angewöhnt hatte. Wenn das stimmte, würde sie die meiste Schlafzeit in den sogenannten Übergangsstadien verbringen, die nur wenig Regeneration erlauben. Mein Verdacht erhärtete sich, als sie sagte, dass sie früher um 7 Uhr morgens zu arbeiten begonnen hatte und um 15 Uhr ihre Zeit im Schwimmbad, Fitnesscenter oder mit einer anderen Vergnüglichkeit hatte genießen können. Sie hatte das Gefühl, damals viel mehr Zeit gehabt zu haben. Dies galt bis zu ihrem 25. Lebensjahr, bis kurz vor der Geburt ihres Kindes.

Ihr Sohn war ein Frühchen, hatte ihr die genüssliche Vorbereitungszeit im Mutterschutz „gestohlen" und wollte nach der Geburt alle drei Stunden gefüttert werden. Davon hätte sie sich nie wieder erholt. Damals hatte sie begonnen, aus Erschöpfung länger zu schlafen und das wäre heute noch so, 20 Jahre danach.

Sie ist nicht die Erste, die seit ihrer Schwangerschaft schlecht schläft. Vor etwa 15 Jahren, als ich die sogenannte Schlafrestriktionstherapie angeboten habe, gab es eine Teilnehmerin, die erzählte, dass sie das Gefühl hatte, seit der Geburt ihres Sohnes nicht mehr geschlafen zu haben. Und diese Geburt war 23 Jahre her!

Es ist beinahe unglaublich, dass die Schlafforschung ein so wichtiges Thema übersehen hat: Schlaf von Müttern vor und nach der Geburt von Kindern! Die hormonelle und körperliche Umstellung, der psychische Stress, Mutter zu werden und eine neue Rolle erfüllen zu müssen, sind große Lebensveränderungen, die meistens auch das Schlafen ändern. Würde hier rechtzeitig der gute Schlaf geübt, könnte man vielleicht in vielen Fällen zum Beispiel die Entwicklung einer postpartalen Depression, einer Depression, die Mütter nach der Geburt ihres Kindes entwickeln können, minimieren. Denn Schlaf und Stimmung hängen eng zusammen.

Frau D. entschied sich, das Experiment mitmachen zu wollen, das ich ihr vorschlug, obwohl es ihr aufs Erste gar nicht so gut gefiel. Hatte sich ihr langes Schlafen tatsächlich aus einer schlechten Angewohnheit heraus entwickelt, so könnte sie durch ein geeignetes Schlaftraining durchaus ihren täglichen Schlaf verkürzen. Dann wäre es möglich, die ineffektiven Schlafübergangsstadien in effektiven Tief- und REM-Schlaf zu verwandeln. Schläft man nämlich als Erwachsener mehr als zehn Stunden pro Tag – bei Kindern ist das übrigens ganz normal – verbringt man die meiste Zeit davon in Übergangsstadien und weniger Zeit in effektivem Schlaf.

Daher schlug ich ihr vor, dass sie damit beginnen sollte, drei Tage lang nur 9 Stunden und 45 Minuten zu schlafen. Wenn sie sich dann damit einigermaßen ausgeruht fühlte, sollte sie weitere drei Tage 9 Stunden 30 Minuten schlafen, bis sie ihr Ziel von 8 Stunden und 30 Minuten erreicht hatte.

Wichtig ist bei dieser Vorgehensweise, sich ein realistisches Ziel zu setzen, von dem man meint, dass man damit gut leben kann. Außerdem sollte man das Ziel nicht unter sechs Stunden ansetzen, denn obwohl das Schlafminimum bei 4 Stunden und 30 Minuten liegt, ist man mit 6 Stunden auf der „sicheren Seite".

Sie musste damit rechnen, dass sie einige Wochen lang müde sein würde, bis sich ihr Schlaf richtig eingestellt hatte. Zusätzlich wäre es von großem Vorteil, wenn sie beginnen würde, während dieser Zeit Bewegung im Freien bei Tageslicht zu pflegen. Das macht sie müde und stellt ihre innere Uhr. Ganz nach dem Motto von Professor Saletu, der sagt: „Ein aktiver Tag macht einen aktiven Schlaf".

Das Experiment läuft gut und ich bin zuversichtlich, dass Frau D. ihr Ziel erreichen wird.

Wie viel Schlaf braucht der Mensch in extremen Lebenslagen?

In Extremsituationen, wie zum Beispiel beim Langstreckenfahrradfahren oder Einhandsegeln rund um den Erdball, aber auch bei Katastropheneinsätzen, kann häufig nicht die normale Schlafzeit erreicht werden.

Christoph Strasser, der als dritter Österreicher die Race Across America 2013 (RAAM), noch dazu in einer neuen Rekordzeit von sieben Tagen und 22 Stunden 52 Sekunden gewonnen hat, hatte seinen Schlaf recht gut eingeteilt. Dieses Ultraradrennen geht von der West- an die Ostküste der USA. 4.800 km hatte er bewältigt, 30.000 Höhenmeter bei Temperaturen von bis zu 50 Grad überwunden.

Bei solchen Rennen, wie auch bei den „Solo Sailing Around the World"-Rennen, im Rahmen derer ich 1999 das Schlaf- und Traumverhalten einiger Athleten mit einem italienischen Kollegen aufgezeichnet habe, geht es darum, eine Langstrecke alleine möglichst schnell zu durchqueren. Das bedeutet natürlich, dass Schlaf bzw. möglichst effektiver Schlaf, Zeit sparen und zu wichtigen Metern verhelfen kann.

Diese Sportlerinnen und Sportler sind dabei, wie wir das aus der Schlafforschung auch leicht erklären können, besonders anfällig für Infekte oder Entzündungen. Je weniger sie schlafen, umso größer also das Schlafdefizit, desto geschwächter ist das Immunsystem und desto größer ist die Infektionsanfälligkeit. Bei Schlafentzug, unter dem diese Athleten Höchstleistungen erbringen, leidet auch die

Leistungsfähigkeit, sowohl die körperliche als auch die geistige.

Daher ist ein möglichst effektiver Schlafrhythmus im wahrsten Sinne des Wortes Gold wert. Offenbar erholte sich Christoph Strasser immer wieder in 10-Minuten-Nickerchen (englische Bezeichnung: nap). Er saß danach, wie er es beschrieb, häufig wie in Trance auf seinem Rad und trat wie automatisch in die Pedale. Ob Christoph Strasser dabei lokalen Schlaf hatte, könnte man nur mit geeigneten Messungen nachweisen, denkbar ist es aber schon.

Geschlafen hatte Christoph erstmals nach 776 km, und zwar einen zehnminütigen Powernap. Insgesamt hatte Christoph Strasser sechs bis sieben Stunden pro Tag geschlafen – aufgeteilt auf vier lange (60 bis 70 Minuten) und vier kurze (max. 20 Minuten) Schlafpausen. Angeblich hatte er auf „blöde Schmähs" mit noch blöderen Antworten reagieren können und Kopfrechnen konnte er auch noch, wie FM4 am 19. 6. 2013 berichtete.

Hätte Christoph Strasser das letzte Rennen vielleicht auch gewonnen, hätte er die Forschungsergebnisse der Schlafforschung gekannt? Seine „Schlafmethode" war jedenfalls gar nicht schlecht. Wir wissen, dass man in Extremsituationen mindestens drei Stunden pro 24 Stunden schlafen sollte, besser 4,5 Stunden, damit die Leistungsfähigkeit und auch die Gesundheit der Betreffenden aufrechterhalten werden kann. Diese drei Stunden können in mehreren Varianten von kleinen Portionen über den Tag verteilt oder am Stück geschlafen werden. Den Schlaf bzw. das optimale Schlafverhalten könnte man natürlich individuell mit unseren inzwischen recht smarten Schlafgeräten noch verbessern.

Die Solo Sailors mussten damals ihre Schlafportionen, die vorwiegend bei Dunkelheit stattfanden, der Witterung anpassen. Für mich war besonders interessant zu bemerken, dass viele der Seeleute, ganz allein auf hoher See, intensive und bedeutungsvolle Träume erlebten, obwohl sie sicherlich auch unter Schlafentzug standen. Es gibt Hinweise darauf, dass wie ein Baby geschaukelt zu werden, intensive und interessante Träume hervorruft – vermutlich durch die Stimulierung des Innenohrs und die relative Entkoppelung von der Schwerkraft.

Es gibt Lang- und Kurzschläfer, berühmt ist Albert Einstein für seinen kreativen Über-10-Stunden-Schlaf pro Tag und Napoleon mit seinen angeblichen drei Stunden Schlaf pro Tag, wobei er vor einer Schlacht ein Nickerchen gepflegt haben soll. Leonardo da Vinci soll angeblich nur 1,5 Stunden Schlaf pro Tag gebraucht haben.

So getröstet, konnte Herr R. seine üblichen 6,5 Stunden gleich viel besser genießen und damit effektiver nützen. Denn nun musste er sich keine Sorgen mehr darüber machen, dass er sich durch zu wenig Schlaf gefährden könnte. Schließlich macht man einen Kurzschläfer zu einem Dauerschlaflosen, wenn man von ihm verlangt, er müsse unbedingt 8 Stunden schlafen, wo er doch mit nur 4,5 Stunden prächtig auskommt.

Was der Schlafcoach empfiehlt: bei Insomnien

- Schlafaufklärung klärt.
- Es geht nicht darum, die ganze Nacht durchzuschlafen, sondern das Einschlafen wiederzuerlernen, auch nächtens, wenn man aufgewacht ist.

- Mit 4,5 bis 6 Stunden Schlafdauer pro Tag im Durchschnitt regeneriert man ausreichend.
- Lokaler Schlaf: Schlaf kann man innerhalb gewisser Grenzen nachholen.
- Wesentlich ist, ob man am Morgen müde und unausgeruht ist.
- Effektives Schlafen kann man mit Schlaftraining lernen.
- Die selbsterfüllende Wirkung von Schlafproblemen ist einer der wichtigsten Ansatzpunkte des Schlafcoachings.

KAPITEL 4

Schlaf-Wach-Rhythmusstörungen – Wenn die Nacht zum Tag wird

Wer schläft nicht gerne am Wochenende ein bis zwei Stunden länger und – Hand aufs Herz: Sind es nicht gerade diese paar Stunden Schlaf, die uns diese freie Zeit erst so richtig „versüßen"?

Laut Umfragen in Deutschland und Österreich sind es mehr als 50% der Befragten, die begeisterte Anhänger des „Wochenendlangschläfertums" sind. Besonders ausgeprägt ist diese Gepflogenheit bei jungen Erwachsenen (mehr als 80%), weniger häufig bei den Senioren (gerade mal 18%). Auch der Beruf dürfte hier eine Rolle spielen: Am geringsten ist der Anteil unter den Landwirten, am höchsten unter Akademikern und Akademikerinnen. Generell neigen wir aber doch alle dazu, unsere Zubettgeh- und Aufstehzeiten anders zu gestalten, wenn wir den Tag frei zur Verfügung haben und ohne soziale Verpflichtungen sind. Spätestens am Montagmorgen holt uns die Realität wieder ein, wenn es gilt, pünktlich in der Schule oder am Arbeitsplatz zu erscheinen. Ausgeschlafen, frisch und erholt – so jedenfalls wünschen es sich die Vorgesetzten. Dass dem nicht so ist, zeigen

Statistiken: Der Montag gehört nicht zu den produktivsten Wochentagen und dieser Tag birgt auch eine Reihe von Risiken und Besonderheiten, die sich in Schlagworten wie „Montagsstück" oder „Montagsauto" (umgangssprachliche Bezeichnung für ein besonders reparaturanfälliges Auto) oder in den zahlreichen Publikationen zum Thema „I hate mondays" (Deutsch: Ich hasse Montage) ihren Niederschlag finden. Für den Montagmorgenfrust findet sich sogar eine Reihe wissenschaftlicher Belege. So konnte in einer 2012 publizierten italienischen Studie nachgewiesen werden, dass die Selbstmordrate im Vergleich zu allen anderen Wochentagen gerade in der Nacht von Sonntag auf Montag am höchsten ist. Kein Wunder, dass die Schlafqualität in diesen Nächten als besonders schlecht eingestuft wird. Der Münchner Chronobiologe Till Roenneberg und Mitarbeiter fassen diese Phänomene unter dem Begriff „Social Jetlag" zusammen, da die Auswirkungen der Schlafverkürzung von Sonntag auf Montag durchaus mit denen eines Transatlantikfluges zu vergleichen sind.

Ein ähnliches Bild zeigt sich auch bei der Zeitumstellung von Winter- auf Sommerzeit und umgekehrt: Da die Zeitumstellung immer an einem Wochenende erfolgt, wird der Zeitumstellungseffekt durch den Wochenendeffekt überlagert und ist empirisch daher nur schwer nachzuweisen. So zumindest die Ergebnisse einer eigenen Studie. Beide Beispiele zeigen, dass es neben der Schlafdauer offensichtlich nicht egal ist, zu welchem Zeitpunkt wir ins Bett gehen und wann wir aufstehen. Beide Faktoren beeinflussen unsere Schlafqualität und unser Wohlbefinden maßgeblich.

Warum das so ist und dass häufige und abrupte Wechsel der Zubettgeh- und Aufstehzeiten in der Folge zu Schlafproblemen, den sogenannten Schlaf-Wach-Rhythmusstörungen führen können, davon handelt dieses Kapitel. Unsere Erfahrungen aus der Praxis zeigen, dass gerade diese Gruppe von Schlafstörungen in den letzten Jahren sehr stark zugenommen hat, vor allem bei jungen Erwachsenen. Hierbei spielen die neuen Medien (mobiles Telefonieren, Internetsurfen, soziale Netzwerke usw.), die sich rapide verändernden Arbeitsverhältnisse (Zunahme von Nacharbeit) und unser Freizeitverhalten eine große Rolle. Es zeigen sich komplexe Prozesse mit weitreichenden Folgen auf den Schlaf – eine besonders große Herausforderung für einen Schlafcoach!

Unregelmäßigkeiten im Schlaf-Wach-Rhythmus: Eine Störung mit vielen Facetten

Das Wochenendlangschläfertum ist eine, wenn auch in ihrer Ausprägung harmlose, Störung des Schlaf-Wach-Rhythmus. Sie lässt sich dadurch charakterisieren, dass wir unsere Schlafzeit nach hinten, also zu einem späteren Zeitpunkt hin verschieben. In der Schlafmedizin wird das als *verzögertes Schlafphasensyndrom* bezeichnet, allerdings nur, wenn das täglich so ist und nicht nur am Wochenende. Es gibt aber auch das *Vorverlagern der Bettzeiten*, das zur Folge hat, dass Betroffene deutlich früher als für gewöhnlich zu Bett gehen (etwa vor 20 Uhr). Weitere Unregelmäßigkeiten im Schlaf-Wach-Rhythmus sind das *Jetlag-Syndrom* (Verschiebungen des Schlafrhythmus aufgrund eines Zeitzonenwechsels), die Verschiebungen der Schlafzeiten aufgrund von *Schichtarbeit* (= Schichtarbeitersyndrom) oder überhaupt das Fehlen eines geordneten Wechsels, der sogenannte *irreguläre Schlaf-Wach-Rhythmus*.

*„Regelmäßige Zubettgehzeiten kenne ich nicht! Vor allem
seitdem ich studiere, bin ich jeden Tag ein bis zwei Stunden
später zu Bett gegangen als am Tag zuvor. Wenn ich es zum
Beispiel schaffe, am Montag um Mitternacht einzuschlafen, dann gehe ich eine Woche später bereits um zwölf Uhr
mittags zu Bett. Erst nach vierzehn Tagen gelingt es mir
wieder, um Mitternacht einzuschlafen. Das geht jetzt schon
seit mehreren Jahren so, dass ich ‚rund um die Uhr' schlafe.
Als Student war das auch kein großes Problem – jetzt aber,
da ich einen Job habe und jeden Tag um dieselbe Zeit zur
Arbeit muss, stehe ich vor einem unlösbaren Problem."*

Die Schilderung von Herrn Heinrich K. werden einige Leserinnen und Leser für einen schlechten Scherz halten
und selbst ein erfahrener Schlafmediziner oder Schlafcoach
würde zunächst skeptisch sein. Wie kann es sein, dass unser
Zeitempfinden, das ja bei manchen so präzise ist und uns
das Aufwachen mitunter eine Minute vor dem morgendlichen Läuten des Weckers ermöglicht, so aus dem Takt gerät?
Dabei ist es nicht einmal ein völliger Taktverlust, denn Herr
Heinrich K. berichtete ja von einer gewissen Regelmäßigkeit
in seinem Schlaf-Wach-Rhythmus, wenn auch zeitlich verschoben. Offensichtlich gelang es ihm nicht, diesen an äußere Bedingungen anzupassen und sein Schlafbedürfnis
kümmerte sich nicht darum, ob Tag oder Nacht war. Um es
präziser zu formulieren: Informationen aus der Umwelt (sogenannte externe Zeitgeber) wurden nicht berücksichtigt, es
fand also keine Anpassung zwischen den internen und externen Zeitgebern statt. Die „innere Uhr" von Heinrich K. gab
allein den Takt vor und die Konsequenz war ein sogenannter
freilaufender Schlaf-Wach-Rhythmus, der sich an keinen aus
der Umwelt kommenden Zeitinformationen orientierte. Ein
Phänomen, das doch sehr selten ist.

Die Anpassung an externe Zeitgeber geschieht – mehr
oder weniger strikt – im Laufe unserer Erziehung. Auf den

Punkt gebracht ist es eine der Kernaufgaben jeder Form von Erziehung, einem Heranwachsenden soziale und kulturelle Normen und Spielregeln zu vermitteln, die zu einem großen Teil aus Zeitinformationen bestehen. So lernen wir unser Hungergefühl an bestimmte Essenszeiten anzupassen oder es wird vorgegeben, wann gearbeitet wird und letztendlich auch, wann zu schlafen ist. Dieser Anpassungsprozess ist mitunter mühsam und viele Eltern beklagen sich darüber, dass ihre Sprösslinge so ganz und gar nicht schlafen wollen, wenn es Zeit dazu wäre.

Können wir daraus den Schluss ziehen, dass bei Heinrich K. ein Erziehungsdefizit vorlag und es einfach versäumt wurde, ihn an regelmäßige Schlafzeiten zu gewöhnen? Bevor voreilige Schlüsse gezogen werden, sollte ein Schlafcoach sich zunächst den Schlaf-Wach-Rhythmus im Hier und Jetzt genauer ansehen, um sich nicht in so komplexen Themen wie den Sinn und Unsinn von Erziehungsstilen zu verheddern. Ein wesentlicher Schritt bei der Diagnostik einer Schlaf-Wach-Rhythmusstörung ist es, für einen objektiven Sachverhalt zu sorgen, um das ganze Ausmaß der Störung beurteilen zu können. Nur so kann Vertrauen zu einer Klientin oder einem Klienten hergestellt und ein konstruktives gemeinsames Arbeiten gewährleistet werden. Daher mussten wir einen Weg finden, wie das von Heinrich K. geschilderte Phänomen auch objektiv dargestellt werden kann. Dazu wählten wir eine Methode aus, die sich auch bei anderen Formen von Schlafstörungen bewährt hat: das Führen eines Schlaftagebuchs und – besonders wichtig bei der Behandlung von Schlaf-Wach-Rhythmusstörungen – die Durchführung einer Aktivitätsmessung mithilfe eines Aktigrafen. Damit können auf eine sehr bequeme und technisch nicht sehr aufwendige Weise die Aktivitäts- und Ruhephasen über einen längeren Zeitraum dargestellt werden. Bereits geringe Verschiebungen in den Zubettgeh- und

Aufstehzeiten werden sichtbar und die Gründe dafür können mit der Klientin oder dem Klienten gezielt besprochen werden.

Der Schlaf-Wach-Rhythmus wird sichtbar

Um ein möglichst genaues Bild von den Schlafenszeiten unseres Klienten Heinrich K. zu bekommen, wurde zunächst mit ihm vereinbart, während der nächsten zwei Wochen ein Schlaftagebuch zu führen, in dem täglich die Zubettgeh- und Aufstehzeiten notiert werden sollten.

Dies kann mit einer einfachen Tabelle geschehen, in der täglich die Uhrzeiten eingetragen werden, oder aber in Form eines Fragebogens, in dem auch die Qualität des Schlafs beurteilt werden soll. Zusätzlich bekam Heinrich K. ein armbanduhrgroßes Messinstrument, das wie eine Uhr am Handgelenk zu tragen ist. Dieses Gerät, Aktigraf oder Aktometer bezeichnet, besteht aus einem Bewegungssensor, der sowohl die Dauer als auch die Intensität jeder Arm- und Körperbewegung registriert und über ein fix eingestelltes Zeitintervall (z. B. alle 30 Sekunden) aufsummiert und abspeichert. Auf diese Weise können Messungen über mehrere Wochen durchgeführt werden, die den Träger nicht beeinträchtigen.

Schlaftagebücher und ambulante Bewegungsmessungen mittels Aktigrafie sind zwei Diagnoseinstrumente, die für einen Schlafcoach eine große Bedeutung haben. Sie sind einfach und kostengünstig anzuwenden und ermöglichen eine genaue und objektive Beschreibung der Schlaf-Wach-Perioden. Wenn Sie also Schlafprobleme haben, dann kann es für Sie sehr aufschlussreich sein, einmal nur für sich selbst Ihre Schlafgewohnheiten über einen gewissen Zeitraum zu notieren. Vielleicht erkennen Sie selbst dabei bereits Zusammenhänge Ihrer Schlafprobleme.

Genau zwei Wochen später kam Heinrich K. wieder, sehr gespannt auf die Aufzeichnungen des Aktigrafen.

Mithilfe eines Lesegerätes (Interface) wurden die Aufzeichnungen des Aktigrafen in einen PC übertragen und die Messdaten grafisch dargestellt. Dieser Vorgang dauerte nur wenige Minuten und siehe da, die Bewegungsmessungen bestätigten, was Heinrich K. bereits beim Erstgespräch geschildert hatte (siehe Abbildung 1): Die Schlafzeiten waren nicht an den Tag-Nacht-Wechsel gekoppelt und täglich um bis zu zwei Stunden später (das heißt, die Schlafzeiten verschoben sich nach hinten)! Anhand der aktigrafischen Aufzeichnungen war es nun möglich, das ganze Ausmaß der Störung zu erfassen. Und mehr noch: Das Aktivitätsprofil zeigte auch keine anderen Auffälligkeiten wie zum Beispiel Schlafzeiten während des Tages oder Perioden, in denen nächtelang nicht geschlafen wurde, die ebenfalls zu ähnlichen Symptomen, wie die von Herrn K. geschilderten, führen können.

Der Fachwelt ist dieser sonderbare Schlaf-Wach-Rhythmus nicht unbekannt und er wird als „Nicht-24-Stunden-Schlaf-Wach-Syndrom" bezeichnet. Doch dieses Phänomen ist äußerst selten und es sind nur wenige vergleichbare Fälle bekannt. Darüber hinaus werden solche Phänomene fast ausschließlich bei blinden Personen beschrieben, was bei Heinrich K. jedoch nicht der Fall war.

Unregelmäßige Arbeitszeiten oder häufiges Durchfeiern können zu Störungen des Schlaf-Wach-Rhythmus führen, die sich jedoch einpendeln, wenn wieder regelmäßige Zubettgeh-

Abbildung 1

Grafische Darstellung von Arm- und Körperbewegungen registriert mit einem am Handgelenk getragenen Aktigrafen.

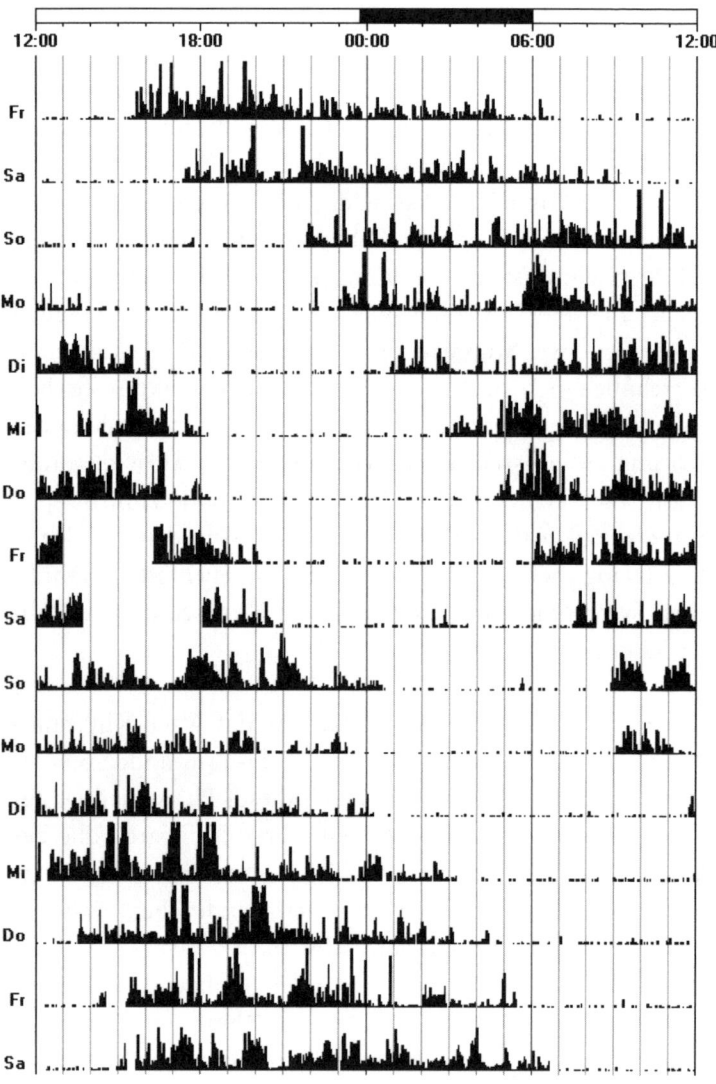

Erläuterung zu Abbildung 1:
In der linken Spalte sind die Wochentage aufgelistet, ganz oben stehen die Uhrzeiten (Stundenintervalle). Es werden pro Zeile ein Tag dargestellt. Die Aufnahme beginnt am Freitag um 15.30 Uhr (erste Spalte) und endet an einem Samstag zu Mittag (letzte Zeile). Da das Gerät Körperbewegungen aufzeichnet, sind je nach Intensität und Dauer der Bewegung die schwarzen senkrechten Balken höher oder niedriger. Waren die Bewegungen nur sehr schwach oder wurden keine Bewegungen registriert, so sind die Ausschläge sehr niedrig (z. B. in der ersten Zeile von 6.30 Uhr in der Früh bis 17.30 Uhr am Nachmittag in der zweiten Zeile). Das sind Schlafperioden. Wie unschwer zu erkennen, verschieben sich die Abschnitte mit Bewegungen (schwarze Bereiche) im Durchschnitt um zwei Stunden nach hinten: so wird am ersten Aufzeichnungstag (Freitag/Samstag) von 6.15 bis 17.10 Uhr geschlafen, am folgenden Tag (Samstag/Sonntag) von 8.30 bis kurz vor 21.45 Uhr.

und Aufstehzeiten eingehalten werden. Bei einem unregelmäßigen Schlafrhythmus über mehrere Monate und Jahre hinweg (zum Beispiel aufgrund von Schichtarbeit) gelingt der Wechsel zu regelmäßigen Schlafzeiten nicht mehr ohne Weiteres, selbst wenn jemand sehr motiviert ist. Spätestens dann sollte ein Schlafexperte aufgesucht werden, damit sich die Störung nicht noch mehr chronifiziert.

Neben diesen doch relativ häufig vorkommenden Fällen sind es jedoch gerade die exotischen Störungen, durch die die Wissenschaft zu wesentlichen Erkenntnissen über die Steuerung des Schlaf-Wach-Rhythmus kommen kann. Die zu klärende Frage lautet: Wie kann es zu einer solchen Störung kommen?

Die innere Uhr

Eine Vielzahl von Körpervorgängen unterliegt zeitlichen Schwankungen. So werden wir zu bestimmten Tageszeiten hungrig (meist vier bis sechs Stunden nach dem Frühstück), zu anderen wiederum stellt sich Müdigkeit und Schläfrigkeit ein. Sowohl das Hungergefühl als auch das Ruhebedürfnis werden immer durch äußere Faktoren wie ein appetitlich angerichtetes Buffet oder ein kuscheliges Fauteuil mit angeregt, sind aber doch an bestimmte Tageszeiten gekoppelt, die dann Auslöser für das Bedürfnis nach Nahrung oder Schlaf sind. So werden viele Menschen um Punkt 12 Uhr mittags hungrig oder um 22 Uhr müde. Dieses Phänomen verdanken wir letztendlich der Existenz innerer oder biologischer Uhren, die aus einer Vielzahl von Informationen (zum Beispiel Tageszeit, Zeitspanne seit der letzten Mahlzeit oder der letzten Schlafperiode usw.) unsere Bedürfnisse koordinieren und untereinander abstimmen.

Diese Prozesse sind sehr anpassungs- und lernfähig, gehorchen aber den Prinzipien der Ökonomie. Das bedeutet, dass wir dazu tendieren, einmal Gelerntes nicht so leicht wieder zu vergessen und etablierte Rhythmen haben sich als äußerst robust gegenüber Abweichungen und kurzfristigen zeitlichen Verschiebungen herausgestellt. Daher haben wir Probleme mit der Sommer- und Winterzeitumstellung oder können nach einem Flug in östlicher Richtung (zum Beispiel nach Japan oder Australien) bis zu zwei Wochen lang nicht richtig schlafen.

Prinzipiell besitzt jede Körperzelle die Fähigkeit, einen eigenen Rhythmus zu produzieren, doch es existieren übergeordnete Steuereinheiten, ansonsten wäre ein Chaos buchstäblich vorprogrammiert. Dadurch werden zelluläre Rhythmen von ganzen Zellverbänden oder Organen sowohl miteinander als auch untereinander synchronisiert und überwacht. Diese Zentren geben zwar nicht den Takt vor, aber sie sammeln und synchronisieren Zeitinformationen, sowohl vom Organismus selbst als auch aus der Umwelt. Ein solches Zentrum liegt tief im Gehirn im Bereich des Hypothalamus und trägt die Bezeichnung *Nucleus suprachiasmaticus*. In der Fachwelt gebräuchlicher ist das Kürzel *SCN*, die Abkürzung für die englische Bezeichnung suprachiasmatic nucleus. Wer allerdings meint, ein so langer Name stehe für ein besonders großes Hirnareal, hat sich geirrt: Nicht einmal 800 Mikrometer (1 Mikrometer = 1/1.000 mm) misst dieses Gebiet. Trotz seiner geringen Größe hat der SCN aber eine sehr wichtige Aufgabe (vielleicht die wichtigste) bei der Regulierung und Steuerung biologischer Rhythmen, insbesondere des Schlaf-Wach-Rhythmus.

Biologische Rhythmen werden je nach ihrer Länge unterschiedlich bezeichnet. Haben diese eine Periodenlänge von etwa 24 Stunden, werden sie als *zirkadiane* Rhythmen („zirka" = etwa; „dies" = Tag) bezeichnet, sind sie kürzer, sprechen Fachleute von *ultradianen* (= weniger als 24 Stunden) Perioden.

Es existieren aber auch längere, sogenannte *infradiane* (= über mehrere Tage) Rhythmen, zu denen zum Beispiel der Mondzyklus zählt (eine *lunare* Periodik = 28 Tage).

Störungen oder Erkrankungen der biologischen Zeitgeber können zu Unregelmäßigkeiten im Schlaf-Wach-Rhythmus führen, zumindest konnte dies anhand von Studien bei Nagetieren nachgewiesen werden. Allerdings sind diese Ergebnisse auf den Menschen nicht einfach zu übertragen und selbst Schädigungen im Bereich des SCN sind nicht sehr aussagekräftig, weil dieses Zellgebiet sehr tief im Gehirn liegt und schwer zu untersuchen ist. Außerdem sind aufgrund der geringen Größe des SCN bei Verletzungen oder bei Hirntumoren meist benachbarte Hirnareale mit betroffen, sodass die dadurch verursachten Beeinträchtigungen nicht nur den Schlaf-Wach-Rhythmus betreffen, sondern auch die Atemsteuerung, die Regelung der Körpertemperatur und den Herzrhythmus.

Von diesen extrem seltenen Erkrankungen einmal abgesehen sind Störungen des Schlaf-Wach-Rhythmus fast immer ohne Medikamente behandelbar. Bewährt haben sich hier Behandlungsansätze, bei denen das strikte Einhalten von regelmäßigen Schlafzeiten im Mittelpunkt steht. Das Konzept ist recht einfach: Jeden Tag um dieselbe Zeit ins Bett und um dieselbe Zeit aufstehen. Wenn das Einschlafen nicht gelingt, kann zur Unterstützung ein pflanzliches Schlafmittel (Baldrian, Hopfen usw.) eingenommen werden oder die natürliche Einschlafhilfe Melatonin. (Weitere Informationen zu dieser und weiterer Substanzen finden Sie in anderen Kapiteln dieses Buchs.)

Warum dieses Konzept so erfolgreich ist, lässt sich „technisch" einfach erklären: Wie bereits erwähnt, ist der SCN ein Zentrum zum Sammeln von Zeitinformationen und deren Koordination, sowohl aus der „inneren Welt" des menschlichen Körpers als auch aus der Umwelt. Durch Zeitimpulse aus der Umwelt (z. B. durch regelmäßige Schlafzeiten) unterstützen wir den SCN bei seiner Integrations- und Koordinationsarbeit. Auf eine einfache Formel gebracht: Gib' dem SCN einen klaren Rhythmus vor und er hilft deinem Körper nach diesem Rhythmus zu leben!

SCN – der Konzertmeister unseres Biorhythmus

Jahrelang erschien Marietta jeden Mittwoch pünktlich um 9 Uhr im Café, um mit ihren Freundinnen eine Runde Skat zu spielen. Jeder konnte sich auf Mariettas Pünktlichkeit verlassen und es kam so gut wie nie vor, dass sie sich einmal verspätete. Doch das war einmal. Seit mehr als einem Jahr nahm es Marietta anscheinend mit der Pünktlichkeit nicht mehr so genau. Zunächst hielten es alle in der Skatrunde für eine verständliche Reaktion auf den Tod ihres Mannes und befürchteten den Ausbruch einer Depression. Doch Mariettas Verhalten gab keinen Grund zur Besorgnis. Sie war weder übermäßig traurig noch hatte sie ihren Sinn für Humor verloren. Lediglich mit der Pünktlichkeit nahm sie es nicht mehr so genau. Irritierend war auch, dass sie als Grund für ihr Zuspätkommen immer wieder angab, sie hätte verschlafen! Selbst zur Feier ihres 80. Geburtstags kam sie zu spät. Gertrude, ihre beste Freundin, war ratlos und besorgt. Durch einen Zufall machten wir ihre Bekanntschaft.

Wie fast alle Vitalfunktionen des Körpers unterliegt auch der *Nucleus suprachiasmaticus (SCN)*, der wie erwähnt biologische Rhythmen, insbesondere den Schlaf-Wach-Rhythmus, reguliert und steuert, einem Alterungsprozess. *(Bitte merken Sie sich, wofür die Abkürzung SCN steht, denn wir kommen in der Folge immer wieder darauf zurück.)* Diese Alterung geschieht nicht von heute auf morgen, sondern findet allmählich statt. Die Veränderungen sind spätestens mit Beginn des sechsten Lebensjahrzehnts deutlich spürbar. Der Schlaf stellt sich nicht mehr mit der gewohnten Regelmäßigkeit ein, das Einschlafen wird schwieriger und nächtliche Wachphasen beeinträchtigen die Qualität des Schlafs.

Ein Grund dafür ist unter anderem das Nachlassen der Intensität der Taktfrequenz des SCN. Vergleichbar mit einem Konzertmeister, der nicht mehr mit jugendlicher Kraft und Elan den Dirigentenstab schwingen kann, werden auch die Impulse des SCN mit zunehmendem Alter schwächer. So kann es passieren, dass einige Körperrhythmen buchstäblich aus dem Takt geraten. Unser Schlaf-Wach-Rhythmus ist davon am stärksten betroffen. Um hier gegenzusteuern, sind grundsätzlich zwei Möglichkeiten denkbar: ein Verstärken der Intensität der Taktfrequenz des SCN, vergleichbar mit dem Lauterdrehen eines Radiogerätes oder eine Intensitätssteigerung der Taktimpulse von der Außenwelt zum SCN.

Die erste Möglichkeit ist zwar theoretisch vorstellbar, es fehlen allerdings bis dato apparative (zum Beispiel durch Elektrostimulation) oder medikamentöse Möglichkeiten, um dies umzusetzen. Die wesentlich einfachere und noch dazu sehr effiziente Methode ist das Einhalten regelmäßiger Schlafzeiten. Wir würden sogar so weit gehen, daraus einen Merksatz zu formulieren: *Je älter wir werden, desto wichtiger sind regelmäßige Schlafzeiten!*

Von außen kommende Zeitimpulse unterstützen das Funktionieren des SCN bei seiner Dirigentenarbeit vor allem dann, wenn die Impulse aus dem Körperinneren schwächer werden. Ein unregelmäßiger Schlaf-Wach-Rhythmus, insbesondere beim älteren Menschen, schwächt den SCN und dadurch geraten auch andere Biorhythmen aus dem Takt.

Kehren wir an dieser Stelle wieder zu Marietta und ihrer besten Freundin Gertrude zurück. Wir konnten schon des Öfteren die Beobachtung machen, dass sich bei älteren Menschen durch den Tod des Partners der Schlaf-Wach-Rhythmus dramatisch verändern kann. In einigen Fällen sind das die ersten Zeichen einer (Alters-) Depression, manchmal ist es auch der Beginn einer neurodegenerativen Erkrankung wie Alzheimer oder Parkinson. Oftmals sind die Gründe aber viel weniger dramatisch: Es fehlt schlichtweg an starken externen Zeitgebern, die aufgrund der oben skizzierten biologischen Situation älterer Menschen dazu führt, dass der Schlaf-Wach-Rhythmus zerfällt. Partner (und soziale Kontakte) sind besonders starke Zeitgeber und können vor allem älteren Menschen helfen, ihr Leben zu „rhythmisieren". Damit kann man auch die Unregelmäßigkeiten in Mariettas Schlaf-Wach-Rhythmus erklären. Daher schlugen wir Gertrude Folgendes vor: Als verspätetes Geburtstagsgeschenk sollten sie Marietta einen Hund schenken! Wir hatten uns natürlich vorher informiert, ob Marietta bereits Erfahrungen mit einem Haustier oder Hund hatte und waren beruhigt, zu erfahren, dass sie jahrelang einen Dackel gehabt hatte und rüstig genug für diese verantwortungsvolle Aufgabe war. Haustiere, insbesondere Hunde sind für ältere Menschen ideale Zeitgeber: Sie müssen versorgt werden (so ergeben sich gleichzeitig wichtige Sozialkontakte durch das Einkaufen des Futters), müssen regelmäßig an die frische Luft (wichtige Zeitgeberfunktion) und gefüttert werden (wesentlich die Tatsache: Es gibt jemanden, der mich braucht.) Hunde erfüllen und übernehmen wichtige Funktionen im Leben älterer, alleinstehender Menschen. Hunde wirken antidepressiv und zählen so zu den effizientesten Strategien gegen soziale Isolation und Altersvereinsamung. Sie sorgen für Bewegung, halten geistig fit, sind beziehungsfähig und last, not least geben sie dem Tagesablauf eine Struktur und liefern Inputs für den SCN.

Ohne Informationen von außen gilt auch für den SCN: *„Wer rastet, der rostet"* oder wie es etwas treffender im Englischen heißt: *„Use it, otherwise you lose it."*

Schlafen, so lange wir wollen?

Widmen wir uns nochmals den Aktivitätsaufzeichnungen von *Heinrich K.* in Abbildung 1 so stellen wir fest, dass zwei Dinge bemerkenswert sind: Obwohl die Schlafzeiten sich von Tag zu Tag verschieben, kann von einem unregelmäßigen Schlaf-Wach-Rhythmus ganz und gar nicht gesprochen werden. Genau das Gegenteil ist der Fall! Mit erstaunlicher Präzision verschieben sich die Zubettgehzeiten täglich um 60 bis maximal 90 Minuten. In Anbetracht der bisherigen Ausführungen zum SCN können wir eine Schwäche oder mangelnde Taktung des Schlaf-Wach-Rhythmus durch den SCN in diesem Fall also ausschließen. Die Aktivitäts- und Ruhephasen wechseln einander rhythmisch wiederkehrend ab, sie passen allerdings nicht zu dem naturgegebenen Wechsel von Tag und Nacht. Es hat den Anschein, als würde *Heinrich K.* ganz in seiner inneren Welt leben, als würde sein SCN Zeitinformationen aus der Außenwelt einfach ignorieren und nur mehr seinen Körperuhren gehorchen.

So abstrus diese Überlegung klingt, sie hat über Jahrzehnte hinweg Schlafforscher und Biologen immer wieder beschäftigt. Letztendlich berühren wir mit dieser Thematik so fundamentale Fragen wie: „Warum schlafen wir?", „Wann ist der Schlaf besonders erholsam?" und vor allem „Wie viel Schlaf braucht der Mensch?" Um Antworten auf diese Fragen zu bekommen sind Schlafforscher stets sehr kreativ gewesen und haben raffinierte Versuchsanordnungen ersonnen, damit die Forschungsergebnisse möglichst eindeutig sind, ohne Verfälschungen durch Fremdeinflüsse. Bereits in den 1930er-Jahren ist Nathaniel Kleitman, einer der ganz großen Pioniere der Schlafforschung, auf die Idee gekommen, den Schlaf von freiwilligen Versuchspersonen in völliger Isolation von Außenreizen zu studieren. Ideale Bedingungen dafür fand er in dem weitverzweigten unterirdischen Höhlensystem des Mammoth Cave National Parks (Kentucky, USA). Ähnliche Bedingungen, jedoch mit wesentlich umfassenderen technischen Möglichkeiten, bot ein eigens dafür gebauter Bunker in der Nähe von Andechs (Bayern), etwa 30 Jahre später. Dort wurde, unter der Leitung des Chronobiologen Jürgen Aschoff, eine Reihe von bahnbrechenden Arbeiten zur Erforschung der zeitlichen Abläufe von biologischen Prozessen, insbesondere des Schlaf-Wach-Rhythmus durchgeführt. Isoliert von allen Zeitinformationen, sozialen Kontakten und ohne Tageslicht verbrachten Versuchspersonen in dem Bunker mehrere Wochen und Monate. Sie wurden, ohne mit der Außenwelt direkt in Kontakt treten zu können, täglich mit allem Lebensnotwendigen versorgt und konnten ihre Zeit völlig frei gestalten. Sie waren wach, so lange sie wollten und konnten so lange schlafen, wie sie Lust und Laune hatten. Fast paradiesische Zustände im Vergleich zu dem Termin- und Zeitdruck, den das moderne Leben mit sich bringt. Trotzdem stellte sich – nach anfänglichen Unregelmäßigkeiten – bei fast allen Testpersonen eine Tageslänge (bestehend aus einer Schlaf- und einer Wachperiode) zwischen 24 und 25 Stunden ein. Nur bei einer kleinen Gruppe war der subjektive Tag kürzer (circa 23 Stunden) oder sogar länger als 25 Stunden.

Vergleichen wir nun die Aufzeichnungen unseres Klienten Heinrich K. mit den Schlaf-Wach-Protokollen jener Versuchspersonen, die vor mehr als 40 Jahren in völliger Isolation im Bunker gelebt haben, so ist die Ähnlichkeit frappant: Sie sind fast zu 100% gleich! Heinrich K.s Schlaf-Wach-Rhythmus entspricht dem einer in völliger sozialer Isolation lebenden Versuchsperson, die nur ihrer inneren Uhr gehorcht, ohne Zeitinformationen aus der Außenwelt. Im Gegensatz zu den Bunkerexperimenten lebte Heinrich K. jedoch nicht in sozialer Isolation und war – das erbrachte das umfangreiche Anamnesegespräch – gut in seinen Freundeskreis und in das soziale Umfeld integriert. Die Quintessenz der anamnestischen und diagnostischen Untersuchungen sprechen eindeutig für das Vorliegen eines „Nicht-24-Stunden-Schlaf-Wach-Syndroms".

Wesentlich bei Schlafproblemen: Diagnostik und Therapie

Haben Sie den Eindruck unter Schlafproblemen zu leiden oder sind Sie in Ihrem Alltag eingeschränkt, weil Sie permanent unausgeschlafen und müde sind, dann raten wir Ihnen, möglichst rasch einen Schlafmediziner aufzusuchen. Sind Schlafstörungen einmal chronisch geworden, dann ist ihre Behandlung wesentlich langwieriger und hartnäckiger. Ein rechtzeitiges Diagnostizieren und effizientes Behandeln erspart Ihnen viele unnötig durchwachte Nächte. Achten Sie nicht auf jene, die meinen, Schlafstörungen seien harmlos, nichts wirklich Ernstes, weil nicht lebensbedrohend, oder die Ihnen einzureden versuchen, mit einem Glas Bier oder einem doppelten Cognac sei das Problem im Handumdrehen gelöst. Alkohol oder Schlafpillen, die vielleicht einer Tante geholfen haben, sind die denkbar schlechtesten Strategien, um Schlafprobleme loszuwerden.

Nachdem es gelungen war, bei unserem Klienten Heinrich K. eine Diagnose zu stellen, dienten die nächsten Schritte der Erstellung eines Therapieprogramms. Bei einem verantwortungsvoll handelnden Schlafcoach sollte damit aber immer auch eine medizinisch-klinische Diagnostik verbunden sein. Bei Schlaf-Wach-Rhythmusstörungen ist daher stets die Meinung eines Psychiaters oder Neurologen einzuholen. Dies deshalb, weil gerade bei unregelmäßigen Schlafmustern organische oder psychische Zusatzerkrankungen vorkommen können wie zum Beispiel verschiedene Formen von Depressionen (typisch: Winterdepression) oder Erkrankungen der Schilddrüse und des Hormonhaushalts. Dafür typisch sind vor allem periodisch wiederkehrende Schlafstörungen in Abhängigkeit vom Menstruationszyklus.

Bei Heinrich K. erbrachte der Konsiliarbesuch bei einem bekannten Psychiater und Schlafforscher keinerlei Hinweise auf eine psychisch oder organisch bedingte Zusatzerkrankung, sodass mithilfe dieser klinischen Expertise das weitere therapeutische Vorgehen besprochen werden konnte.

Ausschlaggebend ist in solchen Fällen, dass die Betroffenen aktiv mitarbeiten! Der Schlafcoach hat dabei nur die Rolle des Beraters und Vermittlers: Er informiert über Vor- und Nachteile verschiedener Therapiestrategien und behält vor allem mögliche Barrieren bei der praktischen Umsetzung von Therapieprogrammen im Auge. Die

Entscheidung für die eine oder andere Therapieform muss jedoch bei der Klientin oder dem Klienten liegen, denn sein aktives Mittun entscheidet den Erfolg einer Therapie.

Heinrich K. hatte für seine Therapie folgende Möglichkeiten: Als Einschlafhilfe ein Medikament, welches rasch, aber nur kurz wirkt (ein Benzodiazepin mit kurzer Wirkdauer). Diese sollte er zumindest die ersten Tage regelmäßig einnehmen. Für den Fall, dass sich Durchschlafschwierigkeiten einstellen würden, wurde ein zweites Schlafmittel ins Auge gefasst (ebenfalls ein Benzodiazepin). Jeden Morgen kurz nach dem Aufstehen sollte sich Heinrich K. für circa eine bis eineinhalb Stunden vor eine sogenannte Tageslichtlampe setzen. Damit sollte erreicht werden, dass sich die innere Uhr an regelmäßige Tageszeiten gewöhnt. Licht ist ja ein sehr wichtiger Zeitgeber für den Organismus.

Zur Stabilisierung des freilaufenden Schlaf-Wach-Rhythmus entschied sich Heinrich K. für die Kombination aus medikamentöser Einschlafhilfe und chronobiologisch-aktivem Licht. Beides sollte zu ganz bestimmten Tageszeiten erfolgen.

Doch bevor mit der eigentlichen Therapie begonnen werden konnte, waren noch zwei wichtige Dinge zu klären. Zunächst: Wann sollte idealerweise der Nachtschlaf beginnen und vor allem wie lange wollte Heinrich K. schlafen? Beide Fragen amüsierten Herrn K. anfänglich, denn aufgrund seines freilaufenden Schlafrhythmus hatte sich diese Frage für ihn nie gestellt. Nach einigem Nachdenken meinte er schließlich, dass er in seiner Jugend immer erst sehr spät, also nach Mitternacht, zu Bett gegangen sei und dann acht bis neun Stunden geschlafen hatte. Wenn er es sich aussuchen könnte, wäre das ideal. So kamen wir mit dem Klienten überein, zunächst so lange mit dem Therapiebeginn zu warten, bis der Einschlafzeitpunkt von Heinrich K.s freilaufenden Schlafrhythmus um Mitternacht lag. Dies sollte in vier Tagen, an einem Sonntag der Fall sein. Um den Erfolg der Therapie beurteilen zu können, wurde dem Klienten für die Dauer von vierzehn Tagen wiederum ein Schlaftagebuch und ein Aktigraf mitgegeben.

Die Methode der Wahl: Chronotherapie

Mit großer Spannung erwarteten wir den Besuch von Heinrich K., etwas mehr als vierzehn Tage nach unserem letzten Treffen. Es war vereinbart, dass sich Herr K. bei unvorhergesehenen Schwierigkeiten und Problemen telefonisch melden sollte, doch das war nicht der Fall. Wir arbeiteten mit Chronotherapie. Diese basiert im Wesentlichen auf dem Setzen von Zeitimpulsen zum Beispiel durch das Einhalten fixer Schlafzeiten. Das ausgearbeitete Chronotherapieprogramm wurde von Herrn K. noch im letzten Moment etwas modifiziert und seinen Bedürfnissen angepasst. So zog er es vor, statt sich jeden Morgen gleich nach dem Aufstehen für mindestens 90 Minuten vor die sehr hell leuchtende, 2.000 Lux starke Therapielampe zu setzen (zum Vergleich: normale Raumbeleuchtung liegt bei 300 bis 500 Lux), lieber eine Stunde laufen zu gehen, um sich natürlichem Licht (etwa 10.000 Lux) auszusetzen. Darüber hinaus war er der Meinung, dass ihn körperliche Aktivität munter machen würde. Beide Vorschläge wurden angenommen, weil sie nicht mit dem Therapieziel im Widerspruch standen. Würde Herr K. aber auch die notwendige Motivation aufbringen und gerade in jenen Zeiten körperlich aktiv sein, in denen er bisher fast immer geschlafen hatte?

Etwas verspätet kam Heinrich K. zu dem vereinbarten

Treffen. „Na ja, etwas müde bin ich schon", sagte er, „aber was meine Zubettgehzeiten betrifft, habe ich es immer geschafft, zumindest vor 6 Uhr in der Früh ins Bett zu kommen!"

Gespannt warteten wir auf die grafische Darstellung der Bewegungsaufzeichnungen und tatsächlich: Heinrich K. war es gelungen, seinen freilaufenden Schlaf-Wach-Rhythmus zu stabilisieren! Bis auf wenige Ausnahmen war es ihm sogar gelungen, noch vor 3 Uhr einzuschlafen und auch die gewünschten acht Stunden Schlafzeit wurden fast immer erreicht. Das Therapieziel war voll und ganz erreicht worden. Als Nebenwirkung stellte sich allerdings Müdigkeit während des Tages ein, die aber nach Angaben des Klienten nicht sehr gravierend waren und mit der er vorerst *„gut leben kann".* Viel wichtiger für ihn war jetzt, dass er den Tag voll und ganz nutzen und endlich wieder Pläne machen konnte, ohne die Angst, diese aufgrund seines Schlaf-Wach-Rhythmus nicht einhalten zu können.

Die Aufnahme (siehe Abbildung 2) entstand, während Herr K. an einem Therapieprogramm zur Stabilisierung seines Schlaf-Wach-Rhythmus teilnahm. Im Gegensatz zur Abbildung 1 zeigt die Grafik nun einen stabilen Schlaf-Wach-Rhythmus. Herr Heinrich K. ging fast täglich zwischen Mitternacht und 3 Uhr in der Früh zu Bett und stand bis auf wenige Ausnahmen zu Mittag auf, was mit seinem Tagesablauf sehr gut zu vereinbaren war.

Es ist immer wieder erstaunlich zu sehen, dass sich bei Schlaf-Wach-Rhythmusstörungen durch das Einhalten fixer Ruhezeiten ein unregelmäßiger Rhythmus stabilisieren lässt, und das innerhalb kurzer Zeit. Dieses Bild zeigt, wie wichtig es ist, bei unseren Schlafgewohnheiten für eine gewisse Regelmäßigkeit zu sorgen. Damit lassen sich auch andere Schlafprobleme (etwa Durchschlafstörungen) behandeln, wie an anderer Stelle in diesem Buch nachzulesen ist.

Abbildung 2
Bewegungsmessung mittels eines am Handgelenk getragenen Aktigrafen

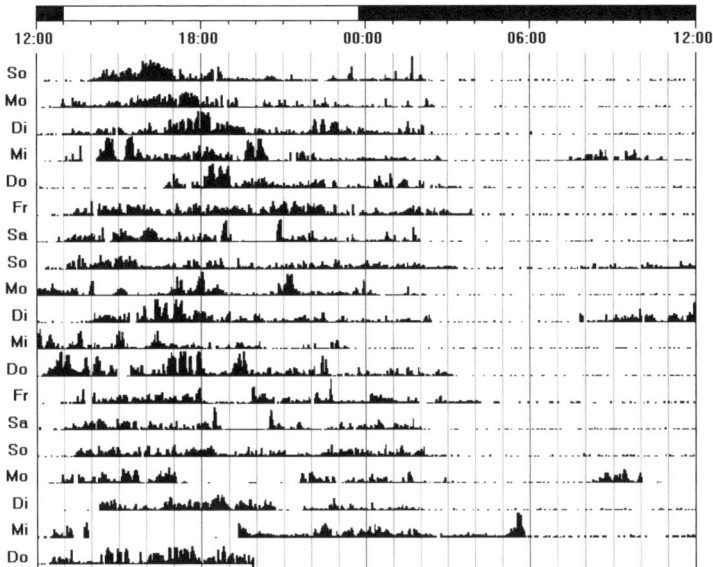

Erläuterung zu Abbildung 2:
Bewegungsmessung mittels eines am Handgelenk getragenen Aktigrafen über 18 Tage und Nächte. In der linken Spalte
sind die Wochentage aufgelistet, ganz oben stehen die Uhrzeiten
(Stundenintervalle). Pro Zeile ist ein Tag dargestellt. Die Aufnahme
beginnt am Sonntag um 12.00 Uhr (erste Spalte) und endet an einem
Donnerstag um etwa 20.00 Uhr (letzte Zeile).

Es werde Licht ...

Vielleicht tun auch Sie sich schwer damit, an einem trüben, nebelverhangenen und feuchten Novembermorgen aus den Federn zu kommen und würden am liebsten den ganzen Tag im kuschelig warmen Bett verbringen? Vielleicht dösen Sie gerne noch ein bisschen und beginnen, vom letzten Urlaub zu träumen, von Sonne, Sand, Wärme und dem tiefblauen Meer ...? Ein relativ einfaches, aber nichtsdestotrotz wirksames Mittel, um dem grauen Alltag etwas mehr Farbe zu verleihen, ist das Licht.

Nicht nur bei der Behandlung von Schlaf-Wach-Rhythmusstörungen hat sich die Lichttherapie (= Einsatz von Licht für therapeutische Zwecke) durchgesetzt. In zahlreichen Studien konnte nachgewiesen werden, dass helles Licht einen stimulierenden und stimmungsaufhellenden (= antidepressiven) Effekt hat und sogar bei Hauterkrankungen wie Neurodermitis und Psoriasis helfen kann. Wichtig dabei sind neben der Expositionsdauer die Intensität (gemessen in Lux) und die Farbzusammensetzung (= Lichtfarbe) der Lichtquelle. Um biologisch wirksam zu sein, müssen Lichtquellen eine bestimmte Helligkeit besitzen (ideal: ab 2.000 Lux), mit einem Lichtspektrum, das dem Tageslicht entspricht (weiße Lichtfarbe). Entsprechende Leuchtmittel sind über den Elektrohandel ohne großen Aufwand zu beziehen.

Anna Wirz-Justice konnte mit ihrer Arbeitsgruppe in Basel zeigen, dass bei der Behandlung von Schlaf-Wach-Rhythmusstörungen vor allem der kurzwellige Blaulichtanteil des Lichtspektrums wirksam ist. Auf eine einfache Formel gebracht bedeutet dies: Blaues Licht macht munter und wirkt aktivierend, Licht mit einem hohen Anteil im Gelb- oder Rotspektrum hingegen wirkt beruhigend. Findige Geschäftsleute haben daraus gleich eine Geschäftsidee entwickelt und verkaufen Leuchtmittel für alle erdenklichen Gelegenheiten, oft mit unseriösen und sich widersprechenden Angaben: So wirkt blaues Licht einmal aktivierend, dann wieder lindert es Schmerzen, beruhigt und kühlt, gelbes Licht hingegen sei entspannend oder schafft gute Laune … Wie auch immer, wissenschaftlich abgesichert ist zurzeit lediglich die aktivierende Wirkung von Licht mit einem hohen Blauanteil. Christian Cajochen, ein Mitarbeiter der Arbeitsgruppe von Anna Wirz-Justice, veröffentlichte vor Kurzem Studienergebnisse, die zeigen, dass der hohe Blaulichtanteil von LED-Computerbildschirmen aktivierend wirkt. Dies ist insofern von Bedeutung, da immer öfter noch schnell vor dem Schlafengehen der Laptop aufgedreht wird, um E-Mails abzurufen oder noch Postings in Newsgroups oder Webforen á la Facebook abzusetzen. Abgesehen davon, dass es meistens nicht bei den „paar Minuten online" bleibt, verabreichen wir via LED-Bildschirm unserem Biosystem einen Aktivierungskick, der sich nachteilig auf den Einschlafprozess auswirken kann.

Unser Rat an Sie lautet daher: Sollten Sie unter Einschlafproblemen leiden, dann verzichten Sie jedenfalls darauf, kurz vor dem Schlafengehen noch am Computer zu arbeiten oder fernzusehen. Stattdessen lesen Sie ein paar Seiten bei nicht allzu hellem Licht oder meditieren Sie bei Kerzenschein.

Licht ist, und das hat auch der erfolgreiche Therapieversuch bei unserem Klienten Heinrich K. eindrucksvoll gezeigt, ein sehr wirksamer Zeitgeber. Unser Biosystem reagiert ausgesprochen sensitiv auf Umgebungslicht und dieser Input, wenn er gezielt und mit einer entsprechenden Intensität verabreicht wird, ist stärker als die aus dem Körperinneren kommenden Zeitinformationen. Der Grund dafür ist, dass Lichtimpulse direkt über den Sehnerv in den SCN gelangen. Darüber hinaus wird noch ein anderer Prozess unmittelbar durch Licht beeinflusst, der beim Schlaf ebenfalls eine wichtige Rolle spielt: Licht verhindert die Ausschüttung von Melatonin, einem Hormon der Zirbeldrüse. Melatonin wird in der Nacht (bei geschlossenen Augen) produziert und fördert den Tiefschlaf sowie die Ausschüttung des Wachstumshormons Somatropin. Wie viele andere Prozesse auch, verändert sich die Melatoninproduktion im Laufe des Lebensalters. Steigt der Melatoninspiegel beim jungen Erwachsenen im Laufe einer Nacht noch um das mehr als Zehnfache an, so macht dieser Anstieg beim älteren Menschen gerade noch das Dreifache aus. Das hat natürlich Auswirkungen auf den Schlaf, und häufiges Aufwachen und Schwierigkeiten beim Einschlafen sind die Folge.

Auch die Sensitivität für Licht verändert sich altersbedingt. Bereits eine leichte Linsentrübung wirkt wie ein Filter und hemmt insbesondere den kurzwelligen Blauanteil des Lichts; mit weitreichenden Konsequenzen, ernsten und weniger ernsten. Ernstzunehmen ist die Zunahme von Schlafstörungen, vor allem Schlaf-Wach-Rhythmusstörungen mit steigendem Lebensalter. Ein Grund dafür könnte eben auch mit der abnehmenden Sensibilität für den Blaulichtanteil zu tun haben. Daher sollte beim Einsatz der Lichttherapie beim älteren Menschen der Blaulichtanteil größer sein. Durch den Einsatz moderner LED-Leuchtmittel wird in Zukunft das genaue Nachjustieren der Lichtfarbe sehr einfach sein. Zurzeit können dafür nur spezielle Leuchtmittel verwendet werden. Doch Vorsicht ist geboten, denn ein zu hoher Blaulichtanteil kann auch zu irreversiblen Schädigungen im Auge führen!

Weniger ernst zu nehmen – aber durchaus mit sozialen Konsequenzen verbunden – ist die vielfach zu beobachtende vermeintliche „Vorliebe" älterer Damen für leicht lila gefärbtes Haar. Vermutlich ist dies aber auch eine Folge der altersbedingten Filterwirkung einer Linsentrübung. Ohne den

Blaulichtanteil werden Gelbtöne intensiver wahrgenommen und weiße Haare erscheinen bei hellem Sonnenlicht als markant gelbstichig. Lila gefärbtes Haar hingegen kompensiert diesen Effekt und lässt das Haar strahlend weiß erscheinen – wenn auch nur aus der Perspektive älterer Semester.

Schlaf-Wach-Rhythmusstörung: eine Krankheit mit Zukunft?

Wie bereits angesprochen, deutet vieles darauf hin, dass Schlaf-Wach-Rhythmusstörungen in Zukunft zunehmen werden. Die Gründe dafür sind nicht unbedingt eine Folge der zunehmenden Lebenserwartung, sondern haben mehr mit der Rolle und dem Stellenwert des Schlafs in unserer Gesellschaft und dem kulturellen Umfeld zu tun. Vieles spricht dafür, dass wir uns hier sehr ambivalent verhalten; darüber war in den vorherigen Kapiteln schon öfter die Rede. An dieser Stelle noch ein paar weitere Details, die Ihnen ein umfassenderes Verständnis von Schlaf und Schlafstörungen, insbesondere von Schlaf-Wach-Rhythmusstörungen vermitteln. Denn mitunter ist es uns gar nicht bewusst, dass ein Schlafproblem nicht (nur) ein individuelles Problem ist, sondern eine kulturelle „Eigenheit". Denken wir an den frühen Arbeitsbeginn, der für viele Spätaufsteher ein Gräuel ist oder an Sprichworte wie „Morgenstund' hat Gold im Mund".

Soziokulturelle Vergleiche zeigen, dass in agrarischen Kulturen der 24-Stundenrhythmus der Erdumdrehung und der Sonnenstand die Arbeits- und Ruhezeiten bestimmen. Durch die aufkommende Industrialisierung und die Erfindung künstlicher Lichtquellen änderte sich die Situation schlagartig: Ab da war es möglich, rund um die

Uhr zu arbeiten. Das natürliche Licht (das Tageslicht) verlor allmählich den Stellenwert als *der* das Leben bestimmende Zeitgeber und andere Zeitgeber wie Arbeitszeit, Freizeit oder Sozialkontakte gewannen immer mehr an Bedeutung.

Die industrielle Revolution brachte soziale und kulturelle Veränderungen mit sich, die auch vor dem Schlaf nicht Halt machten: Davon betroffen sind das Wo und Wie, aber vor allem das Wann wir zu schlafen haben. Im krassen Gegensatz zum Mittelalter, als das Schlafzimmer ein öffentlicher Ort war (hier wurden Gäste empfangen und Politik gemacht), wurde nun Schlaf zur Privatsache erklärt und durfte nicht mehr in der Öffentlichkeit stattfinden. Der moderne Mensch, so die neue Devise, schläft maximal acht Stunden, der Rest des Tages ist ausgefüllt mit Arbeit und der sogenannten „freien" Zeit. Das Mittagsschläfchen oder die Siesta hat in einer modernen industriellen Welt keinen Platz mehr und hartnäckige Anhänger von Nickerchen oder Tagschläfer werden mit Nichtstuern, Faulpelzen oder Leistungsverweigerern gleichgesetzt. Bestenfalls wird dieses Verhalten bei Kleinkindern oder Pensionisten und Pensionistinnen, also bei nicht Erwerbstätigen toleriert. Ob eine kurze Schlafpause oder ein Acht-Stunden-Schlaf auch biologisch sinnvoll sind, wird nicht hinterfragt, „normal" ist, was die Mehrheit tut.

Überprüfen Sie für Ihre eigenen Schlafgewohnheiten gerade solche „Common Sense"-Annahmen immer und versuchen Sie in Erfahrung zu bringen, wie sicher die wissenschaftlichen Belege oder wie schlüssig die biologischen Erklärungen sind. Ein typisches Beispiel für etwas, das „eben alle so machen", ist die Vorstellung, dass „normaler" Schlaf sich als eine Hauptschlafperiode von etwa acht Stunden definiert, die möglichst nicht durch Wachphasen unterbrochen werden darf. Über die biologische Notwendigkeit, oder ob es nicht besser ist, in mehreren Portionen zu schlafen, wird erst gar nicht diskutiert: Hauptsache, es hilft der Wirtschaft, der es nur recht ist, wenn acht oder mehr Stunden durchgearbeitet wird. Schlafpausen sind da nicht vorgesehen, ja sogar unerwünscht.

Keine Zeit zum Schlafen

„Ich war immer schon ein Nachtmensch: In meiner Studienzeit habe ich nur in der Nacht gelernt, war auch viel nachts unterwegs. Geschlafen habe ich nie viel, ich habe nicht viel Schlaf gebraucht. Mit ein paar Stunden bin ich immer gut über die Runden gekommen. Mehr konnte ich mir ohnehin nicht leisten. Denn neben meinem Studium war ich als Fitnesslehrer beschäftigt und habe stundenweise als Barkeeper gejobbt. Gerade jetzt – ich muss nur noch ein paar Prüfungen ablegen, dann wäre ich mit meinem Studium fertig –, kann ich aber überhaupt nicht mehr schlafen! Das wirkt sich so aus, dass ich mich beim Lernen nicht mehr konzentrieren kann, immer wieder dabei einschlafe und wenn ich mich dann hinlege, um zu schlafen, kann ich einfach nicht einschlafen!“

So ungefähr verlief das Erstgespräch mit einem 25-jährigen, gut durchtrainierten jungen Mann, der uns aufsuchte, weil er *„… einfach nicht mehr schlafen“* konnte. Die Schilderung des jungen Mannes – nennen wir ihn Peter – ließ vermuten, dass neben dem „Nicht-schlafen-Können“ auch eine Störung des Schlaf-Wach-Rhythmus vorlag, da er als Barkeeper immer wieder in der Nacht durcharbeitete. Deshalb einigten wir uns zunächst darauf, über einen Zeitraum von vierzehn Tagen eine aktigrafische Bewegungsmessung plus

Schlaftagebuch durchzuführen. Wir verständigten uns darüber, dass wir uns erst auf Basis dieser Untersuchung ein Bild über das Ausmaß der Schlafstörung machen konnten und alle weiteren Schritte diskutieren würden.

Als Peter nach zwei Wochen zum vereinbarten Termin erschien und wir gemeinsam seine aktigrafischen Aufzeichnungen durchgingen, waren wir doch etwas überrascht über das Ausmaß an Unordnung in seinem Schlaf-Wach-Rhythmus, falls hier überhaupt von einem Rhythmus die Rede sein konnte. Bis auf wenige Ausnahmen schlief Peter fast nie in den Nachtstunden, sondern nur dann, wenn sich eine Gelegenheit dafür bot oder besser, wenn es ihm gelang, einzuschlafen. An einigen Tagen schlief er nur ein bis zwei Stunden, an anderen wiederum fast 12 Stunden, dann wieder mehrmals am Tag für ein paar Stunden (siehe Abbildung 3). Kein Tag glich dem anderen. Um es auf einen Nenner zu bringen: Chaos pur! Während dieser vierzehn Tage arbeitete Peter nur an zwei Tagen in der Nacht als Barkeeper, den Rest der Tage hatte er frei. Trotz intensiver Versuche gelang es ihm nicht, an den freien Tagen regelmäßige Schlafzeiten einzuhalten, und er konnte während der Nachtstunden „einfach nicht einschlafen".

Im Gegensatz zu Heinrich K.s Schlaf-Wach-Rhythmusstörung, die extrem selten ist, sind irreguläre Aktivitäts- und Ruhemuster wie das von Peter leider keine Seltenheit. Insbesondere bei Jugendlichen finden sich – wenn auch nicht ganz so chaotische – vergleichbare Schlaf-Wach-Muster.

Die Gründe dafür sind vielfältig und reichen von Internetsucht, exzessivem Ausgehen mit Alkohol- und Drogenkonsum bis hin zu „keine Zeit zum Schlafen haben", weil mehrere Minijobs gleichzeitig einfach mehr Geld bringen. Im Gegensatz zu älteren Erwachsenen (ab dem 35. Lebensjahr) tolerieren Jugendliche Unregelmäßigkeiten

Abbildung 3
Bewegungsmessung

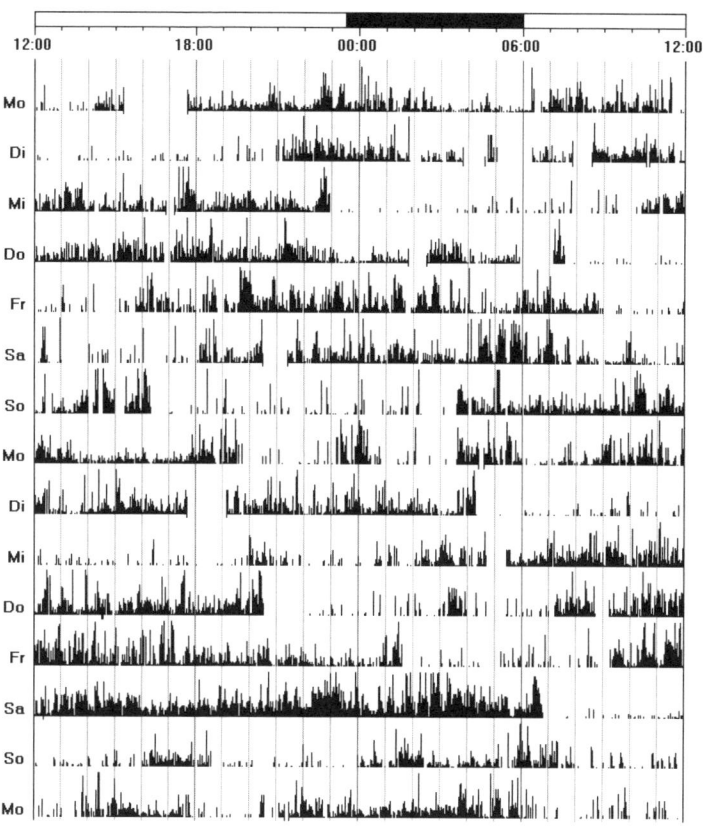

Erläuterung zu Abbildung 3:
Bewegungsmessung mittels eines am Handgelenk getragenen Aktigrafen über 14 Tage und Nächte. In der linken Spalte sind die Wochentage aufgelistet, ganz oben stehen die Uhrzeiten (Stundenintervalle). Pro Zeile ist ein Tag dargestellt. Die Aufnahme beginnt am Montag um 12:00 (erste Spalte) und endet an einem Montag kurz vor 12:00 Mittag (letzte Zeile). Dargestellt ist das Aktivitäts-Ruheprofil eines 25-jährigen Studenten, bei dem keine regelmäßigen Zubettgeh- und Aufstehzeiten zu erkennen sind. Diese Verteilung spricht für das Vorliegen einer Schlaf-Wach-Rhythmusstörung vom „irregulären Typ".

im Schlafrhythmus wesentlich besser und spüren die Auswirkungen einer „durchzechten" Nacht deutlich weniger. Voraussetzung dafür ist allerdings, dass sie ihr Schlafdefizit innerhalb von ein paar Tagen aufholen können. Ist das nicht der Fall, so müssen auch Jugendliche bei chronischem Schlafdefizit mit gravierenden Auswirkungen auf Aufmerksamkeit, Konzentration, Stresstoleranz und Emotionalität rechnen.

Sind Sie eher ein Morgen- oder Abendmensch?

Immer wieder begründen unsere Klienten und Klientinnen ihr frühes oder so spätes ins Bett gehen damit, dass sie typische Morgen- oder Abendmenschen – oder salopp ausgedrückt – Lerche oder Eule sind. Peter, unser Klient, hatte beim Erstgespräch ebenfalls damit argumentiert und als einen möglichen Grund für seine Schlafprobleme angeführt. Die Beobachtung, dass es individuelle Vorlieben für frühe oder späte Arbeits- oder Schlafzeiten gibt, lässt sich durchaus wissenschaftlich belegen. Der Chronotyp, so der Fachausdruck für dieses Phänomen, bildet sich erst nach der Pubertät aus, kann sich allerdings im Laufe der Lebensjahre ändern, sodass ältere Menschen diese Veränderungen mitunter als Schlafstörungen fehlinterpretieren.

Welchem Typ Sie entsprechen, können Sie anhand von speziellen Fragebögen testen. Für Tüftler hier die Anleitung für ein relativ einfaches Verfahren zum Selbsttest: Notieren Sie eine Zeit lang Ihre Zubettgeh- und Aufstehzeiten und eruieren Sie dann anhand der Aufzeichnungen Ihre Schlafmitte. Diese wird bestimmt, indem Sie die Zeit, die Sie geschlafen haben, durch zwei dividieren.

Ein Beispiel zur Veranschaulichung: Sind Sie um 22 Uhr eingeschlafen und um 6 Uhr am Morgen aufgewacht, so haben Sie acht Stunden geschlafen. Dividiert durch zwei ergibt das vier Stunden, die Sie nun zu 22 Uhr dazuzählen. Ihre Schlafmitte haben Sie – genau – um 2 Uhr erreicht. Das schreiben Sie nun für eine Woche lang mit und bilden daraus dann den Mittelwert.

Ein Großteil der mitteleuropäischen Bevölkerung erreicht seine Schlafmitte zwischen 3 und 4 Uhr in der Nacht. Fallen Sie in diese Gruppe, sind Sie chronobiologisch gesprochen „indifferent" und entsprechen dem „Weder/Noch"-Typus. Die Schlafmitte bei ausgeprägten Morgenmenschen liegt vor 2 Uhr, jene von ausgeprägten Abendtypen nach 5 Uhr am Morgen. Beide Typen sind eher selten und machen weniger als fünf Prozent der Gesamtbevölkerung aus. Untersuchungen aus den letzten Jahren berichten über eine Zunahme der extremen Chronotypen (vor allem der Abendtypen), sowohl in der österreichischen als auch in der deutschen Bevölkerung. Und auch das zeigt sich in Studien zum Chronotyp immer wieder: Männliche Erwachsene bis zum 30. Lebensjahr tendieren sehr stark in Richtung Abendmensch, bei den Morgenmenschen findet sich in allen Altersgruppen ein leichter Überhang von Frauen.

Der Chronotyp wird maßgeblich durch sogenannte „Uhren-Gene" bestimmt. Forscher haben herausgefunden, dass ein bestimmtes Gen mit der Bezeichnung HPER2 daran maßgeblich beteiligt ist. Es regt Körperzellen an, bestimmte Eiweißmoleküle zu bilden, die dann als Taktgeber für den Organismus dienen. Bereits geringe Veränderungen (etwa durch Alterungsprozesse) in der Molekularstruktur dieser „Uhren-Gene" können dazu führen, dass sich der

Biorhythmus des Menschen in Richtung Morgen- oder Abendmensch verschiebt.

Wissenschaftliche Studien zum Chronotyp konnten bisher nicht nachweisen, dass sich Morgen- oder Abendmenschen in puncto Leistungsfähigkeit, Intelligenz oder Erfolg deutlich unterscheiden. Es gibt allerdings Hinweise, dass Morgenmenschen ihre Schlafqualität besser beurteilen und Abendmenschen öfter über gesundheitliche Probleme klagen oder unter Beeinträchtigungen in ihrer Lebensqualität aufgrund zu früher Arbeitsbeginnzeiten leiden.

Die Schlaf-Wach-Rhythmusprobleme bei Peter bezogen wir vorerst nicht auf sein „Eulentum", sondern wir erarbeiteten mit ihm ein Schlaf-Wach-Restrukturierungsprogramm. Im Mittelpunkt standen dabei Vorschläge zur Strukturierung des Tages und zur Gestaltung des Abends mit der Auflage, möglichst oft innerhalb eines zweistündigen Zeitfensters (zwischen 23 Uhr und 1 Uhr) zu Bett zu gehen. Die Gesamtschlafzeit, so unser Vorschlag, sollte bei 360 Minuten liegen, jedoch 400 Minuten nicht überschreiten. Dies lag deutlich unter der von Peter angegebenen idealen Schlafzeit von 540 Minuten, aber wir wollten „künstlich" ein geringes Schlafdefizit erzeugen, um den Schlafdruck für die kommende Nacht zu erhöhen. Das Limitieren der Gesamtschlafzeit auf ein Maß deutlich unter der üblichen Schlafmenge wird als *Schlafrestriktion* bezeichnet und hat sich zum Beispiel bei der Behandlung von Insomnien (Kapitel 3 „Wenn ich nicht mehr schlafen kann ... der Puls des Lebens") sehr bewährt. Selbstverständlich ist das Schlafen tagsüber bei diesem Therapieansatz strikt verboten.

Schlaf-Wach-Restrukturierungsprogramme und Schlafrestriktion verlangen ein hohes Maß an Kooperationsbereitschaft vonseiten des Klienten oder der Klientin und werden in den ersten Tagen und in der ersten Woche als sehr belastend erlebt. Wir empfehlen während dieser Zeit nicht zu arbeiten (ideal: Urlaub nehmen) und auch möglichst alles zusätzlich Belastende zu vermeiden.

Über die Erfolgsaussichten des Therapieprogramms bei Peter waren wir etwas skeptisch, zweifelten wir doch ein wenig an seiner Motivation und Konsequenz bei der Umsetzung der Empfehlungen. Daher vereinbarten wir ein neuerliches Treffen bereits eine Woche später. Für die Zeit bis dahin wurden ihm wiederum ein Schlaftagebuch und ein Aktigraf mitgegeben.

Nicht schlafen wollen aus Protest und Verweigerung

Zu dem vereinbarten Termin kam Peter zwar pünktlich, doch er hatte weder das Schlaftagebuch ausgefüllt noch den Aktigrafen getragen. Das gemeinsam vereinbarte Therapieprogramm sei für ihn undurchführbar, er fühle sich total bevormundet und kontrolliert! Genauso, wie es bei seinen Eltern gewesen ist, bevor diese sich scheiden ließen. Er war damals 16 Jahre alt gewesen und hatte es bevorzugt, bei seiner Mutter zu bleiben, die toleranter und weniger streng mit ihm war. Wir wollten wissen, ob er damals schon unregelmäßig geschlafen hatte, und fragten außerdem nach: „Hatte die Mutter oder der Vater Schlafprobleme?" Ja, Peter war damals mit Freunden nächtelang unterwegs gewesen und „da die Mutter regelmäßig Nachtdienste hatte, war sie eh kaum da, merkte nicht, dass ich nicht zu Hause war oder schlief dann tagsüber. Sie [die Mutter] beklagte sich auch immer wieder, dass sie Schwierigkeiten hatte, einzuschlafen und nahm immer wieder Schlaftabletten. Dazu kam noch, dass der Vater laut schnarchte, worüber es immer wieder zu Auseinandersetzungen kam ..."!

Peter war während dieses Gesprächs sehr aufgeregt gewesen und obwohl er das Therapieprogramm verweigerte, kamen wir ein gutes Stück voran. Es zeichnete sich nun ab, dass Peters unregelmäßiger Schlaf im Zusammenhang mit ungelösten Konflikten mit den Eltern stand.

Eltern nehmen bei der Herausbildung des individuellen Schlafverhaltens ihrer Kinder eine Schlüsselrolle ein. Unter großem persönlichen Einsatz wird der Säugling durch sie in den ersten Lebensmonaten an regelmäßige Schlaf- und Fütterungszeiten gewöhnt und später übernehmen die Eltern eine prägende Rolle bei der Vermittlung von sozialen Normen und Einstellungen, darunter natürlich auch jene zum Schlafen und Träumen.

Da Schlafauffälligkeiten bei Kindern häufig sind (siehe Kapitel 6, „Tücken unf Fallen des Schlafs") kommt es sehr darauf an, wie die Eltern darauf reagieren und damit umgehen. Studien konnten nachweisen, dass Kinder im hohen Maße das Schlafverhalten der Eltern übernehmen. Haben die Eltern Schlafprobleme oder wird dem Schlaf keine besondere Bedeutung beigemessen, so ist die Wahrscheinlichkeit sehr groß, dass ihre Kinder später Schlafprobleme entwickeln. Ab der Pubertät entwickeln Jugendliche dann ihren eigenen Schlaf-Wach-Rhythmus und diese neu gewonnene Autonomie kann zu Konflikten führen. Ab dem 15. Lebensjahr tendieren Jugendliche dazu, immer später ins Bett zu gehen, nicht nur wegen der Verlockungen der Freizeitindustrie, sondern auch deshalb, weil ihre biologischen Uhren sich in Richtung spätere Schlafzeiten verschieben. Bei männlichen Jugendlichen ist dieser Effekt besonders stark ausgeprägt und es können im Laufe einer Woche erhebliche Schlafdefizite aufgebaut werden, die zum Beispiel an den Wochenenden wieder abgebaut werden.

Eltern müssen lernen, hier tolerant und nachsichtig zu sein, wenn ihre Kinder geplante gemeinsame Wochenendaktivitäten einfach verschlafen oder *„nicht aus den Federn zu kriegen sind"*.

Mit diesen Zusatzinformationen stellte sich Peters irregulärer Schlaf-Wach-Rhythmus als ein Versuch dar, seine Autonomie als eigenständige Person gegenüber den Eltern zu beweisen, wenn auch auf eine bizarre Weise, nämlich durch einen Nicht-Rhythmus. Durch Fokussierung auf die Eltern-Kind-Beziehung war es nun möglich, eine neue Richtung in der Therapie einzuschlagen und die Schlaf-Wach-Rhythmusstörung vorerst nicht mehr direkt zu behandeln. Stattdessen wurden Themen wie Selbstständigkeit, Autonomie, Abgrenzung von den Eltern bearbeitet. Wie sich dann auch zeigte, konnte Peter im Laufe der nächsten Wochen berichten, dass seine Schlafzeiten wieder regelmäßiger wurden und ihm *„… das Einschlafen so um Mitternacht herum immer öfter gelingt"*.

Wie dieses Beispiel zeigt, ist es mitunter notwendig, die Schlafstörung nicht direkt zu behandeln, sondern indirekt, durch Sichtbarmachen der Rahmenbedingungen, die möglicherweise das Entstehen einer Störung verursacht oder begünstigt haben. Dafür ist ein hohes Maß an „Fingerspitzengefühl" und therapeutischem Wissen notwendig. Schlaf ist etwas sehr Individuelles und eng mit der eigenen Persönlichkeit verbunden.

In unserer Kultur wird Schlaf auch sehr stark mit dem Privatleben gleichgesetzt und daher löst Schlafen in aller Öffentlichkeit oft peinliche Reaktionen aus. Kein Wunder, dass sich hinter Schlafstörungen häufig andere Probleme (mangelndes Vertrauen, Misstrauen, starke Emotionen wie Angst und Wut) verbergen. Oder um ein einfaches Beispiel zu nennen: Wir konnten beobachten, dass manche Menschen unter Stress mit mehr, andere wiederum mit weniger Schlaf reagieren, also Rückzug oder Flucht nach vorne!

Und wie reagieren Sie?

Hat der Wechsel von Winter- auf Sommerzeit Auswirkungen auf unseren Schlaf-Wach-Rhythmus?

Seit Einführung der Sommerzeit (Deutschland, 1916) wird über den Sinn und Unsinn dieser Maßnahme heftig diskutiert. Ursprünglich als eine Methode des Energiesparens gedacht, wird selbst dieser Effekt immer mehr infrage gestellt. Hinzu kommen kritische Stimmen vonseiten der Schlafmedizin und Biorhythmusforschung, die negative Auswirkungen der Zeitumstellung auf den Schlaf-Wach-Rhythmus und die Tagesbefindlichkeit nachweisen konnten. Einige Studien berichten sogar von einer Zunahme von Verkehrsunfällen am Montagmorgen nach der Winter-/Sommerzeitumstellung.

Um diese Effekte etwas genauer unter die Lupe zu nehmen, führten wir eine kleine Studie durch. Voraussetzungen für die Teilnahme an der Studie waren ein geregelter Schlaf-Wach-Rhythmus, gute Schlafqualität sowie eine Berufstätigkeit ohne Nachtdienste. Um die Studienergebnisse nicht von vornherein durch eine kritische Einstellung zum Thema Zeitumstellung zu beeinflussen, wurde den Versuchsteilnehmern der eigentliche Grund der Studie nicht mitgeteilt, sondern nur dass der Einfluss des Wochenendes auf das Schlafverhalten untersucht wird. So füllten die Testpersonen täglich ein Schlaftagebuch aus und an den Wochenenden beurteilten sie zusätzlich zu

Mittag und am Abend ihre momentane Schläfrigkeit. Der Untersuchungszeitraum erstreckte sich über drei Wochen (18. März bis 4. April 2011).

Die Zeitumstellung von Winter- auf Sommerzeit erfolgte am 27. März von 2 auf 3 Uhr. An der Untersuchung nahmen 21 Versuchspersonen (11 Frauen) im Alter zwischen 31 und 57 Jahren (Durchschnittsalter: 41 Jahre) teil.

Gespannt machten wir uns an die Auswertung der Daten – doch das Ergebnis war ernüchternd. Es zeigte sich zwar deutlich, dass in den Nächten von Sonntag auf Montag wesentlich länger geschlafen wurde als in den Nächten davor, doch die Zeitumstellung hatte darauf keinen Einfluss. Weder die Schlafdauer und -qualität noch das Befinden am Tage veränderten sich am Wochenende der Zeitumstellung. Abgesehen von unserer doch kleinen Stichprobe stellt sich also die Frage, ob nicht andere Faktoren wie zum Beispiel die rege Diskussion in den Medien oder eine bereits bestehende Schlafstörung die eigentlichen Gründe für den vermeintlich schlafstörenden Einfluss der Zeitumstellung sind.

Was der Schlafcoach empfiehlt: Bei Schlaf-Wach-Rhythmusstörungen

Schlaf-Wach-Rhythmusstörungen haben in den letzten Jahren deutlich zugenommen. Einige der Gründe dafür sind unser Lebensstil (z. B. Jetlag, Freizeitverhalten, neue Medien etc.), die Arbeitsbedingungen (Schichtarbeit, Nachtdienste, freiberufliche Tätigkeiten usw.) und der zunehmende Leistungsdruck (vor allem bei Schülern, Studenten).
– Finden Sie heraus, ob Sie unter einer Schlaf-Wach-Rhythmusstörung leiden. Davon wird dann gesprochen,

wenn über mehrere Wochen oder Monate die Zubettgeh- und Aufstehzeiten sehr unregelmäßig sind, im Vergleich zu der sonst üblichen Verteilung der Schlafzeiten. Die Schlafzeiten können entweder nach hinten (später) oder nach vorne (früher) verschoben sein, oder es lässt sich überhaupt keine Regelmäßigkeit erkennen.

- Denken Sie beim Vorliegen einer anderen primären Schlafstörung (zum Beispiel Insomnie) immer auch an die zeitliche Organisation von Schlaf- und Wachperioden. (Dies betrifft insbesondere Jugendliche und Ältere.)
- Die Behandlung von Schlaf-Wach-Rhythmusstörungen greift sehr in die persönliche Lebensführung und Alltagsroutine ein. Denken Sie zum Beispiel an Methoden wie Schlafrestriktion oder andere Strategien zur Rhythmusrestrukturierung. Auftretende Widerstände und Barrieren können aber sehr hilfreich sein, weil durch deren Bearbeitung neue Lösungsansätze möglich werden.
- Vergessen Sie nicht: Schlaf ist – neben der biologischen Seite – immer auch gelerntes Verhalten. Gelerntes kann verlernt oder vergessen werden – das kann durchaus positiv sein. Versuchen Sie allein oder mit Ihrem Schlafcoach neue Verhaltensweisen zu erlernen und alte zu vergessen.
- Der Einsatz von Schlaftagebuch und Aktigrafie sind die Methode der Wahl, sowohl bei der Diagnosefindung als auch bei der Dokumentation des Therapieverlaufs.
- Wenn auch bis dato nur sehr wenige Studien publiziert wurden, die zeigen, dass ein regelmäßiger Schlaf-Wach-Rhythmus tatsächlich gesundheitsfördernd ist, sollten Sie trotzdem versuchen, Ordnung in unregelmäßige Schlaf-Wach-Rhythmen zu bringen. Vor allem im westlichen Kulturkreis bedeutet ein regelmäßiger Lebensstil einen Wettbewerbsvorteil.

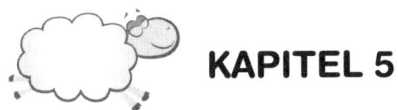 **KAPITEL 5**

Wie Schlaf vermessen und beeinflusst werden kann

Palmström schläft vor zwölf Experten
den berühmten „Schlaf vor Mitternacht",
seine Heilkraft zu erhärten.
Als er, da es zwölf, erwacht,
sind die zwölf Experten sämtlich müde.
Er allein ist frisch wie eine junge Rüde!
CHRISTIAN MORGENSTERN (GALGENLIEDER, 1910)

Menschen beim Schlafen zu beobachten ist äußerst spannend, gleichzeitig aber auch anstrengend und wirkt, wie das Gähnen, ansteckend. Was Palmström, einer Figur aus Christian Morgensterns Gedichtsammlung „Galgenlieder" mit den zwölf Experten, die ihn beim Schlafen beobachten sollten, passiert ist, kann ihm mit einem Schlafcoach genauso passieren. Damit wir Interessantes im Nachtleben unserer Klientinnen und Klienten nicht übersehen, hat die Schlafforschung eine Reihe von Werkzeugen entwickelt, die uns dabei helfen, Schlaf objektiv zu beobachten und zu messen.

Wie auf den folgenden Seiten nachzulesen, reicht die Palette der technischen Möglichkeiten von einfachen, tragbaren (ambulanten) Geräten bis hin zu sehr komplexen Schlafaufzeichnungssystemen, die je nach Fragestellung und vermuteter Schlafstörung zur Anwendung kommen. Zusätzliche Informationen liefern Fragebögen und Schlafprotokolle (Schlaftagebücher), die besonders hilfreich bei der Darstellung des Therapieverlaufs oder bei der Beurteilung von Interventionen zur Schlafqualitätsverbesserung sind.

Wir zeigen, wie auch Sie mit einfachen Mitteln Ihren Schlaf *untersuchen* können.

Somit sind wir schon beim zweiten Schwerpunkt dieses Kapitels: Bei den Möglichkeiten, Schlaf mithilfe von chemischen Stoffen zu *beeinflussen*. Es ist faszinierend zu sehen, dass Menschen dazu neigen, alles, was messbar ist, auch verändern zu wollen. Nicht von ungefähr ist das Messen von Veränderungen eine der Hauptquellen menschlicher Erkenntnis und des Wissens. Unklar bleibt allerdings, was dabei mehr Spaß bereitet: das Messen oder das Verändern von den Dingen, die vermessen werden sollen.

Nach diesem erkenntnistheoretischen Ausflug zurück zum Inhalt dieses Kapitels. Wir informieren Sie über die wichtigsten künstlichen („chemischen") und natürlichen (hauptsächlich pflanzlichen) Substanzen, die den Schlaf nachweislich beeinflussen. Da beim *Schlafcoaching* in erster Linie psychotherapeutische und verhaltenspsychologische Methoden zur Anwendung kommen, dienen synthetische Schlafmittel nur zur Unterstützung, wenn eine akut belastende Situation vorliegt. Da es zurzeit kein Medikament gibt, das den natürlichen Schlaf wiederherstellt, sind aus Sicht des *Schlafchoachings* synthetische Schlafmittel problematisch und sollen, wenn möglich, nicht zum Einsatz kommen. Der Anwendung pflanzlicher Substanzen wird im Rahmen des Schlafcoachings wesentlich mehr Platz eingeräumt und hat die Funktion psychotherapeutische Maßnahmen zu begleiten und zu unterstützen.

Da der nicht erholsame Schlaf im Zentrum unseres Interesses steht, wollen wir uns auch mit der Frage beschäftigen, ob es gelingt, einen gestörten Schlaf mithilfe von Medikamenten in einen natürlichen Schlaf zu verwandeln. Und wenn ja, sind diese Veränderungen dann von Dauer?

Im Rahmen dieses Buchs erfahren Sie eine Menge über Schlaf und die Diagnosemethoden und Therapiemöglichkeiten bei Schlafstörungen. Falls Sie sich über dieses Thema auf dem Laufenden halten wollen, finden Sie weiterführende Informationen in den aktuellen Fort- und Weiterbildungsprogrammen des Instituts für Bewusstseins- und Traumforschung (www.traum.ac.at).

Wie wir ja schon gehört haben, ist eines der Prinzipien der *Schlafcoaching*-Methode, dass man sich so viel Wissen und Information wie möglich aneignet. Dazu gehört auch, dass Sie wissen, wie man Schlaf eigentlich messen kann.

Verschiedene Wege, um Schlaf zu messen

An Versuchen und Ideen das Phänomen Schlaf zu (ver)messen und durch Zahlen auszudrücken, hat es im Laufe der letzten Jahrhunderte nicht gemangelt und das Einfachste und Naheliegendste ist es, die verschlafene Zeitspanne zu bestimmen. Mithilfe einer Uhr ist das kein Problem und das ist auch heute noch eine der wichtigsten Messgrößen in der wissenschaftlichen Beschäftigung mit dem Schlaf. Anhand der *Schlafdauer* lassen sich schon sehr brauchbare Aussagen über ein Zuviel oder Zuwenig an Schlaf treffen. Wenn zusätzlich noch der Einschlafzeitpunkt und das Aufwachen mitnotiert werden, erfassen wir außerdem, wie regelmäßig oder unregelmäßig sich unsere *Schlafzeiten* gestalten, und können so Schlaf-Wach-Rhythmusstörungen feststellen (siehe Kapitel 4, „Schlaf-Wach-Rhythmusstörungen – Wenn die Nacht zum Tag wird").

Wesentlich schwieriger lässt sich die *Schlaftiefe* bestimmen, um damit Hinweise auf den Erholungswert des Schlafs zu erhalten. Eine direkte Schlaftiefenmessung war bis zur Entdeckung der Elektroenzephalografie (= Messen der elektrischen Aktivität des Gehirns von der Kopfoberfläche) in den 1920er-Jahren durch Hans Berger so gut wie unmöglich. Forscher bedienten sich bis dahin einer Reihe indirekter Methoden wie zum Beispiel der Bestimmung der *Weckschwelle*. Die Idee war: Je tiefer der Schlaf, desto lauter und intensiver musste ein Weckton sein, damit wir aufwachen. Mithilfe dieser relativ einfachen Methode gelang es dem Dresdner Mediziner Ernst Otto Kohlschütter bereits um 1863 Schlafverläufe anhand der Schlaffestigkeit, wie er es nannte, darzustellen: Zunächst schlafen wir sehr tief, je länger wir schlafen, desto oberflächlicher wird der Schlaf und umso leichter sind wir auch weckbar, so seine Ergebnisse.

Auch dass unser „Wille zu Schlafen" eine Rolle spielt, blieb ihm nicht verborgen. Denn wer sehr müde ist und schlafen *möchte*, der schläft fester (tiefer) und ist schwerer aufzuwecken als derjenige, der statt zu schlafen „lieber wach bleiben will".

Die Hirnströme werden sichtbar

Dass wir heute nicht befürchten müssen in einem Schlaflabor mit Läutwerken oder Trommeln aus dem Schlaf gerissen zu werden, um festzustellen wie gut oder wie tief wir geschlafen haben, ist der „Entdeckung" der Hirnstrombilder mithilfe einer technischen Apparatur durch den deutschen Psychiater Hans Berger zu verdanken. Obwohl er am Schlaf seiner Testpersonen nicht interessiert war, sondern sich mehr mit Fragen des Bewusstseins auseinandersetzte, war seine Erstbeschreibung der elektrischen Aktivität von Nervenzellen mittels *Elektroenzephalografen* (abgekürzt: EEG) im Jahre 1929 ein Meilenstein in der Erforschung des Schlafs. Hans Berger schuf mit seiner Forschung und Beschreibung der Hirnströme (er definierte als Erster die sogenannten Alphawellen) die Grundlagen für die ersten Schlafuntersuchungen durch den amerikanischen Millionär Alfred Lee Loomis. Dieser schuf sich ein privates Forschungslabor (Loomis Laboratory). Unter den neuesten technischen Errungenschaften befand sich auch das damals modernste und größte EEG-Registriergerät der Welt. Mit dieser Apparatur war es erstmals möglich, Aufzeichnungen über mehr als acht Stunden von vier Biosignalen, zum Beispiel die Hirnaktivität und zugleich den Herzrhythmus, auf Papier festzuhalten. Damit gelang es ihm, in Kooperation mit zwei anderen Forschern (Edmund Harvey und Garret Hobart), 1937 den Schlaf anhand von Frequenzveränderungen in der hirnelektrischen Aktivität zu bestimmen.

Im Wachen zeigen sich die sogenannten Alphawellen, doch wenn wir zu schlafen beginnen, werden die Wellen langsamer und sogenannte Schlafspindeln und Theta- und Deltawellen treten auf. Diese sind typisch für den Tiefschlaf, aus dem wir sehr schwer weckbar sind. Mit dieser Einteilung wurde ein exaktes Maß gefunden, wie mittels Ableitung von Hirnströmen durch die Elektroenzephalografie die

Schlaftiefe bestimmt werden kann. Und das alles geräuschlos, ohne Pauken und Trompeten.

Die Beschreibungen des Schlafs anhand der Hirnstrombilder von Loomis und Kollegen wurde in den folgenden Jahrzehnten verfeinert und noch genauer unterteilt. Ihre Forschungsergebnisse bilden aber immer noch die Grundlagen für jede Schlafuntersuchung in einem Schlaflabor. Seit den 1930er-Jahren fand ein rasanter technischer Fortschritt statt, sodass wir heute in puncto Größe und Leistungsfähigkeit alle bisherigen Geräte in den Schatten stellen. Heute können statt der damals üblichen vier mühelos 16, 32, 64 oder 128 Kanäle parallel aufgezeichnet werden, mit Geräten, die nicht größer sind als ein handelsüblicher Laptop. Auch die räumliche Ausstattung eines Schlaflabors erinnert mehr an ein Hotelzimmer als an einen medizinischen Untersuchungsraum.

Was passiert im Schlaflabor, dem Messplatz für gestörten Schlaf?

Manche Menschen schrecken davor zurück, ein Schlaflabor aufzusuchen, weil sie nicht genau wissen, was dort eigentlich passiert.

Zunächst werden Hirnströme gemessen. Dies passiert mithilfe am Kopf befestigter, etwa einen halben Zentimeter großer Sensoren aus Gold (sogenannte Elektroden). Weiters werden die Augenbewegungen, die Muskelspannung (vom Kinn und den Beinen), der Herzschlag und die Atmungsaktivität (an Brust, Bauch und Nase) mit aufgezeichnet. Die unblutige Messung des Sauerstoffgehalts im Blut mittels eines Infrarotsensors am Zeigefinger und eine zeitgleiche Aufzeichnung der Körperbewegungen durch eine Videokamera und ein Mikrofon zur Registrierung von Schnarchgeräuschen vervollständigen die Untersuchung.

Wenn Sie nun der Meinung sind, mit so vielen Sensoren am Körper sei an Schlaf nicht zu denken, so können wir aus eigener Erfahrung das Gegenteil behaupten. Es stimmt, zunächst stören die vielen Kabel, aber irgendwann kommt der Moment, in dem alles vergessen ist und geschlafen wird. Sicherlich nicht so gut wie zu Hause, aber doch in den meisten Fällen ausreichend, um eine Diagnose zu stellen. Nur bei Forschungsprojekten gelten strengere Kriterien und es werden immer zwei Nächte hintereinander aufgezeichnet, wobei die erste der Adaptation (= Anpassung) und erst die zweite (= Messnacht) für die wissenschaftliche Auswertung herangezogen wird.

Falls es nötig ist, dass Sie zu einer Schlafuntersuchung in ein Schlaflabor müssen, brauchen Sie sich keine Sorgen zu machen. Schlafen ist trotz der vielen Kabel möglich und falls eine der Sensoren sich lösen sollte, sind immer Schlafassistentinnen oder Assistenten zur Stelle, die den Fehler beheben.

Neben den Schlafuntersuchungen findet in einem Schlaflabor eine Reihe von Spezialuntersuchungen statt, die ebenfalls dazu dienen, Schlafstörungen exakt zu diagnostizieren. Dazu zählen Untersuchungsmethoden zur Messung der Einschlafneigung am Tag. Zwei Möglichkeiten kommen hier zur Anwendung: der multiple Schlaflatenztest (abgekürzt: MSLT) und der multiple Wachbleibetest (abgekürzt MWT). Beide sind vom Ablauf her sehr ähnlich: Es wird vier- bis fünfmal pro Tag in zweistündigen Intervallen jeweils für 20 bis 30 Minuten die Zeit gemessen, wie schnell jemand einschläft. Der Unterschied besteht nur in der Instruktion. Beim MSLT dürfen Sie einschlafen, beim MWT sollen Sie möglichst lange wach bleiben. Der MSLT wird auch zur Diagnose der Narkolepsie durchgeführt, allerdings wird hier auf das Auftreten von REM-Schlafphasen geachtet. (Darüber wird in einem anderen Kapitel des Buchs berichtet.)

Über eine Untersuchung im Schlaflabor entscheidet in der Regel der behandelnde Arzt oder Schlafcoach, denn nicht bei jeder Schlafstörung ist eine so aufwendige Untersuchung im Schlaflabor notwendig. Häufig genügt es, mit kleinen transportablen Geräten den Schlaf zu Hause zu messen.

Trends & Hilfsmittel rund um den Schlaf

Das mobile Schlaflabor

Schlafuntersuchungen in einem Schlaflabor sind personalaufwendig und kostenintensiv. Dazu kommt noch, dass es mitunter sinnvoll ist, den nicht erholsamen Schlaf dort zu messen, wo er entsteht – nämlich zu Hause bei den Betroffenen. Technische Erneuerungen in puncto Miniaturisierung und leistungsfähiger Speichermedien ermöglichen es heute, solche mobilen Schlafuntersuchungen schnell und relativ einfach durchzuführen. Um die Bewegungsfreiheit der Patientin oder des Patienten nicht zu sehr durch die Verkabelung mit Messsensoren einzuschränken, werden nur die allernotwendigsten Biosignale gemessen und je nach Fragestellung kommen Spezialgeräte zum Einsatz.

Bei einem Verdacht auf Schnarchen mit Atemaussetzern wird ein sogenannter Apnoe-Screener (auch Schnarchmessgerät genannt) verwendet oder bei Verdacht auf Ein- und Durchschlafstörungen ein Gerät (Polysomnograf oder abgekürzt PSG-Rekorder), das nur Hirnströme, Augenbewegungen und die Muskelaktivität registriert. Apropos Muskelaktivität: Wie die letzten zwei Beispiele zeigen, ist es nicht immer notwendig, alle Biosignale, die im Schlaflabor gemessen werden, auch zu Hause aufzunehmen. Ambulante Methoden bieten nämlich noch einen anderen Vorteil. Messungen können wegen der wesentlich geringeren Kosten auch wiederholt werden (sogar hintereinander) und vermitteln so einen besseren Eindruck über die Verteilung von Aktivitäts- und Ruhezeiten über mehrere Tage und Nächte. Messungen der Körperbewegungen kommen ganz ohne Registrierung der Hirnströme aus und lassen sich bequem mit am Handgelenk getragenen Monitoren, sogenannten Aktigrafen oder Aktometern, durchführen.

Aktigrafen: Die Alleskönner

Damit haben wir uns vollends aus der künstlichen Umgebung eines Schlaflabors herausbegeben und stehen nun, mit einem Aktigrafen am Handgelenk mitten im Leben. Wegen der geringen Abmessungen (etwa der Größe einer Swatch-Armbanduhr) können sie ständig getragen werden und ermöglichen so lückenlose Aufzeichnungen über mehrere Wochen, sogar Monate. Die im Aktigrafen abgelegten Daten können mit einem Lesegerät in einen Computer übertragen und mit geeigneten Auswertungsprogrammen analysiert und grafisch dargestellt werden. Dieses Aktivitätsprofil, auch Aktogramm bezeichnet, dokumentiert sehr anschaulich die Aktivitäts- und Ruheperioden. Je aktiver wir sind, desto höher sind die dargestellten schwarzen Linien und wenn geschlafen wird, so entstehen Abschnitte mit nur vereinzelten, kleinen Linien. Auf diese Weise sind sehr genau die täglichen Zubettgeh- und morgendlichen Aufstehzeiten zu erkennen und natürlich werden auch jene Nächte dokumentiert, in denen es etwas später geworden ist und der Schlaf zugunsten einer Party zu kurz kam.

Vergessen wir allerdings nicht die Tatsache, dass Aktigrafen nicht direkt den Schlaf messen. Denn, wie wir zu Beginn des Kapitels geschildert haben, kann das nur durch die Registrierung der Hirnströme, mithilfe eines EEG-Gerätes geschehen. Eine Bewegungsmessung lässt nur indirekte Rückschlüsse auf den Schlaf zu. Wir benötigen zumindest die Angaben zu den täglichen Zubettgeh- und Aufstehzeiten, etwa durch das Ausfüllen eines Schlaftagebuchs. Einen Aktigrafen zu tragen und gleichzeitig ein Schlaftagebuch zu führen, ist ein sinnvolles, wir meinen sogar notwendiges, Vorgehen und sollte immer in Kombination geschehen. Neueste Entwicklungen auf dem Gebiet der ambulanten Schlafmessgeräte haben in der Zwischenzeit auch Aktigrafen mit einer Fülle von Zusatzfunktionen ausgestattet, die ein Schlaflabor fast überflüssig zu machen scheinen. So können parallel zu den Körperbewegungen moderne Aktigrafen wahlweise ein Elektrokardiogramm (EKG), die Muskelspannung an den Beinen oder den Verlauf der Körperkerntemperatur mithilfe von Temperatursensoren in der Ohrmuschel aufzeichnen. Ein Hersteller kombiniert seinen Aktigrafen sogar mit einer EEG-Einheit mit sechs Kanälen und das bei einer Gerätegröße, die kleiner als ein Smartphone ist. Zum Vergleich: Das von Loomis in den 1930er-Jahren verwendete Vierkanal-EEG-Gerät wog fast eine Tonne!

Diese Neuerungen sind vor allem für das *Schlafcoaching* ideal, da sie einfach zu bedienen, kostengünstig und ohne großen Aufwand für Sie durchzuführen sind.

Schlafmessungen und Untersuchungen zum Schlaf-Wach-Rhythmus sind mehrmals wiederholbar und können als objektive Gradmesser für die Beurteilung des Therapieverlaufs dienen.

Das bedeutet für Sie: Mithilfe dieser Messungen ist die Effizienz von Maßnahmen, die Sie, vielleicht gemeinsam mit einem Schlafcoach, setzen, transparent überprüfbar und das wird sich auf Ihre Motivation und Ihr aktives Mitgestalten von Veränderungen sehr positiv auswirken.

Schlaftagebücher: Eine einfache Methode, um Schlaf zu messen

Die einfachste und ohne technische Hilfsmittel umsetzbare Methode, um sich einen Überblick von seinem Schlaf zu verschaffen, ist, täglich seine Zubettgeh- und Aufstehzeiten zu notieren. Daraus lässt sich die Bettliegezeit (= Zeit im Bett) berechnen. Wenn Sie sich darüber hinaus noch fragen, wie viele Stunden von der im Bett verbrachten Zeit Sie auch tatsächlich geschlafen haben (= Gesamtschlafzeit), dann können Sie die Schlafeffizienz nach folgender Formel berechnen:

$$\frac{\text{„Gesamtschlafzeit"} \; (\textit{Minuten})}{\text{„Zeit im Bett"} \; (\textit{Minuten})} \times 100 = \text{Schlafeffizienz (\%)}$$

Zum Nachrechnen ein Beispiel: Wenn Sie neun Stunden (= 540 Minuten) im Bett verbracht (= Zeit im Bett) und davon acht Stunden (= 480 Minuten) geschlafen haben, dann ergibt das nach obenstehender Formel: 480 dividiert durch 540 = 0,88. Als Nächstes multiplizieren Sie 0,88 mal 100. Das ergibt dann eine Schlafeffizienz von 88,88 %!

Die Prozentsätze von mehreren Tagen, ja sogar über Wochen und Monate als Grafik dargestellt, zeigen an, wie sehr die Schlafeffizienz von Nacht zu Nacht schwanken kann. Je nach Alter sind Werte von 85 Prozent und mehr Ausdruck für eine sehr gute bis ausgezeichnete Schlafeffizienz. Unter 75 Prozent sollten die Werte nicht liegen, denn dann wird im Verhältnis zu der Zeit, die im Bett verbracht wird, zu wenig geschlafen. Wenn das bei Ihnen so ist, könnten die Gründe dafür darin liegen: Entweder Sie schlafen zu wenig und schlecht, oder Sie verbringen einen Großteil der Zeit im Bett mit vielen anderen Aktivitäten (essen, lesen, fernsehen, telefonieren), nicht aber mit Schlafen. Wenn Sie keine Schlafprobleme haben, können Sie Ihr Bett weiterhin für diese Aktivitäten nutzen. Zu Personen mit nicht erholsamem Schlaf sagen wir Schlafcoachs jedoch: „Raus aus dem Bett!" Denn entsprechend den Regeln der Schlafhygiene soll bei Schlafstörungen das Bett ausschließlich zum Schlafen genutzt werden.

Anhand dieser relativ einfachen Formel zur Bestimmung der Schlafeffizienz lässt sich jedenfalls schon einiges über Ihren Schlaf aussagen.

Einen ebenfalls einfachen Weg, um die Schlafqualität zu „messen" ist folgende Vorgehensweise: Zeichnen Sie auf ein Blatt Papier eine zehn Zentimeter lange Linie und notieren Sie am linken Ende „Sehr gut", am rechten „Sehr schlecht". Diese Linien werden als *Visuelle Analog Skalen* bezeichnet (abgekürzt VAS).

Wie haben Sie heute geschlafen?

Sehr gut   Sehr schlecht

Um eine ganze Woche beurteilen zu können, zeichnen Sie nach demselben Muster mehrere Linien untereinander, sodass jede Linie einen Tag symbolisiert. Fragen Sie sich nun eine Woche lang jeden Morgen nach dem Aufstehen: „Wie gut war mein Schlaf"? Beantworten Sie die Frage, indem Sie mit einem Kreuz oder senkrechten Strich jene Position auf der Linie zwischen den Enden „Sehr gut" und „Sehr schlecht" markieren, die am ehesten auf Sie zutrifft. Je nach Qualität des Schlafs kann der Strich von Tag zu Tag mehr in Richtung positives oder negatives Ende wandern. Nach einer Woche messen Sie nun die Distanz auf der Linie zwischen der Anfangsposition „Sehr gut" und der von Ihnen gezogenen senkrechten Markierung. Sie können die Werte (in Millimetern) auch untereinander in eine Liste eintragen. So bekommen Sie rasch einen Überblick, ob und wie sehr Ihre Schlafqualität im Verlauf einer Woche schwankt. Diese Methode hat sich als robustes Schätzmaß für die Beurteilung der Schlafqualität herausgestellt und wird in der Schlafforschung vielseitig verwendet.

App-Store: Das Neueste, um Schlaf zu messen

Mit der rasanten Verbreitung von Smartphones entstand ein neuer Markt für Zusatzfunktionen und Anwendungen, die den ursprünglichen Zweck der Geräte, das mobile Telefonieren, zur wichtigsten Nebensache deklassiert haben. In der Zwischenzeit ist das Angebot an Anwendungen, kurz Apps (Kurzform des englischen Worts „application") genannt, so weit unübersichtlich, dass es schon eigener Suchmaschinen bedarf, um hier einen Überblick zu bekommen. Uns hat insbesondere das Angebot an Apps interessiert, die Schlaf und Traum zum Thema haben.

Erstaunlicherweise mussten wir nicht lange suchen, um fündig zu werden. Die zunächst umfangreich anmutende Angebotspalette lässt sich bei genauerem Hinsehen auf einige wenige, nichtsdestotrotz interessante Themenbereiche zusammenfassen. Sehr prominent vertreten sind zahlreiche Programme, die den Schläfer „zum (biologisch) richtigen Zeitpunkt" wecken. Diese, unter dem Schlagwort *Schlafphasenwecker* vermarkteten Geräte sind seit rund zehn Jahren im Handel und nun auch als Apps erhältlich. Ähnlich wie mit einem Aktigrafen werden innerhalb eines vorher eingestellten Zeitfensters die Körperbewegungen im Schlaf registriert. Das geschieht mit dem Smartphone, das unter den Kopfpolster gelegt wird oder mittels eines Sensors, den Sie am Handgelenk tragen und der per Funk die Daten auf das Smartphone überträgt. Geweckt wird während eines vorher eingestellten Intervalls (das Zeitintervall variiert je nach Hersteller). Wollen Sie zum Beispiel spätestens um 6 Uhr in der Früh geweckt werden, dann werden Sie zwischen 5:30 und 6 Uhr geweckt, je nach Heftigkeit Ihrer Bewegungen (wenn Sie Pech haben, schon kurz nach 5:30 Uhr).

Wesentlich aufwendiger und nur unter Verwendung eines Zusatzgeräts lassen sich sogar Hirnströme registrieren. Die dafür notwendigen Sensoren sind in ein Stirnband eingebaut und senden die Daten während des Schlafens an das Smartphone. Die mitgelieferte Software berechnet nach Beendigung der Messung die Verteilung und den Anteil der Schlafstadien (REM-, Tief- und Leichtschlaf). Zusätzlich können Sie sich auch aus bestimmten Schlafphasen heraus wecken lassen.

Als zweiten Anwendungsbereich fanden wir Apps, die ganz bestimmte *Biosignale* während des Schlafs aufzeichnen. Neben der Herz- und Pulsrate werden auch Atemgeräusche oder das Schnarchen analysiert. In diese Gruppe fällt auch ein spezieller Sprachrekorder, der überprüft, ob Sie im Schlaf sprechen. Als Mikrofon dient dabei ihr Smartphone.

Eine weitere Angebotsgruppe bietet *akustische Einschlafhilfen* an. Diese Apps besitzen ein mehr oder weniger umfangreiches Archiv von monotonen Klangmustern, aus dem durch Zufall unterschiedliche Klangsequenzen miteinander kombiniert werden. Dadurch entstehen monotone, einschläfernd wirkende Klangteppiche, die sich zwar ähneln, aber nie gleich sind. Dahinter steht die Annahme, dass den Hirnströmen durch die Darbietung akustisch monotoner Reize ein langsamer Rhythmus „aufgezwungen" werden kann, wodurch das Einschlafen erleichtert wird.

Und schließlich werden Apps angeboten, die sich mit dem *Träumen* beschäftigen. Das Angebot reicht von einfachen Programmen, mit denen Sie einen Traumbericht aufnehmen und anschließend archivieren können bis hin zu Programmen, die den Inhalt der Träume analysieren und mit einer Online-Datenbank abgleichen. Dadurch können Sie erfahren, ob Ihr Traum von einem Fenstersturz in Ihrer Altersgruppe häufig geträumt wird oder etwas Besonderes, weil Seltenes ist. Andere Apps wiederum funktionieren ähnlich wie die Schlafphasenwecker-Apps, nur dass Sie diesmal in den sogenannten Traumphasen geweckt werden. So können Sie Träume leichter erinnern und aufzeichnen, oder es wird Ihnen durch einen akustischen Reiz signalisiert, dass Sie sich jetzt in einer Traumphase befinden. Damit können Sie auch lernen, den Traum willentlich zu beeinflussen. Dieses Phänomen wird als Klarträumen oder Luzides Träumen bezeichnet und bedeutet einen Zustand, in dem die Schläferin und der Schläfer wissen, dass gerade geträumt wird. Mit etwas Übung können Sie sogar lernen, in das Traumgeschehen aktiv einzugreifen.

Da sich das Angebot an Apps ständig erweitert, ist diese kurze Übersicht in der Zwischenzeit garantiert schon wieder durch neue kreative Anwendungsideen erweitert und ergänzt worden. Es lohnt sich, den Markt in puncto Schlaf- und Traum-Apps im Auge zu behalten. Die meisten Apps funktionieren nur dann einwandfrei, wenn sich das Smartphone in unmittelbarer Nähe des Bettes befindet, oder das

Smartphone muss im Bett positioniert werden. Also nichts für Personen, die das Schlafzimmer frei von Elektrosmog halten wollen, außer Sie versetzen Ihr Gerät in den sogenannten „Flight Modus" und schalten die Telefonfunktion aus. Wenn auch viele der angebotenen Apps nicht den klinisch-medizinischen oder therapeutischen Ansprüchen gerecht werden (zum Beispiel fehlen Studien, die beweisen, dass Apps tatsächlich auch REM-Schlaf erkennen können), so sind sie doch Ausdruck für einen lustvollen und spielerischen Umgang mit den köstlichsten Dingen des Lebens: Schlaf und Traum!

Chemische Substanzen, die den Schlaf beeinflussen

Wie das Beispiel mit dem App zur Beeinflussung der Trauminhalte durch luzides Träumen zeigt, ist der Weg vom Messen zum Beeinflussen und Verändern nicht sehr weit.

Unsere Erfahrungen als Schlafcoaches zeigen, dass bei der Behandlung von Schlafstörungen nach wie vor Medikamente die erste Wahl sind. Trotz zahlreicher Aufklärungsbemühungen vonseiten der Schlafmedizin werden Schlafmittel von vielen praktischen Ärzten immer noch zu schnell und unreflektiert verschrieben. In den letzten Jahren regt sich aber unter den Patientinnen und Patienten zunehmend Unmut über diese Vorgangsweise. Immer mehr wollen keine Medikamente nehmen und sind enttäuscht, wenn nichts anderes vom Arzt angeboten wird. Die meisten unserer Klientinnen und Klienten gehören zu dieser Gruppe und wollen entweder von vornherein keine Medikamente nehmen oder von diesen loskommen.

Trotz dieser Vorbehalte haben Schlafmittel (synthetische oder pflanzliche) nach wie vor ihren Stellenwert in der Behandlung von Schlafstörungen. Doch wie so viele andere Hilfsmittel auch, müssen wir die Rahmenbedingungen ihrer Anwendung und die Charakteristika ihrer Wirkungsweisen möglichst genau definieren und kennen.

Mit Messverfahren zur Bestimmung der Schlaftiefe, Schlafeffizienz und der Schlafqualität können sogenannte Schlafnormdaten erhoben werden, die Auskunft geben, wie gesunde Frauen oder Männer in einer bestimmten Altersgruppe „normalerweise" schlafen. Solche Normdaten helfen in der Schlafmedizin den gestörten Schlaf eines Patienten genauer zu charakterisieren, indem ein individuelles Schlafprofil mit den Schlafprofilen von gleich alten Personen und gleichgeschlechtlichen Schlafgesunden verglichen wird. Stellt sich zum Beispiel heraus, dass der Patient weniger Tiefschlaf aufweist, als in seiner Altersgruppe „normal" ist, dann kann ein Medikament ausgewählt werden, welches den Tiefschlaf vermehrt, um damit das Tiefschlafdefizit des Patienten gezielt auszugleichen. Das Konzept, zunächst Schlaf zu vermessen, damit sich zeigt, was und wo etwas fehlt, um so die medikamentöse Therapie zu optimieren, wird von namhaften Schlafmedizinern wie Professor Bernd Saletu vertreten und als „Schlüssel-Schloss-Prinzip" in der Behandlung von Schlafstörungen bezeichnet.

Wie sehr allerdings unser Wissen über die Wirkung von chemischen Substanzen auf den Schlaf ausreicht, um genau zu wissen, was fehlt und wie das Fehlende ergänzt werden kann, sei dahingestellt. Das Erstellen großer Normdatenbanken und systematischer Vergleiche mit Schlafgestörten ist aufwendig und kostenintensiv und selbst große Pharmakonzerne können (oder wollen?) das nötige Geld dafür nicht aufbringen. Vieles bei der Behandlung von

Schlafstörungen bleibt deshalb dem Zufall überlassen und manches hilft, obwohl wir (noch) nicht wissen, warum.

So kommt zum Beispiel in Heilpflanzen eine Vielzahl verschiedener Substanzen vor, die jede einzeln zu untersuchen sehr aufwendig ist, und es ist schlichtweg unmöglich, dazu auch noch die Wechselwirkungen zwischen den einzelnen Bestandteilen mit zu berücksichtigen. Synthetische Schlafmittel haben den großen Vorteil, dass sie nur aus einer, chemisch gesprochen, sehr reinen Substanz bestehen. Das macht es wesentlich einfacher, die Wirkungsweise dieser Substanz zu untersuchen oder nachzuvollziehen, wo im Körper der chemische Stoff hintransportiert wird. Trotzdem tappen wir auch bei zahlreichen synthetischen Schlafmitteln buchstäblich im Dunkeln und wissen weder wie noch wo sie genau wirken. Doch darüber später, zunächst wollen wir einige pflanzliche Schlafmittel etwas genauer unter die Lupe nehmen.

Wie pflanzliche Schlafmittel wirken

Unser Wissen über schlaffördernde Heilpflanzen hat eine sehr lange Tradition und bereits im Nibelungenlied werden Schlafmittel gezielt eingesetzt (so zum Beispiel Hundings Frau). Systematisch erforscht und nach ihren Wirkungen katalogisiert, wurden Heilpflanzen im Mittelalter und seitdem sind sie wesentliche Bestandteile der Klostermedizin. Baldrian, Johanniskraut, Hopfen, Melisse und Lavendel sind einige dieser „klassischen" Substanzen, die sowohl wegen ihrer beruhigenden als auch schlaffördernden Wirkung eingesetzt werden. Später kamen noch andere Heilpflanzen wie die Passionsblume oder ein Extrakt des Japanischen Tempelbaumes (Ginkgo biloba) hinzu.

Generell ist bei pflanzlichen Heilmitteln (oder Phytotherapeutika) zu beachten, dass je nach geografischem Ort ihres Vorkommens und der Jahreszeit die Konzentration an Wirkstoffen sehr unterschiedlich ausfallen kann. Das kann mitunter zu einer Unter- oder Überdosierung führen, obwohl ein Anwender immer dieselbe Kräutermenge verwendet. In der Regel wirken Phytotherapeutika nur in hoher Dosierung (Konzentration) und brauchen länger, um zu wirken (bis zu drei Wochen) als synthetische Schlafmittel.

Entgegen der landläufigen Meinung haben pflanzliche Heilmittel auch Nebenwirkungen wie Schwitzen, Zittern, Unruhe, Übelkeit und können Allergien auslösen. Es hat sich in Studien gezeigt, dass sich bei Kombinationspräparaten (zum Beispiel Mischungen aus Baldrian, Hopfen und Passionsblume) weniger Nebenwirkungen zeigen, die Wirksamkeit aber genauso gut ist wie bei Präparaten aus einer einzigen Heilpflanze.

Baldrian – das natürliche Schlafmittel

Das bekannteste und am besten wissenschaftlich untersuchte natürliche Schlafmittel ist der Baldrian. Als Mitte der 1990er-Jahre die Wirkstoffgruppe der Baldrianlignane von einer Marburger Forschergruppe unter der Leitung von Professor Hölzl entdeckt wurde, war das eine kleine wissenschaftliche Sensation. Pflanzliche Heilmittel oder Phytotherapeutika, wie diese Gruppe unter Fachleuten genannt wird, bestehen nicht wie Medikamente aus einigen wenigen chemischen Substanzen, sondern aus einer Vielzahl von verschiedenen Substanzen, die mehr oder weniger konzentriert in einer Pflanze vorkommen können (wir haben bereits darauf hingewiesen). Hier die wirksamsten chemischen Verbindungen herauszufinden ist buchstäblich wie die Suche nach der Stecknadel in einem Heuhaufen. Deshalb war die Identifizierung der Baldrianlignane als eine der schlaffördernden Substanzen im Baldrian so bedeutsam. Neben der Chance, diese Substanz im Labor nachzubauen, um so ein natürlich wirkendes Schlafmittel herzustellen, besteht auch die Möglichkeit des gezielten Kultivierens von Baldrianpflanzen mit einem besonders hohen Anteil an Lignanen, um dadurch die schlaffördernde Wirkung zu steigern.

Erste experimentelle Untersuchungen bei der Baldrianeinnahme konnten zeigen, dass Baldrianlignanen im Nervensystem an ganz bestimmten Stellen (den Kontaktpunkten zwischen Nervenzellen) zu finden sind, und zwar dort, wo auch das Koffein (der wachmachende Wirkstoff im Kaffee) wirkt. An diesen Kontaktpunkten (den sogenannten Synapsen) entscheidet es sich, ob ein Reiz von einer Nervenzelle zu einer anderen weitergeleitet wird. Dies funktioniert durch die Ausschüttung sogenannter Botenstoffe. Je nach chemischer Beschaffung können diese Botenstoffe einen Reiz verstärken oder unterdrücken. Baldrianlignanen unterdrücken die Reizweiterleitung und wir können uns entspannen. Koffein hingegen verdrängt die Baldrianlignane und so können Reize ungehindert die Kontaktstellen zwischen den Nerven passieren. Substanzen, die andere in ihrer Wirkung behindern, werden als Antagonisten (= Gegenspieler) bezeichnet. Somit ist Koffein ein Antagonist der Baldrianlignane.

Baldrianhaltige Präparate sind keine Substanzen, die den Schlaf erzwingen, sondern sie erhöhen die Einschlafbereitschaft, indem sie entspannend wirken und Nervosität reduzieren. Sie fördern das Durchschlafen und intensivieren die Tiefschlafphasen. Allerdings müssen Baldrianpräparate – wie fast alle pflanzlichen Schlafmittel –

eine Zeit lang genommen werden, bis sie wirken. Das kann mitunter mehrere Tage, ja bis zu zwei Wochen dauern. Geduld ist also angesagt.

Der Echte Hopfen: Nicht nur für Biertrinker interessant

Obwohl Hopfen als Bierbestandteil eine jahrhundertelange Tradition hat, wurde seine Wirkung als Heilpflanze erst im Frühmittelalter erkannt. Hildegard von Bingen erwähnte die Bitterkeit des Hopfens und schrieb ihm antiseptische Wirkung zu. Auch die beruhigende Wirkung wurde bald erkannt und in Form von Zäpfchen hat Hopfen in der Klostermedizin einen festen Platz bei der Behandlung von nervösen Einschlafstörungen. Allerdings ist es der Schulmedizin bis dato noch nicht gelungen, die dafür verantwortlichen chemischen Wirkmechanismen zu identifizieren.

Die beruhigende Wirkung des Hopfens kommt wahrscheinlich in erster Linie von den Bitterstoffen und teilweise auch von den in der Pflanze vorhandenen ätherischen Ölen. Neueste Forschungsansätze gehen davon aus, dass die im Hopfen vorhandenen Wirkstoffe möglicherweise am Melatoninrezeptor wirken. Melatonin wird im Gehirn von der Zirbeldrüse (auch Epiphyse genannt) vor allem am Abend und in der Nacht gebildet und fördert das Einschlafen. Wie Melatonin unterstützt Hopfen das Absinken der Körperkerntemperatur, ein wichtiger Vorgang, um das Einschlafen zu erleichtern.

Bei der Anwendung von Hopfenpräparaten sind nur wenige Nebenwirkungen bekannt, allerdings können Allergien ausgelöst werden und Symptome wie Kopfschmerzen, Schläfrigkeit und Bindehautentzündungen entstehen.

Falls Sie gelegentlich unter Einschlafschwierigkeiten leiden, können Sie ruhig pflanzliche Schlafmittel wie Baldrian oder Hopfen ausprobieren. Lesen Sie aber sorgfältig den Beipackzettel, denn auch sogenannte natürliche Schlafmittel haben ihre Nebenwirkungen! Werden die Symptome aber nicht besser und treten Schlafprobleme häufig auf, sollten Sie einen Schlafexperten aufsuchen.

Johanniskraut wirkt antidepressiv und beruhigend

Das Johanniskraut enthält eine breite Palette von Substanzen, die nachweislich gegen Depressionen, Nervosität und Schlafstörungen helfen. Als besonders wirksame Substanzen im Johanniskraut gelten das Hypericin und das Hyperforin. Beide Wirkstoffe beeinflussen die Reizweiterleitung zwischen den Nervenzellen, indem sie die Verfügbarkeit der Nervenbotenstoffe Serotonin, Noradrenalin, Dopamin und von Gamma-Aminobuttersäure (Abkürzung: GABA) erhöhen können. Fachleute bezeichnen dies als eine Wiederaufnahmehemmung der Nervenbotenstoffe. Johanniskrautpräparate wirken somit fast genauso wie synthetisch erzeugte Antidepressiva und müssen wie diese auch eine Zeit lang genommen werden, bis sie wirken (bis zu vier Wochen).

Allerdings ist es wichtig, bei der Verwendung von Johanniskrautpräparaten einige Vorsichtsmaßnahmen zu beachten. So sollten Personen, die lichtempfindlich sind, kein Johanniskraut zu sich nehmen, weil dadurch die Lichtempfindlichkeit der Haut erhöht wird: deshalb unsere Empfehlung, keine Sonnenbäder oder Solarienbesuche während der Einnahme. Johanniskrautpräparate wirken bei leichten und mäßig schweren Depressionen, nicht jedoch bei schweren Depressionen. Eine Kombination mit synthetischen Antidepressiva sollten Sie daher auf alle Fälle mit Ihrer behandelnden Ärztin oder Ihrem Arzt absprechen. Auch Kinder sollten nicht mit Johanniskrautpräparaten behandelt werden, da es noch keine Unbedenklichkeitsstudien dazu gibt. Ansonsten sind Nebenwirkungen nur selten und wenn, dann handelt es sich um Irritationen des Magen-Darmtraktes, allergische Hautreaktionen, Kopfschmerzen, Müdigkeit oder Unruhe.

Adenosin – der Müdemacher?

Das Zusammenwirken von chemischen Substanzen und deren Gegenspielern in unserem Nervensystem funktioniert nach einem strengen Schlüssel-Schloss-Prinzip, sodass immer nur ganz bestimmte Wirkstoffe sich gegenseitig beeinflussen können. Neben dem Schlüssel-Schloss-Prinzip ist auch der Ort, an dem eine chemische Substanz wirkt, entscheidend. Nicht alle Nervenzellen verfügen über dieselben Andockstellen (= Rezeptoren) und beispielsweise kann Koffein nur an ganz bestimmten Rezeptoren wirken.

Experimente zeigen, dass sowohl Koffein als auch die Baldrianlignane an jenen Rezeptoren zu finden sind, wo auch Adenosin vorhanden ist. Adenosin ist eine Substanz, die freigesetzt wird, wenn eine Zelle viel Energie verbraucht. Bildlich gesprochen ist Adenosin das Abfallprodukt der körpereigenen Energieproduktion und viel Adenosin im Nervensystem verhindert, dass Reize weitergeleitet werden. Die Konsequenz davon ist, dass wir müde werden. Trinken wir eine Tasse Kaffee, so wirkt das Koffein genau an jenen Rezeptoren, wo sich das Adenosin angedockt hat und verdrängt es von dort. Koffein ist somit ein Antagonist des Adenosins. Jetzt können Reize wieder ungehindert weitergeleitet werden und wir fühlen uns erneut wach. Andererseits würde die Einnahme von

Baldrianlignanen genau das Gegenteil bewirken, denn wie wir ja wissen, ist diese Substanz ein Antagonist des Koffeins und „neutralisiert" so seine Wirkung.

Tryptophan: der Grund, warum Essen müde macht

Geht es Ihnen auch oft so? Sie genießen ein gutes Mittagessen und wollen dann wieder voll Schwung an die Arbeit. Aber leider hält Ihr Körper mit Ihrem Vorhaben nicht mit, denn plötzlich werden Sie furchtbar müde und würden Ihren Schreibtisch am liebsten gegen ein bequemes Bett tauschen ...

Das liegt an verschiedenen Stoffen, die im Körper wirken. Als sogenannte essenzielle Aminosäure kann Tryptophan vom menschlichen Organismus nicht selbst gebildet und muss über die Nahrung aufgenommen werden. Dies kann durch den Verzehr von Proteinen (= Eiweiß) oder durch Peptide (die Verbindungsbausteine zwischen den Aminosäuremolekülen) erfolgen. Reichhaltig an Proteinen sind unter anderem Camembert-Käse, Kuhmilch, Kakaopulver, Sojaprodukte, Reis, Hühnerei, Erbsen, diverse Nüsse, roher Lachs oder Haferflocken. Der Tagesbedarf an Tryptophan wird zwischen 3,5 und 6 mg pro Kilogramm Körpergewicht angegeben und ist genügend vorhanden, so wirkt es stimmungsaufhellend und beruhigend. Es wird vermutet, dass L-Tryptophan (= ungebundenes Tryptophan) im menschlichen Körper in den Nervenbotenstoff Serotonin umgewandelt wird.

Serotonin wiederum wirkt appetithemmend, stimmungsaufhellend, entängstigend und beeinflusst die Körpertemperatur (in Abhängigkeit von anderen Nervenbotenstoffen bewirkt Serotonin einen Anstieg oder ein Absinken). Tryptophan sorgt im Körper dafür, dass ge-

nügend Serotonin vorhanden ist, um daraus das einschlaf-
fördernde Melatonin zu bilden. Fassen wir zusammen: Aus
Tryptophan entsteht Serotonin und daraus das Melatonin.
Damit ist der Kreis geschlossen und wir haben eine bioche-
mische Erklärung dafür, warum Essen müde macht ...

Zu wenig Serotonin findet sich bei Menschen mit
Depressionen. Deshalb gilt L-Tryptophan als natürliches
Antidepressivum, kann aber auch bei der Behandlung
von Schlafstörungen eingesetzt werden. Dazu wird das
L-Tryptophan verwendet, das sich industriell herstellen
lässt und als verschreibungspflichtiges Medikament für die
Behandlung von Schlafstörungen zugelassen ist.

Wie wir anhand dieses Beispiels sehen können, beeinflussen Nahrungsmittel unseren Schlaf. Eine warme Kakaomilch
(ungesüßt) oder eine leichte Mahlzeit am Abend aus Reis
und Fisch kann sich durchaus positiv auf den Schlaf auswirken, denn Kohlehydrate kurbeln den Wärmehaushalt
an und das hilft uns beim Einschlafen. Allerdings sollte
etwas Zeit verstreichen, da durch den Verdauungsprozess
das Hormon Adrenalin gebildet wird, eine Substanz, die
alles andere als schlaffördernd ist. Nach etwa einer Stunde
sinkt der Adrenalinspiegel und dann könnten die ersten
Schlafvorbereitungsrituale beginnen.

Her mit den Pillen! – Das Geschäft mit Schlafstörungen

Für den amerikanischen Pharmakonzern Upjohn war
der 8. Jänner 1992 ein rabenschwarzer Tag. Dabei war
der Anlass ein kleines Missgeschick, das jedem passieren könnte. Man sitzt mit Freunden in einem Restaurant,

plaudert, ist gedanklich vielleicht ganz woanders, blickt jemandem nach, dreht sich etwas zu abrupt um und rutscht vom Sessel. Das Missgeschick passierte natürlich nicht Otto Normalverbraucher, sondern höchst prominent dem damaligen US-Präsidenten George Bush während eines offiziellen Festbanketts in Japan. Und der Anlass war auch keine attraktive Kellnerin, sondern eine blaue Pille, die damals eines der erfolgreichsten und populärsten Schlafmittel weltweit war: Halcion. Mr. President und andere ranghohe Regierungsmitglieder machten in der Öffentlichkeit kein Geheimnis daraus, dass ohne die „blaue Bombe", wie der damalige US-amerikanische Außenminister James Baker die Pille nannte, an Schlaf nicht zu denken war. Egal ob zu Hause, auf Reisen oder gegen Jetlag-Beschwerden – Halcion galt als Wundermittel. Doch der Ausrutscher des prominenten Schlafgestörten George Bush führte der Weltöffentlichkeit drastisch die Schattenseite der blauen Wunderpille vor Augen: Koordinations- und Konzentrationsschwierigkeiten, kurzzeitiger Gedächtnisverlust, Sprach- und Wortfindungsstörungen und Veränderungen in der Persönlichkeit.

Ist das der Preis, den wir heute für ein paar Stunden Schlaf zu bezahlen haben? Oder nur die Folge unsachgemäßer Anwendung? Helfen Schlafmittel wie das genannte Halcion aus der Gruppe der Benzodiazepine oder machen sie abhängig und gefährden die Gesundheit? Eine Menge berechtigter Fragen, die zu bedenken sind, wenn wir von Klientinnen und Klienten gefragt werden, ob sie ein Schlafmittel bekommen könnten. Als Schlafcoach haben wir unsere Zweifel, vor allem was Benzodiazepine betrifft. Warum das so ist, wollen wir Ihnen im Folgenden darlegen.

Das erste vollsynthetische Schlafmittel wurde 1888 von der Farbenfabrik Bayer unter dem Namen *Sulfonal* produziert. Neben dem Präparat *Trional*, das etwa zur selben Zeit auf den Markt kam, wurden beide bei Patientinnen und Patienten mit nervöser Schlaflosigkeit eingesetzt und hatten im Vergleich zu anderen Substanzen (etwa Opium und Morphium) keine nachteiligen Auswirkungen auf das Herz-Kreislauf-System. Doch der eigentliche Durchbruch gelang erst 1903 mit der Vermarktung von *Veronal* durch den Arzneimittelhersteller Merck. Veronal oder chemisch gesprochen Barbital ist ein sehr langsam wirkendes Barbiturat, eine Substanz, die bereits 1864 vom deutschen Chemiker Adolph Baeyer (als Barbitursäure) destilliert wurde. Allerdings geriet die Substanz in Vergessenheit und wurde erst um 1900 vom Chemiker Emil Fischer wiederentdeckt.

Veronal wirkt bei niedriger Dosierung beruhigend, mit zunehmender Dosis zunächst schlaffördernd und dann narkotisierend. Eine Überdosis kann tödlich sein. Darüber hinaus verursachen langwirksame Barbiturate am Morgen einen sogenannten „Hangover". Der Grund dafür liegt in der noch hohen Restdosis des Schlafmittels im Körper, die zu Schläfrigkeit, Konzentrations- und Koordinationsproblemen führt. Um richtig aufzuwachen, werden Aufputschmittel genommen und damit wird ein tödlicher Kreislauf in Gang gesetzt, der zunächst zu einer Schlaf-Weckmittel-Sucht führt. In Folge kann es aufgrund der immer höheren Barbituratdosis zu Vergiftungserscheinungen mit Bewusstlosigkeit und Herz-Kreislauf-Problemen kommen und sich eine körperliche Abhängigkeit entwickeln. Diese gravierenden Nebenwirkungen konnten den Siegeszug der Beruhigungs- und Schlafmittel auf Barbituratbasis aber nicht verhindern. Erst die über Jahrzehnte erschreckend hohen Prozentsätze von Selbstmorden durch Barbiturate (1963: 10% Selbstmorde durch Barbiturate weltweit) zwangen zur Suche nach Alternativen.

Als 1957 der Arzneimittelhersteller Grünethal mit

einem neuartigen barbituratfreien Schlaf- und Beruhigungsmittel auf Thalidomidbasis auf den Markt kam, schien der Durchbruch gelungen zu sein. Das Präparat erlangte allerdings unter dem Handelsnamen *Contergan®* (Deutschland) und *Softenon®* (Österreich und der Schweiz) eine grauenvolle Berühmtheit und gilt heute noch als eines der Medikamente mit den folgenschwersten Nebenwirkungsvorfällen. Nach pessimistischen Schätzungen erlitten weltweit bis zu 10.000 Neugeborene teilweise massive Organmissbildungen, weil Müttern wegen schwangerschaftsbedingter Schlafstörungen die Medikamente Contergan® oder Softenon® verschrieben wurden. Aus heutiger Sicht ist es völlig unverständlich, dass der Hersteller Grünethal trotz Hinweisen über die Häufung von Missbildungen bei Neugeborenen (bereits 1959 lagen die ersten Berichte vor) erst Ende 1961 nach massivem öffentlichen Druck die Präparate vom Markt nahm.

Eine Alternative zu den süchtig machenden und bei Überdosis tödlich wirkenden Barbituraten zeichnete sich erst ab Anfang 1960 ab, als eine neue Medikamentengruppe mit dem Namen *Benzodiazepine* (vom Chemiker Leo Sternbach für den Pharmakonzern Hoffmann-La Roche Ende der 1950er-Jahre entwickelt) auf den Markt kam. Die neuen Wundertabletten heißen *Librium®* (chemische Bezeichnung: Chlordiazepoxid) und dann drei Jahre später erfolgte die Weiterentwicklung zu *Valium®* (chemische Bezeichnung: Diazepam). Die Medikamente wurden zunächst als Beruhigungsmittel (englisch: Tranquilizer) vermarktet und galten als absolut sicher, weil sie angeblich weder abhängig machen noch bei einer Überdosierung tödlich wirken. Die weite Verbreitung von Tranquilizern schien diese Annahme zu bestätigen und die rasant steigenden Umsatzzahlen sprachen für sich. Selbst kritische Stimmen von populärer Seite, etwa die Anspielungen der

Rolling Stones in ihrem Song „Mothers Little Helper" über den Missbrauch von Tranquilizern bei gestressten Müttern (1966) taten dem Siegeszug der Benzodiazepine keinen Abbruch. Ganz im Gegenteil: Sie wurden noch populärer, nachdem sich der zweite große Markt für Valium® & Co. auftat: die Anwendung als Schlafmittel.

Benzodiazepine: Ideale Schlafmittel?

Die Wirkung der Benzodiazepine unterscheidet sich grundsätzlich von den Barbituraten. Galten diese als Schlaferzwinger, so sind Benzodiazepine ausschließlich Schlafförderer. Benzodiazepine verändern die Konzentration des Nervenbotenstoffes Gamma-Aminobuttersäure (abgekürzt GABA), eine Substanz, die dämpfend wirkt. Ist GABA nicht vorhanden, dann können Benzodiazepine auch nicht wirken, doch sie wirken maximal, wenn GABA in nur geringer Dosis vorhanden ist. Diese Maximalwirkung entspricht der höchstmöglichen Aktivierung einer GABAergen Nervenzelle unter „normalen" Bedingungen und kann daher nie stärker sein. Diese Eigenschaft der Benzodiazepine macht sie im Gebrauch sicher und nicht toxisch (= giftig).

Benzodiazepine (Handelsnamen: *Valium®*, *Dalmadorm®*, *Rohypnol®*) wirken beruhigend, angstlösend, muskelentspannend und schlaffördernd. Sie erzeugen allerdings keinen natürlichen Schlaf, sondern verändern bei Schlafgesunden das Schlafprofil, indem sie die REM- und Tiefschlafphasen verkürzen. Dazu kommen noch ausgeprägte Nebenwirkungen wie eine verminderte Wahrnehmungs- und Reaktionsfähigkeit, Gedächtnisstörungen, Verwirrtheit und Halluzinationen. Und, entgegen der anfänglichen Beteuerungen: *Benzodiazepine können süchtig und abhängig machen!* Allein in Deutschland gibt es mittlerweile 1,2 Millionen Benzodiazepin-Abhängige und die Vergleichszahlen für Österreich und die Schweiz weisen ähnlich hohe Prozentsätze aus. Der Schlafmittelmissbrauch ist ein aktuelles Thema, nicht nur wegen der hohen Medikamentenkosten für die Krankenkassen, sondern auch weil ein Entzug langwierig ist und massive Entzugserscheinungen hervorrufen kann. Schlafstörungen, Panik, Angst, Depressionen und Verminderung der allgemeinen Leistungsfähigkeit sind einige der häufigsten Entzugssymptome. Trotzdem verordnen viele Ärzte nach wie vor Benzodiazepine, weil sie rasch und effizient wirken, das Suchtpotenzial dieser Medikamente wird leider immer noch unterschätzt. Der Körper gewöhnt sich schnell an den Wirkstoff und so ist die Gefahr einer Dosissteigerung mit folgender Abhängigkeit sehr groß. Aus diesen Gründen sollte vor allem bei älteren Menschen, Kindern und Jugendlichen auf Alternativen zurückgegriffen werden. Dazu eignen sich eine Reihe von nicht benzodiazepinhaltigen Präparaten (die sogenannten Z-Substanzen) oder Antidepressiva. Diese Medikamentengruppe macht nicht abhängig und hat neben der schlaffördernden auch eine stimmungsaufhellende Wirkung.

Beim Absetzen von Benzodiazepinen sollte die Dosis nach und nach verringert werden, um die schon nach wenigen Tagen auftretenden Entzugssymptome – Angstzustände in Kombination mit erheblichen Schlafstörungen – zu minimieren. Bei der Benzodiazepin-Entwöhnung können auch pflanzliche Präparate eingesetzt werden, die beruhigend und schlaffördernd wirken, ein Vorgehen, das im *Schlafcoaching* oft angewendet wird. Wenn in dieser Phase Entzugssymptome auftreten, kann meist nicht sofort auf ein pflanzliches Präparat umgewechselt, sondern muss ein Umweg über andere synthetische Schlafmittel gewählt werden (zum Beispiel eine Z-Substanz). Erst wenn die Entzugssymptome verschwinden, ist der Wechsel auf ein pflanzliches Schlafmittel möglich.

Alternativen zu Valium® & Co

Seit mehreren Jahren stehen Alternativpräparate zu den Benzodiazepinen zur Verfügung, die zwar ähnlich wirken, aber wesentlich weniger Nebenwirkungen zeigen. Zu dieser Gruppe zählen Präparate wie das Zolpidem (Handelsnamen: Ivadal®, Zoldem®, Stilnox®), Zopiclon (Handelsnamen: Somnal®, Ximovan®) oder Zaleplon (Handelsname: Sonata®). Sie haben eine Wirkdauer (= Halbwertszeit) von weniger als vier Stunden, fördern Tief- und REM-Schlaf und besitzen ein geringes Abhängigkeitspotenzial. Da Präparate dieser Substanzgruppe alle mit dem Buchstaben „Z" beginnen, werden sie auch als Z-*Substanzen* bezeichnet.

Mit Erfolg werden bei der Behandlung von Schlafstörungen *Antidepressiva*, insbesondere mit sedierender (= beruhigender) Wirkung, angewendet. Der Vorteil dieser Substanzen liegt darin, dass sie wegen des minimalen Abhängigkeitsrisikos auch langfristig eingenommen werden können und beim Absetzen nicht so problematisch sind wie Benzodiazepine (keine plötzliche Verschlechterung der Schlafstörung). Der Nachteil der Antidepressiva ist, dass sie wie auch die Benzodiazepine kein natürliches Schlafmuster fördern, sondern vor allem den REM-Schlaf unterdrücken und eine Reihe unerwünschter Nebenwirkungen zeigen (Gewichtszunahme, sexuelle Funktionsstörungen, Mundtrockenheit). Zu den bekanntesten Antidepressiva zählen der Wirkstoff Trimipramin (Handelsname: Stangyl®), Amitryptilin (Handelsname: Saroten®) und das Doxepin (Handelsname: Aponal®). Seit 2009 ist ein neues Antidepressivum mit der chemischen Bezeichnung Agomelatin

(Handelsname: Valdoxan®) zugelassen, welches deutlich weniger Nebenwirkungen hat, die Einschlafzeit verkürzt und die Tagesbefindlichkeit und Leistungsfähigkeit deutlich weniger beeinträchtigen.

Als weitere Alternativen bieten sich neben pflanzlichen Wirkstoffen (zum Beispiel Tryptophan) sogenannte körpereigene Schlafsubstanzen wie Melatonin und Orexin/ Hypocretin an.

Melatonin – die Schlaftablette der Natur!

Mit diesem Slogan versuchte der kalifornische Arzt Ray Sahelian das Hormon Melatonin bei der Behandlung von Schlafstörungen anzupreisen und es hatte lange den Anschein, als würde ihm damit ein Durchbruch gelingen.

Das Hormon wird von der Zirbeldrüse während der Nacht gebildet und fördert das Ein- und Durchschlafen. Durch das Öffnen der Augen und mit dem Eintritt von Lichtimpulsen in das Gehirn wird die Produktion des Hormons sofort heruntergefahren, um zu gewährleisten, dass der Organismus sich auf den neuen Tag vorbereiten kann. Nachdem es gelungen war, Melatonin kostengünstig aus den Gehirnen geschlachteter Tiere (Rinder und Kälber) herauszufiltern, konnte es sehr günstig im Handel angeboten werden. Als reines Naturprodukt musste es nicht patentiert werden und war somit frei verkäuflich. Seit 1994 wird das Hormon in den USA massenweise frei verkauft und man hielt es eine Zeit lang für ein Wundermittel gegen den Alterungsprozess und für das ideale Schlafmittel. Doch Melatonin hat eine kurzzeitige Wirkung (Halbwertszeit weniger als eine Stunde) und kann so den Schlaf nicht die ganze Nacht positiv beeinflussen. Bestenfalls das Einschlafen pro-

fitiert davon. Da der Körper sein eigenes Melatonin kontinu-
ierlich über die ganze Nacht produziert, müsste es in Form
einer Tablette so verabreicht werden, dass es nur langsam im
Magen-Darmtrakt aufgelöst wird und so die ganze Nacht
über wirkt. Diese Verabreichungsform, als Retard-Wirkung
(Lateinisch: verlangsamt wirkend) bezeichnet, ist bei vielen
Medikamenten üblich, wurde aber bei der Produktion von
Melatonin lange Zeit nicht angewendet.

Melatonin ist seit ein paar Jahren in Deutschland und
Österreich unter dem Namen *Circadin*® für die Behandlung
von leichten bis mittelschweren Schlafstörungen bei
Personen ab 55 Jahren zugelassen. Das macht insofern Sinn,
da die Melatoninproduktion ab dem 50. Lebensjahr kontinuierlich abnimmt und die Vermutung naheliegt, dass dies
im Zusammenhang mit der Zunahme von Klagen über
nicht erholsamen Schlaf bei Älteren steht. Zudem verursacht Melatonin keine gravierenden Nebenwirkungen, was
besonders bei der Einnahme von anderen Medikamenten
von Vorteil ist. Im Gegensatz zu anderen synthetisch her-
gestellten Schlafmitteln wie zum Beispiel die bereits genannten Benzodiazepine, greift Melatonin nicht direkt in
die Schlafregulation ein und verändert nicht den natürlichen Schlafprozess. Es festigt den zirkadianen Schlaf-Wach-
Rhythmus und erleichtert das Ein- und Durchschlafen. (Siehe
dazu auch das Kapitel „Schlaf-Wach-Rhythmus-Störungen:
Wenn die Nacht zum Tag wird".) Melatonin muss allerdings immer zur selben Zeit genommen werden (ideal am
frühen Abend) und die Wirkung setzt nicht sofort ein. Wie
auch bei fast allen pflanzlichen Schlafmitteln (zum Beispiel
Baldrian oder Hopfen) ist mit einer spürbaren Verbesserung
der Schlafqualität erst ein bis zwei Wochen nach der ersten
Einnahme zu rechnen.

Schlafen oder essen? Das Peptid
Orexin entscheidet mit

Anfang der 1990er-Jahre ließ eine wissenschaftliche Entdeckung aufhorchen, die zunächst Verwirrung stiftete. Fast zeitgleich berichteten zwei unabhängige Forschergruppen über ein neu entdecktes Peptid. An und für sich nichts Außergewöhnliches, denn Peptide, das sind Botenstoffe, die Nervenzellen produzieren und freisetzen, werden immer wieder „entdeckt". Das Verwirrende: Es war ein und dieselbe Substanz, doch wegen der unterschiedlichen Interessen der Forscher bekam sie unterschiedliche Namen. Die eine Gruppe wollte die Funktionsweise des Hypothalamus (= eine kleine Hirnregion im Zwischenhirn, die unter anderem für den Wärmehaushalt, den Appetit und auch für die Schlaf-Wach-Regulation zuständig ist) genauer untersuchen, die andere chemische Substanzen, die unseren Appetit steuern. Dementsprechend nannte die eine Gruppe das neu gefundene Peptid *Orexin* (Altgriechisch für „Verlangen, Hunger"), die andere *Hypocretin* (= Hormon aus dem *Hypo*thalamus, das Ähnlichkeit hat mit dem Peptid In*cretin*). In der Folge stellte sich heraus, dass es eigentlich zwei Peptide sind, das Orexin A/B (oder Hypocretin 1 und 2), die nicht nur unseren Appetit regeln, sondern auch dafür verantwortlich sind, dass wir über längere Zeit hin wach bleiben. Das Orexin/Hypocretin dürfte das Umschalten zwischen Wachen und Schlafen regeln und ist indirekt auch an der Aufrechterhaltung der Muskelspannung beteiligt. Systematische Studien an Patienten mit Narkolepsie konnten zeigen, dass bei dieser Krankheit das Gehirn zu wenig Orexin/Hypocretin produziert.

Seit 2005 wird Orexin/Hypocretin intensiv beforscht, um die Verwendung als „natürliches" (körpereigenes) Schlafmittel zu prüfen. Zunächst konzentrierte sich die Forschung auf die Suche darauf, einen Gegenspieler

(Antagonist) des Orexin/Hypocretin zu finden, und damit die wachmachende Wirkung aufzuheben und das Einschlafen zu erleichtern. Eine solche Substanz, das Almorexant steht seit 2007 zur Verfügung und zurzeit laufen noch die klinischen Prüfungen, um dieses Medikament als Einschlafhilfe zuzulassen.

Mit der Erforschung körpereigener Schlafmittel ist die Hoffnung verbunden, endlich ein Schlafmittel zu bekommen, welches den „natürlichen" Schlaf wiederherstellt oder festigt. Alle bis jetzt bekannten synthetischen Substanzen stören den natürlichen Schlaf, indem sie die Verteilung der Schlafstadien verändern. Aus Sicht des *Schlafcoachings* sind Forschungsbemühungen in Richtung körpereigener Schlafsubstanzen begrüßenswert und sinnvoll.

Schlafmittel bei Kindern und älteren Menschen

Obwohl bei Kindern und Jugendlichen Schlafstörungen relativ häufig auftreten, verschwinden viele von selbst nach kurzer Zeit wieder (so zum Beispiel Albträume, Schlafwandeln, Aufschreien im Schlaf, Ein- und Durchschlafstörungen; wir behandeln diese Themen an anderen Stellen im Buch).

Treten diese aber mehrmals pro Woche über einen Zeitraum von sechs Monaten auf, dann besteht die Gefahr einer Chronifizierung und Gegenmaßnahmen sind dringend notwendig. Als therapeutische Maßnahmen kommen fast ausschließlich nichtmedikamentöse Ansätze infrage (Schlafedukation, Verhaltenstherapie, *Schlafcoaching*) oder natürliche und pflanzliche Präparate (selbst der Einsatz von

Melatonin muss bei Kindern mit großer Vorsicht überwacht werden).

Es gibt nur ganz wenige Schlafstörungen im Kindes- und Jugendalter, bei denen eine begleitende medikamentöse Therapie unumgänglich ist (zum Beispiel bei der Narkolepsie). Bei der Behandlung von Schlafstörungen kommen bei Kindern bevorzugt *Antihistaminika* (blockieren den körpereigenen Nervenbotenstoff Histamin), *Neuroleptika* (Medikamente, die bei schweren psychischen Erkrankungen verwendet werden), *Antidepressiva* und die sogenannten *Z-Substanzen* zum Einsatz. Von der Verwendung von Benzodiazepinen ist wegen der Suchtgefahr abzuraten.

Viele Medikamente sind für *Ältere* nicht geeignet, da mitunter eine *eingeschränkte Leber- und Nierenfunktion* die Verstoffwechselung von Medikamenten erschweren kann. Bei älteren Menschen sind *Nebenwirkungen* wie Schwindel, Benommenheit und Gangunsicherheiten besonders kritisch, weil damit ein erhebliches Sturzrisiko verbunden ist. Benzodiazepinhaltige Mittel wirken auch muskelentspannend und können zu Benommenheit und einer Verringerung der Gedächtnisfunktionen während des darauffolgenden Tags führen.

Ein weiteres Risiko sind *Wechselwirkungen* mit anderen Medikamenten wie zum Beispiel blutdrucksenkenden Mitteln, ja sogar sogenannte Nahrungsergänzungsmittel (Vitaminpräparate, Substanzen zur Verbesserung der Durchblutung oder der Gedächtnisleistung) können die Wirkung von schlaffördernden Medikamenten verstärken oder herabsetzen. Daher empfiehlt es sich unbedingt, jede zusätzlich eingenommene Substanz oder jedes Medikament mit der behandelnden Ärztin oder dem Arzt zu besprechen. Zur Sicherheit können Sie auch im Internet Ihre Medikamente in der *Priscus-Liste* (www.priscus.net) nachschlagen, um problematische Medikamentenkombinationen zu erkennen. Ansonsten gelten für ältere Menschen beim Gebrauch von Schlafmitteln dieselben Sicherheitsrichtlinien wie für alle anderen Patientengruppen.

Benzodiazepinhaltige Medikamente sollen ältere Menschen nur so kurz wie möglich einnehmen und selbst unter ärztlicher Kontrolle nie länger als durchgehend vier Wochen. Da Medikamente mit einer langen Halbwertszeit zum Beispiel mit den Wirkstoffen Diazepam, Flunitrazepam, Bromazepam, Flurazepam, Prazepam, Medazepam problematisch sind, sollten Benzodiazepine mit einer kurzen Halbwertszeit oder sogenannte Z-Substanzen bevorzugt verwendet werden. Als Alternativen bieten sich an: beruhigend wirkende Antidepressiva (Serotoninwiederaufnahmehemmer sind besser geeignet als trizyklische Antidepressiva), Melatonin oder pflanzliche Präparate plus begleitendem *Schlafcoaching* mit Schwerpunkt auf Entspannung und Schlafhygieneberatung.

Die 5-K-Regel oder: Was Sie bei der Einnahme von Schlafmitteln beachten sollten

Stärkere Schlafmittel sollten Sie nur als letztes Mittel bei schweren Schlafstörungen oder in akuten Krisen anwenden. Beraten Sie sich in jedem Fall mit Ihrem Arzt. Generell gilt: stärkere Schlafmittel nur mit nicht medikamentösen Methoden kombinieren. Alle Medikamente sollen spätestens nach vier Wochen allmählich abgesetzt werden, wobei sich der Schlaf kurzfristig verschlechtern wird, er sollte sich aber nach zehn bis vierzehn Tagen normalisiert haben. Bei der medikamentösen Behandlung von Schlafstörungen gilt die *5-K-Regel*:

1. *Klare Indikation.* Für die medikamentöse Behandlung von Schlafstörungen steht eine Vielzahl von Wirkstoffen und Präparaten zur Auswahl und – wie dieses Buch auch zeigt – ist das Problem des gestörten Schlafs selbst überaus facettenreich und variabel. Was dem einen geholfen hat, muss nicht zwangsläufig auch jemand anderem helfen. Ein individuelles Anpassen des therapeutischen Vorgehens wie Medikamentenwahl und Dosisanpassung ist unumgänglich. Die langjährige Erfahrung von Schlafexpertinnen und -experten ist die beste Voraussetzung für eine effiziente Therapie.

2. *Kontraindikation* (= Gegenanzeige). Bevor mit einer medikamentösen Behandlung begonnen wird, ist ein genaues Abwägen des Für und Wider notwendig: Sind Wechselwirkungen mit anderen Medikamenten zu erwarten?, Welche Nebenwirkungen hat das Medikament?, Sind unerwünschte Wirkungen (Unverträglichkeiten, Allergien) zu befürchten oder besteht die Gefahr einer Medikamentenabhängigkeit?

3. *Kleinste wirksame Dosis.* Um die Gefahr einer Medikamentenabhängigkeit möglichst gering zu halten, empfiehlt es sich, die Dosis gering zu halten. Vor allem sollte die vom Arzt vorgeschlagene Dosis nicht überschritten werden. Generell gilt: Eine Dosisänderung immer mit dem behandelnden Arzt vorher absprechen.

4. *Kurze Anwendungsdauer.* Benzodiazepine können bei längerer Einnahme (mehrere Monate) ihre Wirkung verlieren (Gewöhnungseffekt) und eine Dosissteigerung ist notwendig. Das können die ersten Anzeichen einer Medikamentenabhängigkeit sein. Damit das nicht passiert, sollten Benzodiazepine nicht länger als einen Monat regelmäßig eingenommen werden.

5. *Kein plötzliches Absetzen des Medikamentes.* Dadurch kann es, vor allem bei Benzodiazepinen zu einer massiven Verschlechterung der Schlafstörung kommen (der Fachausdruck für dieses Phänomen ist „Rebound-Insomnie"). Daher die Medikamentendosis langsam (über einen Zeitraum von mehreren Tagen) reduzieren oder „ausschleichen lassen", wie Ärzte dieses Vorgehen bezeichnen.

Was der Schlafcoach empfiehlt: Für die Anwendung von Schlafmitteln

- Bei leichten Schlafstörungen helfen pflanzliche Mittel aus Baldrian, Hopfen oder Melisse. Sie wirken aber erst nach einigen Tagen (mitunter Wochen) der Anwendung. Neben- und Wechselwirkungen sind selten, sollten aber doch beachtet werden.
- Auch warme Wannenbäder (Kräuterbäder) fördern das Einschlafen. Allerdings sollte etwa eine Stunde zwischen dem Wannenbad und dem Zubettgehen verstreichen.
- Bei der medikamentösen Behandlung von Schlafstörungen sollten Sie sich zunächst ausführlich über das Medikament informieren, die Nebenwirkungen beachten und die Dauer der Einnahme mit der Ärztin oder dem Arzt genau planen (5-K-Regel).
- Das ideale Schlafmittel gibt es nach wie vor nicht! Ideal wäre, wenn ein Schlafmittel den natürlichen Schlafverlauf wiederherstellt! Doch das gilt weder für pflanzliche noch für synthetische Schlafmittel. Deshalb kann eine medikamentöse Therapie immer nur eine Überbrückungshilfe sein.

- Planen Sie von Anfang an, was während der Zeit der Medikamenteneinnahme zur Klärung Ihrer Schlafstörung getan werden kann, denn es gilt der Grundsatz: keine medikamentöse Therapie ohne zusätzliche nicht medikamentöse Behandlung. Konsultieren Sie einen Schlafcoach oder informieren Sie sich über begleitende Therapien (Entspannungstechniken, verhaltenstherapeutische Maßnahmen).
- Vorsicht vor gut gemeinten Ratschlägen! Der Grundsatz „Tante Helene schwört auf Nochebene" muss nicht auch für Sie gelten. Verschreiben Sie sich nicht selbst ein Schlafmittel, nur weil es Bekannten und Freunden hilft. Was gut für die Tante ist, muss nicht auch für Sie geeignet sein. Konsultieren Sie eine Schlafexpertin oder einen Schlafexperten, bevor Sie ein Schlafmittel nehmen.
- Behalten Sie die Dosierung des Medikaments im Auge. Verändern Sie die Dosis nicht eigenmächtig, sondern besprechen Sie dies immer mit der behandelnden Ärztin oder dem Arzt. Ein plötzliches Absetzen von benzodiazepinhaltigen Schlafmitteln kann zu sehr unangenehmen Nebenwirkungen führen (siehe 5-K-Regel).
- Vermeiden Sie eine zu späte Medikamenteneinnahme und beachten Sie die Halbwertszeit des Medikaments. Schlafmittel mit einer kurzen (weniger als vier Stunden) Halbwertszeit können trotzdem unangenehme Nachwirkungen (Hang over) am nächsten Tag verursachen, wenn sie zu spät genommen wurden. Statt der Strategie „eine halbe Tablette vor dem Zubettgehen und wenn ich um 2 Uhr immer noch nicht schlafe, die andere Hälfte", gleich eine ganze Tablette zu Schlafbeginn nehmen!
- Für Kinder und ältere Menschen gelten besondere Vorsichtsmaßnahmen. Bei Kindern ist die Suchtproblematik der Benzodiazepine zu beachten und

bei älteren Personen müssen die Nebenwirkungen (Gangunsicherheit, Schwindel) und mögliche Wechselwirkungen mit anderen Medikamenten berücksichtigt werden.

- Achtung Internet. So sehr wir begrüßen, dass Sie sich verantwortungsvoll via Internet über Schlafstörungen und deren Behandlung informieren, trotzdem ein Ratschlag: Falls Sie in Internetforen lesen, dass ein Medikament XY schwerwiegende Nebenwirkungen hat oder besonders wirksam ist, unterbrechen Sie deshalb nicht gleich eine laufende Behandlung, vor allem dann nicht, wenn Sie das Medikament gut vertragen oder wechseln Sie nicht das Medikament. Besprechen Sie dies bei nächster Gelegenheit mit Ihrer behandelnden Ärztin oder Ihrem Arzt.

- Achtung Nebenwirkungen: Alle in Europa zugelassenen Medikamente müssen sehr strenge Kontrollen und Auflagen erfüllen und werden auch laufend überwacht. Ein Contergan-Skandal ist heute so nicht mehr möglich. Trotzdem kann es vorkommen, dass vereinzelt massive Nebenwirkungen (zum Beispiel Allergien, Unverträglichkeiten auf bestimmte Substanzen) vorkommen. Falls Sie während einer medikamentösen Therapie Ungewöhnliches beobachten, kontaktieren Sie unverzüglich Ihre Ärztin oder Ihren Arzt.

- Vier Augen sehen mehr als zwei. Ihre Partnerin oder Ihr Partner kann sehr hilfreich sein, um unerwünschte Wirkungen zu bemerken. Häufig erkennen Partnerinnen und Partner früher oder als Erste Verhaltensauffälligkeiten wie Gangunsicherheiten, eine Verlangsamung im Verhalten oder undeutliches Sprechen. Falls Sie über längere Zeit Medikamente nehmen, bitten Sie daher Ihre Partnerin oder Ihren Partner „ein Auge auf Sie zu werfen".

– Last, not least: Bei der Medikamenteneinnahme auf mögliche Einschränkungen im Straßenverkehr achten! Daher die Herstellerinformationen genau durchlesen.

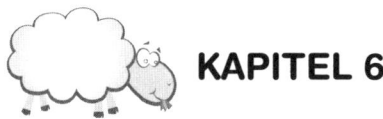

KAPITEL 6

Schlaf – überlebens-
notwendig für
Mensch und Tier

Schlaf ist lebensnotwendig. Alle Lebewesen schlafen, vermutlich ruhen sogar Pflanzen. Werfen wir einen Blick über unsere Spezies hinaus.

Wie schlafen Tiere?

Alle Tiere schlafen, sogar Einzeller zeigen zu bestimmten Zeiten weniger Aktivitäten und es sieht so aus, als ob sie ruhen. Rhythmisch ist der Schlaf also bei allen Tieren, aber REM-Schlaf tritt erst mit der Entwicklung der Säugetiere auf.

Seit einigen Jahren ist bekannt, dass nicht nur Säugetiere, sondern auch Vögel REMen, denn man hat erkannt, dass nicht immer das ganze Gehirn schläft. So schläft bei Vögeln mal die eine und dann die andere Gehirnhälfte, wobei das mit der jeweiligen Kopfhälfte verbundene Auge geschlossen ist. Dies verhält sich bei Vögeln also so wie bei Delfinen und

Walen. Wenn nur ein Teil des Gehirns schläft, spricht man von *lokalem Schlaf.*

Das Schlafbedürfnis der verschiedenen Tiergattungen ist sehr unterschiedlich ausgeprägt. Aus unten stehender Auflistung können Sie einen ersten Eindruck darüber gewinnen.

- Kleine Taschenmaus: 20,1 Stunden, 16% REM, beide Augen geschlossen
- Koalabär: 20 Stunden, ob er auch REM-Schlaf hat, ist ungeklärt
- Braune Fledermaus: 19,9 Stunden, 10% REM, beide Augen geschlossen
- Südliches Opossum: 19,4 Stunden, 10% REM, beide Augen geschlossen
- Faultier: 16 Stunden
- Nachtaffe: 17,0 Stunden, 11% REM, beide Augen geschlossen
- Katze: 13,2 Stunden, 26% REM, beide Augen geschlossen
- Taube: 11,9 Stunden, 8% REM, ein Auge manchmal offen
- Haushuhn: 11,8 Stunden, 10% REM, ein Auge manchmal offen
- Schimpanse: 10,8 Stunden, 15% REM, beide Augen geschlossen
- Hund: 10,7 Stunden, 29% REM, beide Augen geschlossen
- Kaiserpinguin: 10,5 Stunden, 13% REM, ein Auge manchmal offen
- Fruchtfliegen: 10,0 Stunden, 0% REM, keine Augenlider
- Ente: 9,1 Stunden, 16% REM, ein Auge manchmal offen
- Kaninchen: 8,7 Stunden, 14% REM, beide Augen geschlossen

- Schwein: 8,4 Stunden, 26% REM, beide Augen geschlossen
- Asiatischer Elefant: 5,3 Stunden, 34% REM, beide Augen geschlossen
- Kuh: 4,0 Stunden, 19% REM, beide Augen geschlossen
- Pferd: 2,9 Stunden, 27% REM, beide Augen geschlossen
- Giraffe: 1,9 Stunden, 21% REM, beide Augen geschlossen

Diese Liste soll nur einer ersten Orientierung dienen. Einige Tiere haben Schlafspezialitäten entwickelt. So muss der Hai zum Beispiel in fließendem Wasser quasi „stehend" schlafen, damit er auch im Schlaf genügend Sauerstoff tanken kann oder die Schlange soll mit offenen Augen schlafen, da sie keine Augenlider hat. Pferde und andere Fluchttiere können im Stehen schlafen, aber auch sie findet man bisweilen liegend schlafen. Ein afrikanischer Ranger hat mir letztes Jahr versichert, dass der Elefant nie schläft – wobei er aber auf obenstehender Liste mit stolzen 5,3 Stunden Schlafzeit aufscheint.

Auch bei den Erklärungsmodellen scheiden sich die Geister, so meinen die einen, wie auch aus der Liste oben ersichtlich, dass sich im Schlafverhalten der Tiere widerspiegle, ob der Stoffwechsel langsam oder schnell sei, das Tier im Verhältnis zu seinem Gehirn groß oder klein sei oder es sich um einen Jäger oder ein gejagtes Tier, ein Fluchttier handelt. Sicherlich kann man einen Löwen „faul" im Baum oder in der Savanne finden und Giraffen meistens stehend und etwas tuend, fressend, schauend oder in Bewegung.

Wer kennt nicht seine Katze, die sich beinahe den ganzen Tag über wohlig irgendwo zusammengerollt ihren wunderbaren Träumen hingibt oder das liebe Hündchen, das vielleicht sogar nächtens im Bett des stolzen Besitzers ruht und ansonsten unruhig durch die Häuser streicht, und selbst wenn geschlafen wird, scheint Rexi noch weiterzulaufen, jedenfalls ruckelt und zuckelt er nach Leibeskräften während des Schlafs mit den Beinen, sodass es für den Beobachter aussieht, als träumte er davon, einem Reh nachzulaufen.

Ein neues Feld der Schlafmedizin ist übrigens die Veterinärmedizin. Erste Befunde zeigen nämlich, dass artgerecht gehaltene Kühe nicht nur deshalb mehr und bessere Milch geben, weil sie artgerechtere Bewegungsfreiheit haben, sondern weil sie auch ihre Schlafdauer und ihre Schlafpositionen mitbestimmen können.

Also, freier Schlaf ist nicht nur ein Menschenrecht, sondern ein Lebensrecht! Dabei: Würden wir frei schlafen können, würde vermutlich unser kapitalistisches Leistungssystem zusammenbrechen, weil wir vermutlich weniger leisten und mehr schlafen würden – Burn-out wäre unbekannt.

Daher fordern Schlafforscher: Freies Schlafen für alle! Darf freier Schlaf ein Privileg einiger Auserwählter und unerhörter Luxus sein? Nicht einmal Arbeitslose schlafen frei, denn auch ihr Schlaf wird vom Zwang wieder leisten zu müssen, und das möglichst rasch, gestört. So mancher, der nichts tun kann, aber irgendwie ganz gerne etwas tun möchte, kann nachts aufgrund von schlechtem Gewissen (Schlagwort: Beschimpfung als Sozialschmarotzer) nicht schlafen und schläft daher am Tag. Dieser Tagschlaf könnte also auch Protestschlaf heißen.

Was sagt das Schlafverhalten der Tiere über uns Menschen? Es zeigt uns jedenfalls so viel, dass Schlaf überlebensnotwendig ist und sich je nach Lebensart entwickelt haben dürfte. Ob nun jene Menschen, die nicht mehr schlafen können, wie Fluchttiere sind und andere gut Schlafende mehr den Jägern ähneln, ist ungeklärt und ob langlebige Tiere auch länger schlafen, kann man leider auch nicht uneingeschränkt bejahen.

Die Hühner gehen jedenfalls auch an langen Wintertagen offenbar je nach „Erziehung" zu unterschiedlichen Zeiten ins Bett bzw. wie die Hühnerzüchter sagen, auf die Stange – manche berichten von 18 Uhr, andere erst von 22 Uhr – und sind dann ab etwa 5.30 Uhr wieder aktiv. Ob das Vorbild der Hühner wirklich auch für den Menschen die beste Art zu schlafen ist, kann die Schlafforschung selbst nach jahrelanger Forschung nicht mit Gewissheit sagen. Jedenfalls soll es aber Menschen geben, die „mit den Hühnern schlafen gehen".

Schlafen – ein Leben lang …

Schlaf variiert nicht nur über die Arten, sondern auch innerhalb einer Art abhängig davon, wie lange man diese Welt schon bewohnt. Beim Menschen verhält sich das ungefähr so, wie im Folgenden geschildert.

Im Mutterleib schlafen wir, soweit man das sagen kann, mindestens 80 Prozent der Zeit, und wenn wir „geschlüpft" sind, bilden wir zunächst den REM-Schlaf aus, und dann erst, im Laufe des ersten Lebensjahrs, den Non-REM-Schlaf. Unser Schlafzyklus ist in dieser Phase kürzer als bei Erwachsenen, nämlich meist nur etwa 50 Minuten lang. Was da im REM-Schlaf vor sich geht, wird vermutlich im Dunkeln bleiben, bis wir die Sprache der Babys verstehen.

Im REM-Schlaf träumen wir und unsere These ist, dass wir träumen, was uns wichtig ist und dass Träume uns dabei helfen, uns zu entwickeln – ein Leben lang. Und noch etwas anderes, ganz Grundlegendes lernen wir von Anfang an, nämlich uns zu beziehen. Wir lernen, uns in andere einzufühlen und uns mit ihnen zu verbinden. Die Spiegelneuronen werden ausgebildet. Ob das mit dem REMen zu tun hat, wissen wir nicht, es wäre aber ein Forschungsprojekt wert.

Jedenfalls schlafen wir zu Beginn unseres Lebens etwa 50 Prozent im REM-Schlaf, und wir beginnen unseren Schlaf mit REM-Schlaf, das ist anders als bei den späteren Schlafphasen der Erwachsenen. Manche mögen überlegen, ob wir von früheren Leben träumen, wenn wir frisch auf der Welt so viel Zeit im Traum verbringen, andere mögen denken, REM-Schlaf bilde Bewegungen aus und der Traum sei ein Nebenprodukt. Wir meinen, wir träumen, um mit den Wahrnehmungen, den Eindrücken, den Erfahrungen, die wir auf dieser Welt machen, vermutlich besonders zu Beginn, unsere Welt zu kreieren. Damit dürften wir neben dem Kontakt zur Mutter und zu anderen Bezugspersonen in dieser frühen Phase unseres Lebens hauptsächlich beschäftigt sein.

Die verschiedenen Schlafstadien, von denen wir bereits gehört haben, bilden sich im Laufe des ersten Lebensjahres aus. Im ersten halben Lebensjahr schlafen wir etwa 16 Stunden pro Tag und im zweiten etwa 14 Stunden, 11 davon bereits in der Nacht und drei am Tag.

Von Anfang an ist es wichtig, dass die lieben Kleinen möglichst an den Tag-Nacht-Schlafrhythmus gewöhnt werden. Ganz gegen unser modernes Verständnis kann und soll man den Kindern auch schon zumuten, alleine zu schlafen.

So um das fünfte Lebensjahr herum verschwinden die täglichen Nickerchen und ab sechs Jahren schlafen wir etwa neun Stunden pro Tag. Bis zur Pubertät schlafen die meisten Kinder sukzessive ein bisschen weniger, das Schlafverhalten bleibt aber im Großen und Ganzen recht ähnlich.

Sollte der Verdacht entstehen, dass ein Baby sich im Schlaf beim Atmen schwertut, sollte sogleich ein Kinderarzt mit Schlafausbildung aufgesucht werden. Dem Gedanken, ein Kind ins Ehebett mitzunehmen, damit es dort gut beobachtet schläft, sollte man jedenfalls widerstehen. Dazu kommen wir auch noch im nächsten Kapitel.

Der REM-Schlaf jedenfalls wird von Beginn unseres Seins bis wir erwachsen sind, in Etappen weniger. Ab einem Alter von 20 bis etwa 21 Jahren nimmt die Zeit, die wir täglich mit REM-Schlaf und damit vermutlich mit dem Träumen verbringen, etwa 20 bis 25 Prozent unseres Schlafs in Anspruch. Bei etwa 8,5 Stunden wären das 1,8 bis 2,5 Stunden. Dieser REM-Prozentanteil hat sich bis zum zweiten Lebensjahr bereits ausgeformt. Wir verbringen also Zeit unseres Lebens etwa 1,8 bis 2,5 Stunden pro Tag im REM-Schlaf, außer wir entwickeln eine Demenz oder andere Erkrankungen oder Störungen oder nehmen Drogen, verordnet oder „selbst verordnet". Der REM-Schlaf wird auch mit intellektuellem Funktionieren in Zusammenhang gebracht und bleibt im gesunden Alter erhalten. Ein intakter Schlafrhythmus ist gesund und gesundheitserhaltend und bewirkt somit das Gegenteil von dem, was wir mit hirndegenerativen Erkrankungen wie zum Beispiel Demenz verbinden. Wir Schlaf- und Traumforscher glauben fest daran, dass wir im Schlaf lernen, insbesondere im REM-Schlaf, und das bis ins hohe Alter.

Im Non-REM-Schlaf erfolgt die Regeneration des Körpers, es findet Zellum- und Zellaufbau statt. Der Non-REM-Schlaf ist in der Kindheit deutlich anders, man könnte sagen tiefer als bei Erwachsenen. Kinder können aus dem ersten Schlafzyklus kaum geweckt werden. In der Pubertät wird bei vielen der Schlaf wieder länger. Wir dürften in dieser Lebensphase existenziell massiv lernen und schlafen wieder bis zu vierzehn Stunden am Tag und das, obwohl der Anteil des Non-REM-Schlafs sich im weiteren Leben wiederum sukzessive um bis zu 40 Prozent verkürzt. Eine leichte graduelle Verkürzung bleibt bis zum hohen Alter, bei Männern mehr als bei Frauen.

Schlaf braucht Rhythmus und ist in ihm eingebettet. Daher gilt für Kinder und Jugendliche, was für Erwachsene und alte Menschen gleichermaßen gilt: Je regelmäßiger, desto besser und eher, wenn es dunkel ist. Drill ist gutem Schlaf aber entgegengesetzt.

Ab einem Alter von etwa 35 bis 40 Jahren wird unser Schlaf fragiler, er bleibt zwar von Struktur und Dauer her ähnlich, wird aber angreifbarer. Erste Ein- und Durchschlafstörungen, sogenannte Insomnien, machen sich bemerkbar, wenn sie nicht schon von Kindheit an erlitten wurden. Und ab 50 Jahren kann sich der Schlaf „verdünnen", er wird flacher und weniger erholsam. Manche sagen, dass alte Menschen ab 75 Jahren die Struktur des Schlafs, die Tagesrhythmizität verloren haben. Aber heute weiß man, dass auch das nur für einige stimmt. Andere schlafen bis zu ihrem Lebensende ähnlich wie mit 21 Jahren.

Insgesamt häufen sich mit zunehmendem Alter auch die sogenannten Arousals, von denen wir schon gehört haben – kurzzeitige Aktivierungen, die teilweise zum Erwachen führen. Manche Schlafstörungen treten mit zunehmendem Alter ebenfalls häufiger auf. Dazu gehören die periodischen Beinbewegungen und atembezogene Irregularitäten wie Atemaussetzer oder Schnarchen, heftiger oder weniger heftig, oder einfach unregelmäßiges Atmen.

Tücken und Fallen des Schlafs

Schlafprobleme der Kinder

Jede Lebensphase birgt, wie in anderen Bereichen ebenso, auch in puncto Schlaf ihre eigenen Tücken und Fallen.

Ein Säugling sollte zum Beispiel so rasch wie möglich an unseren Hell-Dunkel-Rhythmus gewöhnt werden, denn aus der Schlafforschung wissen wir, dass unsere Rhythmizität ganz eng mit unseren Hormonen und unserer Stimmung gekoppelt ist. So hat man nachgewiesen, dass „unrhythmisierte" Säuglinge, also Säuglinge, die irgendwann schlafen, mal bei Tag, mal bei Nacht, oder mal gar nicht, später eher eine sogenannte *affektive Störung,* wozu zum Beispiel Depressionen zählen, entwickeln.

Ganz besonders deutlich haben sich die Ergebnisse von Schlafforschung und Schlafmedizin in Österreich beim *SIDS* gezeigt. Das *sudden infant death syndrome* (SIDS), der plötzliche Kindstod, war noch vor zehn Jahren in aller Munde. Heute hört man nur noch wenig davon. Denn ausgehend von steirischen Kolleginnen und Kollegen ist es in Österreich gelungen, durch Aufklärungsmaßnahmen zum „sicheren Säuglingsschlaf" das Vorkommen von SIDS beinahe zu eliminieren.

Wichtig zu wissen ist, dass Mütter und Väter mit ihren Kleinen nicht kuschelnd einschlafen sollten, denn die Wärmeregulation ist bei kleinen Kindern noch nicht voll ausgebildet. Überhitzung, besonders des Hirnstamms, dürfte dazu führen, dass das automatische Atmen aussetzt. Der Beruhigungsschnuller scheint hingegen einen schützenden Effekt zu haben. Das Schlafzimmer sollte nicht zu warm sein, ideal sind für Babys um die 18 bis 20 Grad, und es sollte nur eine leichte Decke (besser ein Schlafsack) verwendet werden. Große Kuscheltiere haben im Säuglingsbett nichts verloren, sie können für das Baby gefährlich sein. Natürlich sollten die Eltern das Baby besonders vor Nikotinbelastung und Passivrauchen schützen. Wesentlich ist außerdem, dass das, was in den 1960er-Jahren als besonders wertvoll galt, in Bezug auf SIDS im wahrsten Sinne des Wortes tödlich sein kann, nämlich die Bauchlage des Säuglings! Säuglinge sollten, um SIDS vorzubeugen, auf dem Rücken und jedenfalls nicht in Bauchlage schlafen.

Kinder können aber auch andere schlafbezogene Atemprobleme entwickeln, wie zum Beispiel *Asthma* oder die *Schlafapnoe*. Dabei ist es allerdings gut zu wissen, dass Asthma sich bis zum Erwachsenenalter deutlich verbessern oder sogar verschwinden kann, und vom Kinder- bzw. später vom Lungenfacharzt gut behandelt werden kann.

Unser Tipp: Man könnte nach asthmaspezifischen Träumen Ausschau halten, also Träume, in denen Bilder vorkommen, die Atemnot widerspiegeln könnten, wie zum Beispiel Sandstürme.

Träume von Kindern ernst zu nehmen und zum Beispiel mit den Kindern darüber in eine Unterhaltung zu kommen, kann Einfluss auf das Wachleben der Kinder haben und psychosomatische Erscheinungen lindern. Denn Asthma gilt jedenfalls teilweise als psychosomatische Erkrankung.

Anders als beim Asthma verhält es sich mit der kindlichen *Schlafapnoe* oder dem *kindlichen Schnarchen*. Hier liegen oft anatomische Hindernisse vor, die leicht beseitigt werden und dem Kind das Leben um vieles erleichtern könnten, wie zum Beispiel vergrößerte Mandeln (die entfernt oder verkleinert werden sollten), Halsentzündungen, verstopfte Nasen, Heuschnupfen oder wie auch bei Erwachsenen Übergewicht.

Wenn sich das Kind nächtens beim Atmen plagt und vielleicht sogar schon einen Brustkorb entwickelt hat, der „eingefallen" aussieht (sogenannte Trichterbrust), ist es an der Zeit, einen Kinderarzt, der sich mit Schlafstörungen auskennt, aufzusuchen. Denn Müdigkeit äußert sich bei Kindern nicht einfach als Schlappheit, sondern kann sich auch hinter Unberechenbarkeit, Stimmungsschwankungen, Irritierbarkeit, Unaufmerksamkeit, Impulsivität und Hyperaktivität (englisch: Attention deficit hyperactivity disorder = ADHD) verbergen. Müde Kinder entwickeln alle möglichen Probleme, die von Aggressionen, die bis zum sogenannten Bullying führen können, bis hin zum ADHD reichen – was häufig nicht in Betracht gezogen wird.

Suchen Schlafwandler den Mond?

Schlafwandeln und *Sprechen im Schlaf* gehören zu den *Parasomnien* (unerwünschte und unangemessene Verhaltensauffälligkeiten, die vor allem aus dem Schlaf heraus auftreten). Sie sind für das Kindes- und Jugendalter typisch. Parasomnien treten meist aus dem Tiefschlaf heraus auf und eher nicht im REM-Schlaf, da im REM-Schlaf unsere Muskulatur ja wie gelähmt ist und ein Wandeln und Sprechen daher kaum vorstellbar ist. Nicht, dass man Parasomnien nicht auch bei Erwachsenen gesehen hätte, aber viele Kinder haben derlei Erscheinungen und verlieren sie, wenn sie erwachsen werden. Sie gelten als genetisch vererbt und meistens sind auch Mutter oder Vater, Onkel oder Tante in ihrer Jugend nächtens nicht nur um, sondern auch durch die Häuser gestreift. Die „Wandler" oder „Sprecher" können sich am Morgen nicht oder nur kaum an ihre nächtlichen Aktivitäten erinnern.

Begünstigt wird das Auftreten von Parasomnien durch Angst, Stress, emotionale Konflikte, Schlafdeprivation, Lärm in der Schlafumgebung, Schmerz oder andere Unannehmlichkeiten.

Ein Schlafcoach weiß, dass man sich mit alten Hausmitteln wie nassen Tüchern vor Treppenfluchten oder Balkonen und Terrassentüren helfen kann. Denn der Schlafwandler bewegt sich meist baren Fußes und erschrickt bei plötzlicher Nässe und Kälte. Wir wissen heute, dass ein Schlafwandler die Umgebung zwar schemenhaft und quasi farblos wahrnimmt, dass er aber Tiefe und Glas nicht sieht und daher tatsächlich gefährdet ist, abzustürzen oder durch eine Glastür zu laufen. Das Auftreten von Parasomnien bezeichnet man übrigens als „originär", das bedeutet, dass sie keinen Hinweis auf eine etwaige spätere Erkrankung darstellen und sich oft „auswächst".

Interessant ist, dass ein Parasomniker bis zu einem gewissen Grad ansprechbar ist. Er weiß, wie er heißt und kann meistens auch sagen, wie alt er ist, aber eine komplexere Rechenaufgabe löst nur Unwillen bei ihm aus. Dass Schlafwandler den Mond suchen, ist auch nicht ganz richtig. Sie bewegen sich allerdings tatsächlich in Richtung einer Lichtquelle, und das war in Zeiten vor dem elektrischen Licht eben der Mond, also sollte mondsüchtig vielleicht eher lichtsüchtig heißen.

Ein Parasomniker soll nicht geweckt werden, denn das kann heftige Orientierungslosigkeit und damit verbunden Angst und in manchen Fällen sogar Aggressionen bis hin zu Gewaltakten auslösen. Einen Schlafwandler nimmt man am besten sanft bei der Hand und führt ihn zurück zu seiner Schlafstatt.

Schlafwandlungen dauern üblicherweise etwa fünf bis zehn Minuten, und der Wandler wirkt wie ein Roboter, die „Fähigkeiten" scheinen primitiv, der Schlafwandler sieht keine Tiefe und kein Glas, wie das bei Säuglingen bis etwa zum sechsten Monat der Fall ist. Wenn Schlafwandeln häufig auftritt, kann man sich oder ihm mit sogenannten „geplanten und getimten Weckungen" helfen, also Weckungen vor Zeitpunkten, an denen der Schlafwandler meistens mit seinen Wanderungen beginnt. Wann dieser Zeitpunkt ist, also um welche Uhrzeit, müsste man vorher beobachten oder in einem Schlaflabor aufwendig feststellen lassen.

Parasomnien können allerdings auch mit vermehrtem Stress zu tun haben.

Außerdem sollte man sich davor hüten, jemanden, der im Schlaf spricht, nach heiklen Antworten zu fragen. Denn selbst wenn ganze Sätze herausquellen, so sind diese meist nicht mit Inhalten verknüpft und der, der spricht, weiß nichts mehr davon, wenn er aufgewacht ist. Der Neugierige sei gewarnt: Es handelt sich bei etwaigen Antworten nicht um Äußerungen eines Unbewussten, das mehr weiß, sondern um ein Unbewusstes, das automatisch und inhaltslos reagiert, also vermutlich von der Wahrheit weit entfernt ist. Unklar ist dabei, ob die Inhalte nicht gemerkt werden oder erst im Laufe der Nacht vergessen werden. Manche im Schlaf Sprechende erinnern sich bemerkenswerterweise übrigens doch ans Sprechen im Schlaf und teilweise sogar an einen Traum. Daher sollte man nicht ausschließen, dass die Schlafforschung zu diesem Thema noch Überraschungen bereithalten kann.

Schlafparalyse – die bösen Dämonen auf der Brust

Eine im Kindes- und Jugendalter häufig vorkommende Erscheinung, die, wenn man sie richtig erkennt, große Erleichterung bringt, ist die sogenannte *Schlafparalyse*, die vermutlich teilweise den früher mehr bekannten *Albdruck* abdecken dürfte. Vielleicht haben Sie selbst damit Erfahrungen oder Sie kennen jemanden, der darunter leidet, obwohl man darüber kaum spricht.

Frau F., eine lebenslustige, aktive junge Studentin, kam zu mir, weil sie im Rahmen einer Psychotherapie endlich erkunden wollte, welches Trauma sie plagte, damit sie das, was sie monatlich erlebte, endlich verstehen und damit vielleicht auch bewältigen konnte.

Selbstverständlich erkundeten wir zuerst den biografischen und familiären Hintergrund meiner Klientin und dabei stellte sich heraus, dass sie in ihrer Kindheit eine Großmutter erlebt hat, die in ihrer Schizophrenie Unberechenbares und manchmal auch etwas für sich und andere Gefährliches getan hat. Ich erfuhr außerdem, dass die Eltern meiner Klientin eine von sexuellen Unstimmigkeiten geprägte Ehe geführt haben, die schließlich in eine Scheidung mündeten.

In weiterer Folge zeigte sich, dass Frau F. in einer Psychotherapie diese Dinge bereits weitestgehend bearbeitet hatte. Sie wollte nun, dass ich ihr mittels Hypnose half, die Gründe zu eruieren, die zu dem, was sie nächtens erlebte, geführt haben. Sie ängstigte sich in der Nacht vor dem, was passieren würde, wenn sie einschlief. Denn sie erlebte – so intensiv wie bei einem realen Ereignis – immer wieder, dass ein Mann auf ihr lag und ihr den Atem nahm, indem er ihre Brust so fest zusammendrückte, dass sie sich äußerst eingeengt fühlte und kaum noch atmen konnte. In der Realität ereignete sich dieses nächtliche Erlebnis nicht, doch es kam ihr so vor, als würde das alles tatsächlich stattfinden.

Sie meinte, es müsse in ihrem Leben eine Vergewaltigung oder ähnliche Bedrohung gegeben haben, die dazu führte, dass sie dieses Erlebnis immer und immer wieder hatte.

Interessiert wie meine Klientin ist, hatte sie schon richtig gedacht, nämlich dass etwaige Erscheinungen und Symptome, die wir entwickeln, uns eigentlich Gutes wollen und auf etwas hinweisen. Sie dachte, es wäre ein Erlebnis, das sie erinnern und damit entschärfen müsse, und ich dachte das auch.

Wir gruben also gemeinsam in den Tiefen ihrer Vergangenheit. Doch im Laufe unserer Zusammenarbeit erschien mir die Möglichkeit, dass ihr in der Kindheit ein Übergriff widerfahren sei, immer unstimmiger. Denn sie zeigte sich in ihrem ganzen Verhalten als sehr freier, lebenslustiger Mensch und hatte auch von keinen anderen Schlafstörungen oder Beklemmungen zu berichten.

Eines Tages beschloss ich, sie noch eingehender zu den Erscheinungen der Nacht zu befragen und weitere genaue Details zu erkunden – und war ob ihrer Antwort nicht wenig erstaunt: Sie beschrieb nämlich in dieser detaillierten Befragung, dass dieser „Vergewaltiger" immer, ohne Ausnahme, mit Atemnot, Beklemmungen in der Brust und der damit verbundenen Angst auftrat. In dieser Situation erlebte sie stets auch eine Gelähmtheit und hatte das bisher auf den Totstellreflex, ausgelöst durch das Gefühl des Bedrohtwerdens, zurückgeführt. Nachdem sie mir diese Gelähmtheit und die Bewegungslosigkeit genau beschrieben hatte, dämmerte mir, dass es für ihr nächtliches Problem einen anderen Grund geben könnte. Sie erlebte nämlich immer exakt dieselbe Szene, die sich nach einigen Sekunden jedes Mal auch wieder wie von selbst auflöste. Unter Miteinbeziehung der Beobachtungen, dass sie ansonsten keinerlei Symptome oder Indizien zeigte, die auf einen sexuellen Missbrauch hätten schließen lassen können, fiel mir eine ganz andere Möglichkeit ein.

Die äußerst beängstigende Bewegungs- und Reglosigkeit, der Druck auf der Brust und die Atemnot, Bilder, die halb wach, halb psychotisch, aber auch halb traumhaft anmuteten, und die nach kurzer Zeit zusammen mit der Bewegungslosigkeit, der Gelähmtheit verschwanden, konnten ganz einfach gar nicht im engeren Sinne mit der Biografie der Klientin zu tun haben, sondern mit einer gar nicht selten vorkommenden Schlafstörung. Damit konnte alles ganz einfach erklärbar sein, nämlich mit der *Schlafparalyse*!

Als Gestalttherapeutin darf ich aktiv Vermutungen äußern und das tat ich auch. Ich erzählte schlicht, dass es diese Störung gibt und dass diese mehr als eine genetisch vererbte, als eine psychologisch erlebte gilt. Meistens gibt sie sich von selbst mit dem Älterwerden. Gegen diese Störung ist eigentlich kein Kraut gewachsen, doch sie verschwindet immer kurze Zeit nach ihrem Auftreten, wenn nämlich „der ganze Mensch" erwacht ist. Und siehe da, genau das geschah dann auch bei meiner Klientin.

Sie war so erleichtert, von diesem Phänomen unterrichtet worden zu sein, dass sie in aller Leichtigkeit auch wieder von der Therapie lassen konnte. Ich konnte das ebenfalls, denn wie gesagt, schien sie mir im psychologischen Sinn als völlig unauffällig, was mit den Ergebnissen einiger psychologischer Tests untermauert wurde.

Was man also bei der Schlaflähmung erlebt, ist äußerst unangenehm und erschreckend. Man erwacht nämlich mitten in der Nacht und kann sich nicht bewegen. Oft erlebt man gleichzeitig beklemmenden Druck auf der Brust und bisweilen sehen Betroffene den „Teufel" oder sonstige Ungeheuer im Zimmer oder neben dem Bett stehen. Meine Klientin sah einen Vergewaltiger und zwar nicht neben dem Bett, sondern auf ihr sitzen.

Man kann die Schlafparalyse als das genaue Gegenteil zum Schlafwandeln verstehen. Beim Schlafwandeln nämlich ist der Bewegungsapparat aktiv und das Gehirn nicht aufgewacht. Bei der Schlaflähmung, wie man die Schlafparalyse auch nennt, ist hingegen das Gehirn erwacht, aber die Muskulatur und damit der Bewegungsapparat nicht. Man erschrickt und fürchtet sich, hat Angst, einen Schlaganfall erlitten zu haben oder sonst irgendein bleibendes Problem.

Nach einigen Sekunden aber erwacht auch die Muskulatur und man ist von allem Übel erlöst. Beschleunigt wird der Weckungsprozess, wenn man berührt wird, aber leider kann der Betroffene das niemandem sagen, weil er ja wie gelähmt und regungslos und damit auch sprachlos im Bett liegt. Die Teufelserscheinungen sind als Reste eines Traums zu verstehen und wüsste man, bis wohin dieses Erwachen im Gehirn geführt hat, wüssten wir vermutlich mehr über Halluzinationen und Illusionen.

Im Mittelalter hießen die Dämonen auf der Brust, die zu Angst und manchmal auch Lähmungen führten, Succubus und Incubus. Bei einem Priester soll dieser Dämon sogar zur immer wiederkehrenden nächtlichen Geliebten geworden sein, und in der Underground-Comicliteratur finden sich viele Beispiele dieser Nachtfantasien.

Zähneknirschen, Eigenartigkeiten und Monster unter dem Bett

Eine völlig andere nächtliche Erscheinung plagt Kinder und Erwachsene: Der *Bruxismus* (Zähneknirschen während des Schlafs) kann besonders für die Bettpartner erschreckend wirken. Der Knirscher schläft ja tief und fest und bemerkt nichts davon, jedenfalls nicht während des Knirschens, tags darauf schon eher. Aber am ehesten entdeckt der Zahnarzt zermalmte Zähne.

Zähneknirschen findet auch in Schlafübergangsstadien, den leichteren Schlafstadien statt, soweit wir das wissen, und kann durch Ängstlichkeit, Stress oder irgendwelche Zahnprobleme verstärkt oder möglicherweise sogar verursacht werden. Babys können schon beim Zahnen Schlafprobleme entwickeln.

Leider ist bisher gegen Zähneknirschen kein Kraut gewachsen, nur eine Schiene, die die Zähne vor dem Schlimmsten bewahrt, nämlich davor, völlig verrieben zu werden.

Ein- und Durchschlafstörungen können ebenfalls schon Kinder heimsuchen, besonders wenn Mutter oder Vater auch so ein Problem hatten oder haben, und wenn der „Stress" in der Schule oder durch Probleme zu Hause hoch ist.

Und dann gibt es noch ein paar Eigenartigkeiten: *unspezifische Anfälle, Head Banging* und *Head Rolling, Body Rocking*, mit dem Kopf nicken oder gegen die Wand schlagen, rollen, oder Schaukelbewegungen des ganzen Körpers sind Vorkommnisse, die an Epilepsie erinnern, sich aber im Allgemeinen auswachsen. Das kindliche Gehirn ist noch nicht völlig koordiniert und es kann zu derartigen „Kurzschlüssen" kommen, die gewöhnlich nicht weiter bedenklich sind. Meistens werden diese „Anfälle" gar nicht bemerkt und währen nur sehr kurz. Jedenfalls zeigen sich auch diese nächtlichen Erscheinungen entweder beim Einschlafen oder im leichten Schlaf, am Übergang zwischen Wachsein und Einschlafen. Sie dauern bis zu 15 Minuten und treten oft rhythmisch auf, etwa jede Dreiviertelstunde. Meistens beginnen diese Erscheinungen um das achte Lebensmonat und verschwinden ganz von selbst, wenn der Sprössling etwa vier Jahre alt geworden ist. Dennoch sollte man mit einem Arzt darüber sprechen, wenn einem derlei Symptome begegnen.

Kinder können an- und abschwellende Eindrücke haben, Monster unter dem Bett wähnen, Töne oder Trommeln hören und andere Wahrnehmungen haben. Meistens sind sie Anzeichen lebhafter Fantasie und Beeindruckbarkeit der kindlichen Seele und nicht weiter schlimm.

Viele Kinder wollen partout *nicht alleine schlafen* und dabei kann es zu herzzerreißenden Szenen kommen. Wenn man bedenkt, dass man bis vor circa 200 Jahren noch gemeinsam im Rudel, pardon in der Familie, in der Bauernstube genächtigt hat und manchmal auch noch ein paar Bettgeher dabei waren, könnte das ein evolutionäres Überbleibsel sein – im Rudel fühlt sich das Junge sicherer als alleine.

Aber der Gemeinschaftsschlaf braucht Grenzen, wenn zum Beispiel die elterliche Ehe darunter leidet. Wenn der Nachwuchs zum Ersatzpartner wird und mit zwölf Jahren noch das Bett mit der Mutter teilt, ist unbedingt der Übergang zum Alleinschlafen angesagt.

Professor Dr. Reinhold Kerbl, der das Schlaflabor für Kinder und Jugendliche in Leoben leitet, berichtet aus seiner Erfahrung:

„Zu uns kam – völlig verzweifelt – die Mutter eines vierzehn Monate alten Kleinkindes. Dieses wurde jede Nacht mehrfach wach und ‚raubte' seinen Eltern jede Nacht mehrere Stunden den Schlaf. Dies führte dazu, dass die Mutter auch dann nicht mehr schlafen konnte, wenn das [neben ihr liegende] Kind schlief. Sie entwickelte quasi eine ständige Angst vor dem nächsten Aufwachen ihres Kindes.

Weil die Mutter dadurch auch am Abend gar nicht mehr einschlafen konnte, wurde ihr von wohlmeinenden Bekannten körperliche Betätigung empfohlen, und die 29-jährige Frau ging ab sofort jeden Abend für ein bis zwei Stunden ins Fitnessstudio.

Dies führte zu keinerlei Besserung ihrer Schlafqualität, als unerwünschter Nebeneffekt stellte sich jedoch eine abendliche Erhöhung der Pulsfrequenz ein. Ein wiederum wohlmeinender Hausarzt verordnete ihr daher einen

Betablocker, nicht wissend oder bedenkend, dass dieser eine Schlafstörung auslösen oder verstärken kann. Jedenfalls verschlechterte sich die Schlafqualität der jungen Frau noch weiter.

Die sorgfältige Erhebung der „Krankengeschichte" war allein schon wegweisend für das therapeutische Vorgehen. Dieses bestand im Absetzen des Betablockers, Verlegung der sportlichen Betätigung in den Nachmittag, Unterbringung des Kindes im eigenen Kinderbett und Verhaltenstraining für Eltern und Kind (zum Beispiel das Kind nicht bei jedem „Muckser" ins elterliche Bett nehmen, durchaus auch einmal schreien lassen). Schon nach zwei Wochen stellte sich eine deutliche Besserung der Situation ein, sodass die ganze Familie nicht nur zum erforderlichen Schlafquantum kam, sondern auch rasch eine zufriedenstellende Schlafqualität erreichte."

Bettnässen und andere Albträume

Bettnässen – eine höchst unangenehme Erscheinung des kindlichen Schlafs – kann in allen Schlafstadien vorkommen, und liegt häufig daran, dass das Kind die Signale einer vollen Blase im Schlaf noch nicht gelernt hat. Ab fünf Jahren sollte das jedoch schon funktionieren. Hintergründe könnten eine Infektion, Diabetes oder epileptische Anfälle sein. Aber auch große Müdigkeit und extrem tiefer Schlaf, kindliche Schlafapnoe, Nervosität oder Reaktionen auf Unstimmigkeiten, Verunsicherung etc. kommen als Auslöser in Betracht.

Am besten versucht man eine Erziehungsmaßnahme mit einer Belohnung für trockene Nächte. Eine Matratze mit Meldern in Form eines unangenehmen Geräuschs irritiert die Kinder und ist bis zu einem Alter von ungefähr zwölf Jahren nicht notwendig, wenn das Bettnässen ab und an vorkommt. Wenn Bettnässen ab einem Alter von sechs Jahren nächtlich häufig vorkommt, sollte ein Schlafspezialist zu Rate gezogen werden.

Nicht vergessen dürfen wir in unserer Liste *die unruhigen Beine, die Restless Legs,* die auch schon Kinder oder Jugendliche entwickelt haben können, obwohl es sich dabei mehr um eine Nachterscheinung älterer Generationen handelt, die zum Beispiel ganz gerne Schwangerschaften begleitet.

Aber auch darüber mehr dann an anderer Stelle, siehe im Kapitel 6, „Schlaf – Überlebensnotwendig für Mensch und Tier".

Eine häufig vorkommende Störung ist die *Schlaf- oder Nachtangst* (Sleep/Night Terrors), man sagt dazu auch Albdruck, im Gegensatz zum Albtraum. Die Abgrenzung zur bereits beschriebenen Schlaflähmung ist fließend. Jedenfalls handelt es sich dabei um einen plötzlichen Schreck, der wie ein Schock traumlos oder bildlos erschreckt und sofort zu Wachheit führt. Nur Geduld – dies sei vor allem den Eltern geraten –, auch diese Sensationen verschwinden einfach im Laufe der Zeit und müssen nicht psychologisch gedeutet werden.

Obwohl jedes Symptom hinterfragt werden sollte und wir davon ausgehen, dass alle Symptome etwas sagen wollen bzw. auf etwas hinweisen wollen, gibt es gerade rund ums Schlafen Phänomene, die sich einfach „auswachsen". Es ist ohne das betreffende Kind gesehen zu haben, eigentlich unmöglich zu sagen, ob es sich bei einem Symptom um einen Hilferuf oder einfach um ein wachstumsbedingtes Phänomen handelt. Daher ist im Zweifelsfall sicherlich der Gang zum Spezialisten anzuraten. Wenn diese Phänomene bleiben oder immer häufiger vorkommen, sollte auf jeden Fall ein Arzt oder Psychologe aufgesucht werden.

Auch *Albträume* gelten bei Kindern als „normal". Man kann sich fragen, ob unsere Welt für die neuen Erdbewohner so schrecklich ist, dass sich Furcht und Angst in der Nacht Luft machen. Es gibt aber natürlich auch die Ansicht, dass Angst uns dabei hilft, zu lernen. Angst bringt uns demnach dazu, Gefährliches nächtens zu durchleben, damit wir es tagsüber leichter und besser bewältigen können. Selbstverständlich ist nicht auszuschließen, dass Albträume als Seelenäußerungen auch auf etwas aufmerksam machen wollen oder etwas Unverarbeitbares durchspielen. Wenn derlei Dinge wie Missbrauch, Mobbing oder heftige Auseinandersetzungen zu Hause ausgeschlossen werden können und die Albträume sich mit unterschiedlichen Themen befassen, kann man eigentlich davon ausgehen, dass es sich dabei um „normale" Entwicklungsschritte handelt. Dennoch sollte man sie ernst nehmen und mit den Kindern darüber sprechen, gemeinsam fantasieren. Sie können Ihrem Kind auf diese Weise auch zeigen, dass Sie es mit seinen Fantasien und Ängsten ernst nehmen. Über Träume mit Kindern zu sprechen, ist ohnehin hinreißend – für die Eltern, aber vermutlich auch für die Kinder.

Jugendlicher „Social Jetlag"

Die Pubertät ist von so manchen Erscheinungen begleitet. In den letzten Jahren häufen sich vor allem Folgende: Bei inzwischen vielen Pubertierenden verschiebt sich die Zubettgehzeit drastisch nach hinten, sodass manche Oberstufler um 2 oder 3 Uhr in der Früh schlafen gehen, was sich natürlich äußerst nachteilig auf die Leistungen in der Schule und das elterliche Wohlbefinden auswirkt, wir nennen dieses relativ neue Phänomen „Social Jetlag".

Durch das Leuchten und Blinken unserer vom PC, Mobiltelefone oder Tablet-PC dominierten Abende verführt, tendiert so mancher Mensch dazu, die Schlafzeit in den frühen Morgen zu verschieben. Besonders tragisch ist das bei Jugendlichen, weil damit Lern- und Entwicklungsvorgänge nicht in dem Ausmaß stattfinden können, in dem sie das andernfalls könnten. Wie wir im Kapitel „Den Seinen gibt's der Herr im Schlaf" besprochen haben, findet zum Beispiel das Einprägen von Lerninhalten tatsächlich auch im Schlaf statt. Zwar hat das Heft unterm Kissen keinen mystisch-magischen Effekt, wenn wir zum Beispiel das Heft gar nicht geöffnet haben, haben wir aber tatsächlich darin gelesen, ist die Hoffnung berechtigt, dass das Gelesene auch gemerkt wird. Resultat dieser Zeit- und Aktivitätsverschiebungen sind schlechte Schulleistungen, manchmal sogar Schulverweigerung, Unaufmerksamkeit, Launen und natürlich Schläfrigkeit.

Was tun, wenn Kinder nicht schlafen (wollen)?

Wenn Kinder nicht schlafen wollen, rät die Schlafforschung zumeist zu Schlafmaßnahmen, die uns brutal erscheinen. Nicht ausschließen möchte ich hier, dass man im angloamerikanischen Raum mit Kindern ganz anders umgeht als im deutschsprachigen oder romanischen Bereich. Und die Schlafforschung stammt nun mal aus angloamerikanischen Gefilden. Auch das mag ein Grund dafür sein, dass uns die angeratenen Vorgangsweisen als kalt erscheinen.

Aber dennoch ist es für Eltern und Schlafcoaches wichtig zu wissen, was aus dem Reich der Wissenschaft empfohlen wird. Man muss es ja nicht buchstabengetreu umsetzen, bzw. anwenden.

Empfohlen wird zu allererst, dass Babys lernen sollten, allein einzuschlafen, wir vertreten, dass sie auch möglichst rasch an den Hell-Dunkel-, also den Tag-Nacht-Rhythmus gewöhnt werden sollen. Eine Routine vor dem Schlafengehen macht die Schlafstimmung und sagt dem „Unbewussten", dass man sich bald der Regeneration hingeben wird.

Schlafprobleme könnten von Koliken, Laktoseintoleranz oder Albträumen kommen. Angeblich schlafen Babys, die von der Brust ernährt werden, länger nicht durch als jene, die schon früh an das Fläschchen gewöhnt werden.

Albträume sollten ernst genommen, besprochen werden, je mehr man darüber spricht, desto eher verliert der Alb seinen Schrecken.

Für Eltern wie für den Schlafcoach ist es wichtig zu wissen, dass es erstens, auch für das Kindes- und Jugendalter spezifische Schlafstörungen gibt und zweitens, welche das sind oder sein könnten. Denn allein eine Schlafstörung als solche zu identifizieren ist häufig bereits erleichternd für die Eltern und für das Kind.

Man sollte auch nie vergessen, dass im Kindes- und Jugendalter Medikamente zur Behandlung von Schlafstörungen weitestgehend vermieden werden sollten. Körper, aber vor allem Gehirn sind im Wachsen, der Stoffwechsel und andere Prozesse entwickeln sich noch, und Schlafen hilft uns dabei maßgeblich. Günstig ist es zum Beispiel, wenn Aufputschendes wie Zucker, aber vor allem Schokolade nicht gerade vor dem Schlafengehen gegessen werden, sondern vielleicht eher Schlafförderndes wie zum Beispiel das Glas warme Milch, dessen Effekt durch den beigefügten Honig verstärkt wird, getrunken wird.

Was der Schlafcoach empfiehlt: für den Umgang mit Kindern

- Schlafstörungen bei Kindern sind häufig entwicklungsbedingt, wie zum Beispiel Schlafwandeln oder Sprechen im Schlaf, und „wachsen sich meistens aus", mit häuslichen Maßnahmen kann man ihnen die Gefährlichkeit nehmen.
- Die Behandlung von Schlafstörungen bei Kindern sollte nur im äußersten Notfall mit Medikamenten durchgeführt werden.
- Atembezogene Schlafstörungen sind bei Kindern häufig anatomisch bedingt.
- Müdigkeit bei Kindern zeigt sich oft in unerwarteten Symptomen, zum Beispiel als Bullying oder Launenhaftigkeit.
- Späteren Problemen und möglicherweise Erkrankungen kann man vorbeugen, indem schon ein Neugeborenes möglichst an die Tag-Nacht-Rhythmizität gewöhnt wird.
- Träume und Albträume als Äußerungen der kindlichen Seele ernst zu nehmen und darüber zu reden, kann wunderschön sein und verbinden.

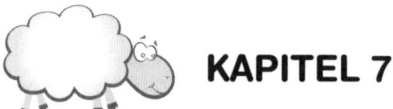

KAPITEL 7

Tagsüber müde und ausgebrannt: Schattenseiten einer schlaflosen Gesellschaft

Warum Thomas Edison daran schuld ist, dass wir zu wenig schlafen ...

Vor etwas mehr als sechzehn Jahren ließ Stanley Coren in seinem Buch *„Sleep Thieves"* (auf Deutsch erschienen unter dem bemerkenswerten Titel *„Die unausgeschlafene Gesellschaft"*) damit aufhorchen, dass sich unsere durchschnittliche Schlafzeit im Laufe der letzten hundert Jahre um 60 bis 90 Minuten verkürzt haben soll. Schuld daran hat letztendlich, so der Professor für Psychologie an der University of British Columbia in Vancouver, der geniale Erfinder der Glühbirne Thomas A. Edison. Ihm ist es zu verdanken, dass wir statt zu schlafen auch in der Nacht bequem arbeiten können.

Doch damit nicht genug: Nach Ansicht von Stanley Coren reduziert bereits eine Stunde weniger Schlaf (ideal sind acht Stunden) unseren Intelligenzquotienten (IQ) um einen Punkt! Eine weitere Stunde sogar um zwei Punkte, und vier Stunden Schlaf hätten zur Folge, dass sich unser IQ-Wert von zum Beispiel 100 auf 93 reduziert. Das ist ja nicht dramatisch, werden Sie jetzt sagen, denn mit einer Streubreite von +/- 15 Punkten wäre unser IQ immer noch im durchschnittlichen Bereich. Allerdings potenziert sich der IQ-Verlust bei andauerndem Schlafdefizit und hätte zur Folge, dass wir zunehmend „verblöden". Diese provokanten Thesen von Stanley Coren führten begreiflicherweise zu sehr kontrovers geführten Diskussionen, die in den letzten Jahren durch die intensive Forschung zur Rolle des Schlafs beim Lernen wieder neuen Zündstoff bekommen hat.

Zu dem Schluss, dass wir immer weniger schlafen, kommen auch andere Autoren, allerdings ist die Sache noch komplexer, als Simpson und seine Mitarbeiter in einem 2007 erschienen Artikel ausführten. Sie verglichen achtzehn Studien, die sich mit den Zusammenhängen zwischen *Schlafdauer*, *Lebenserwartung* und dem allgemeinen *Gesundheitszustand* beschäftigten. In zwölf der untersuchten Studien fanden sich eindeutige Hinweise dafür, dass kurze (weniger als sieben Stunden), aber auch längere Schlafzeiten (mehr als acht Stunden) mit einer geringeren Lebenserwartung und mit einem schlechteren Gesundheitszustand verbunden sind. Dieser Effekt ist bei Männern sogar noch stärker ausgeprägt als bei Frauen und vor allem Kurzschläfer sind besonders gefährdet. Personen, die wenig schlafen, sind häufig übergewichtig, leiden öfter an Herz-Kreislauf-Erkrankungen und haben insgesamt mehr Gesundheitsprobleme.

Können wir diese Fakten bereits als Beweis für die Richtigkeit der Ansichten von Professor Coren werten? Oder stecken da noch andere Mechanismen dahinter? Um diese offensichtlich sehr komplexen Zusammenhänge auch von einer anderen Warte aus zu betrachten, wurden Tätigkeitsprofile von Kurz- und Langschläfern während ihrer Wachzeiten erstellt. Mithilfe solcher Zeitverwendungsstudien konnten jene Tagesaktivitäten identifiziert werden, die uns am häufigsten vom Schlafen abhalten. Was die Autoren der Studie am meisten interessierte, war Folgendes: Wie nutzen Kurzschläfer die Zeit, die sie durch weniger Schlaf gewinnen? Sind Kurzschläfer aktiver und unternehmungsfreudiger als Langschläfer, die anscheinend lieber schlafen, statt zu arbeiten oder sich zu amüsieren? Tatsächlich zeigte sich – nicht ganz überraschend für manche Leserinnen und Leser –, dass Kurzschläfer mehr arbeiten! Können wir daraus schließen, dass die Arbeitszeit tatsächlich der größte Schlafräuber ist? Nach einer US-amerikanischen Studie von Basner und seinen Mitarbeitern aus dem Jahre 2007 sind längere Arbeitszeiten der Grund, warum die Gesamtschlafzeit bei den männlichen Erwerbstätigen ab dem 25. Lebensjahr kontinuierlich abnimmt und bei den 45- bis 54-Jährigen sogar ein Minimum erreicht. Ähnliche Trends zeigen sich in einigen europäischen Ländern, darunter auch in Deutschland und Österreich: Erwerbstätige schlafen deutlich weniger (unter acht Stunden), länger schlafen nur Pensionistinnen und Pensionisten sowie Arbeitslose. Bei Personen, die mehr als 50 Wochenstunden arbeiten, ist der Anteil der Kurzschläfer (weniger als 6,5 Stunden Nachtschlaf) besonders groß.

Fazit der Zeitverwendungsstudien: Jede zusätzliche Arbeitsstunde bedeutet sieben bis zehn Minuten weniger Nachtschlaf. Allerdings, und auch das zeigen diese Studien eindeutig, hat das Mehrarbeiten keine nennenswerten Auswirkungen auf das Einkommen. Kurzschläfer stehen finanziell nicht besser da als notorische Schlafmützen. Warum wird trotzdem mehr gearbeitet? Dazu noch ein weiteres interessantes Detail: Sowohl bei Kurz- als auch bei

Langschläfern konnte ein deutlich höherer Fernsehkonsum festgestellt werden, verglichen mit denjenigen, die zwischen 7,5 und 8,5 Stunden schlafen.

Zusammenfassend ergibt sich folgendes Bild: Der typische Langschläfer arbeitet kürzer, wendet weniger Zeit für Fortbildung und häusliche Aktivitäten auf, verbringt seine Freizeit aber hauptsächlich vor dem Fernseher. Kurzschläfer hingegen arbeiten zwar länger, sind mobiler und sozial aktiver, verbringen jedoch ihre Freizeit ebenfalls bevorzugt vor dem Fernseher. Interessant, dass gerade eine passive Tätigkeit wie das „Vor dem Fernseher sitzen" den Hauptunterschied zwischen den Normal- und den Kurz- oder Langschläfern ausmacht.

Was jedoch bei den Zeitverwendungsstudien zu Kurz- und Langschläfern nicht erhoben wurde, ist das Ausmaß an Tagesmüdigkeit bzw. -schläfrigkeit. Als aufmerksame Leserinnen und Leser werden Sie sich jetzt fragen, ob nicht verlängerte oder verkürzte Schlafzeiten ein indirekter Hinweis auf einen gestörten, wenig erholsamen Nachtschlaf sein könnten? Die Folgen wären dann ebenfalls: ausgeprägte Schläfrigkeit tagsüber, eine geringere Leistungsfähigkeit und Produktivität und daher auch längere Arbeitszeiten. Die gesteigerte Aktivität bei Kurzschläfern könnte man als Versuch werten, Müdigkeit und Schläfrigkeit infolge von Schlafmangel zu kompensieren. Und schließlich, die viele Zeit vor dem Fernseher könnte die ideale Gelegenheit sein, um zu – SCHLAFEN.

Laut einer repräsentativen Umfrage des deutschen Gesundheitsmagazins „Apotheken Umschau" sind es hauptsächlich Männer, die den Fernseher als Einschlafhilfe nutzen (60,8 Prozent), bei den Frauen sind es aber auch immerhin rund 49 Prozent. Doch die Auswirkungen sind bei Mann und Frau dieselben: Der Schlaf ist oberflächlich, wird häufig unterbrochen und ist wenig erholsam. Statt fernzusehen empfehlen wir, ein Buch zu lesen oder in einer Zeitschrift zu blättern.

Müdigkeit am Tage – ein unterschätztes Risiko

Die Situation konnte peinlicher nicht sein! Die Prüfungskommission war endlich vollzählig und bereit, den Kandidaten für die Graduierung zum Professor der Philosophie einer letzten öffentlichen Prüfung zu unterziehen. Doch statt eines „Die Prüfung ist eröffnet" war das sägende Atemgeräusch des friedlich schlummernden Vorsitzenden zu hören. In der schlagartig eintretenden Stille wuchs das anfänglich kaum wahrnehmbare Schnarchgeräusch zu einer Holz zersägenden Intensität an. Ein Vorfall, der kein Einzelfall ist, denn das ungewollte Einschlafen am Tage nimmt immer mehr zu.

Studien zum Thema Tagesschläfrigkeit zeigen weltweit ähnlich hohe Prozentsätze von Müden und Erschöpften, die tagsüber Schlaf nachholen müssen: Mexiko (21,5%), Italien, Spanien, Portugal (15%), USA (je nach Bundesstaat: 20 bis 25%). Deutschland und Österreich machen da keine Ausnahme. Laut einer Umfrage der Österreichischen Gesellschaft für Schlafmedizin und Schlafforschung aus dem Jahre 2007 hat jeder Fünfte Schwierigkeiten sich in monotonen Situationen wachzuhalten und jeder Zehnte nickt manchmal ungewollt ein. In Deutschland liegt der Prozentsatz derer, die regelmäßig eine Schlafpause einlegen bei 19% und jeder Zehnte würde dies auch gerne mehrmals pro Tag tun.

Fassen wir die bisher aufgezählten Fakten zusammen, so

ergibt sich folgendes Bild: Offensichtlich schlafen wir immer weniger und verbringen dafür mehr Zeit mit Arbeit, sozialen Aktivitäten und passiven Tätigkeiten wie zum Beispiel Fernsehen. Viele von uns leiden unter Müdigkeit und Schläfrigkeit, wodurch Aufmerksamkeit und Konzentration vermindert sind und die Produktivität sinkt. Rund 20% der Bevölkerung legen tagsüber regelmäßig eine Schlafpause ein und mindestens genauso hoch ist der Prozentsatz derer, die dazu tendieren in monotonen Situationen, bei Fahrten mit öffentlichen Verkehrsmitteln, im Kino oder während eines Vortrags einzuschlafen.

Dieses Bild einer offensichtlich übermüdeten Gesellschaft ist in den letzten Jahrzehnten zu einem gängigen Sujet medialer Berichterstattung geworden: „Die schlaflose Gesellschaft" (GEO, 1999), „Nation wandelnder Zombies" (Der Standard, 2000), „Ausgeschlafene leisten mehr" (Die Welt, 2008), „Schlaflosigkeit – Wenn die Nacht zum Albtraum wird" (Der Spiegel, 2011), das sind nur einige der Schlagzeilen von Beiträgen über die Konsequenzen einer übermüdeten und an Schlafmangel leidenden Gesellschaft.

Dem zugrunde liegt ein fundamentaler Widerspruch. Einerseits soll immer mehr geleistet und alles effizienter werden, wobei Schlaf als unproduktive Zeit angesehen wird. Andererseits zeichnen sich immer deutlicher die Folgen von chronischem Schlafmangel und Übermüdung ab: Unfälle aufgrund von Sekundenschlaf, Lernschwierigkeiten bei Jugendlichen, Burn-out oder exzessiver Gebrauch von Aufputschmitteln, um nur einige zu nennen.

Körperliche Müdigkeit ist eines der sichersten Zeichen, dass wir Schlaf benötigen. Geben wir diesem Bedürfnis nicht nach, so laufen wir Gefahr, plötzlich und ungewollt einzunicken. Dieser Zusammenhang ist trivial und jedem bekannt, doch es hat den Anschein, als würden nur wenige sich dessen wirklich bewusst sein. Statt uns unserer

Müdigkeit zu widmen und ihr auf den Grund zu gehen, sind wir sehr erfinderisch beim Ankämpfen gegen sie, sei es durch ein Mehr an Aktivität und Geschäftigkeit oder durch den Konsum von aktivierenden und stimulierenden Substanzen (legale Drogen wie Kaffee, „Energy Drinks" oder illegale Substanzen, die unter anderem als „Legal Highs" angepriesen werden). Damit lösen wir aber das zugrundeliegende Problem nicht! Der koreanische Philosoph Byung-Chul Han ist der Auffassung, dass es durch die Betonung des „Immer-mehr" an Leistung und Aktivität zwangsläufig zu einer Zunahme von „neuronalen Erkrankungen" (als Ausdruck einer Hypererregung) wie Depressionen, Aufmerksamkeitsdefizit-Hyperaktivitätssyndrom, Borderline-Persönlichkeiten und des Burn-out-Syndroms kommt. „*Ein Mehr von etwas*" wird in unserer Gesellschaft prinzipiell als wünschenswert und positiv bewertet. Alles, was nicht unmittelbar zu einer Steigerung von etwas führt, wird gleichgesetzt mit Stagnation, Rezession und gilt als wachstumshemmend.

Dieser Drang nach immer mehr muss zwangsläufig zu Müdigkeit und Erschöpfung führen, doch Achtung: Müdigkeit und Erschöpfung sind in gewissem Ausmaß auch normal und natürliche Prozesse! Wir dürfen sie nicht von vornherein als etwas Negatives auffassen!

Man unterscheidet zwischen zwei Formen der Müdigkeit: Unter *Müdigkeit der positiven Potenz* versteht Byung-Chul Han die Erschöpfungsmüdigkeit, denn sie macht uns unfähig „ *(etwas) zu tun*" und ist die Folge von zu viel „des Guten" (im Sinne einer Leistungssteigerung im Beruf, Sport oder eines Immer-mehr-besitzen-Wollens). Demgegenüber steht die *Müdigkeit der negativen Potenz*, eine Müdigkeit, die nicht durch Überarbeitung (zur Profitmaximierung) verursacht wird, sondern die zum Beispiel aus der Langeweile, dem Nichtstun oder des vermeintlich Unproduktiven heraus entstehen kann, kurzum aus einer Situation des „*Es-ist-nichts-zu-tun*".

Byung-Chul Han ist der Meinung, dass Kreativität und Produktivität sich immer erst dann entfalten, wenn sie vom Zwang des „*etwas tun (zu) müssen*" losgelöst werden.

All diese Überlegungen sind für Sie, liebe Leserinnen und Leser, und für einen Schlafcoach insofern hilfreich, weil Sie zunächst davon ausgehen können, dass Müdigkeit (und auch Schläfrigkeit) natürliche und biologisch sinnvolle Prozesse sind. Sie müssen sich also keinesfalls dafür schämen oder denken, dass etwas nicht in Ordnung ist, wenn Sie müde sind! Bemerkenswert ist allerdings, was unsere Leistungsgesellschaft daraus macht. Dem kann sich kaum einer entziehen, wenn er sich dieser Zusammenhänge nicht bewusst ist. Die Gesellschaft produziert nicht nur durch ihre ewigen Anforderungen und dem Bild, das sie von einem „gesunden" Menschen zeichnet, Müdigkeit, sondern stigmatisiert sie gleichzeitig als etwas Unerwünschtes und Pathologisches: „*Was, du bist schon wieder müde?*", „*Jetzt willst du schon wieder schlafen gehen, du bist eine Spaßbremse!*", „*Schlafen kannst du, wenn du tot bist!*"

Nach der Methode des *Schlafcoachings* ist es deshalb eine wichtige Voraussetzung, dass Sie diesen Widerspruch überhaupt (er)kennen und sich darüber bewusst werden, wie sehr Sie durch fremdbestimmtes Handeln in einen Zustand von Müdigkeit und Schläfrigkeit hineinrutschen. Wie Sie wahrscheinlich aus eigener Erfahrung wissen, ist Schlafmangel nicht der einzige Grund, der zu Erschöpfung, dem Gefühl des Ausgebranntseins und zu Übermüdung führt. Die gesellschaftlichen Rahmenbedingungen, der allgegenwärtige Leistungsdruck, monotone und uninteressante Arbeitsbedingungen (zum Beispiel kann das Phänomen Sekundenschlaf auch als Folge von bequemen Fahrzeugen und monotonen Straßenbedingungen erklärt werden), gepaart mit sozialer Isolation durch Konkurrenzdruck, spielen dabei eine wichtige Rolle.

Wenn Tagesmüdigkeit und Tagesschläfrigkeit bei Ihnen immer wieder auftreten und Sie darunter leiden, ist es vielleicht an der Zeit, sich als Allererstes mit Ihrem Umfeld zu beschäftigen und sich zu fragen: Was raubt mir so viel Energie, dass ich andauernd müde bin? Auch wenn Sie bereits in Behandlung sind, ist das ein wichtiger Schritt, auf den Sie achten sollten, denn nur so können eine genaue Diagnose und eine effiziente Therapie erfolgen. Die Klage über Tagesmüdigkeit kann für einen Erwerbstätigen einen völlig anderen Stellenwert haben als für einen Pensionisten oder Schüler.

Bevor wir uns dem Phänomen Schläfrigkeit und Müdigkeit im Zusammenhang mit gestörtem Nachtschlaf näher widmen, möchten wir hier noch einen anderen wichtigen Aspekt ins Auge fassen. Im Volksmund und in der Naturheilkunde wird immer wieder folgender Zusammenhang hergestellt: *„Der Schmerz der Leber ist die Müdigkeit."* Dass sich in diesem Satz ein Körnchen Wahrheit verbirgt, sei hier nur angedeutet. Auf alle Fälle darf nicht übersehen werden, dass es bei einer Vielzahl von organischen Erkrankungen oder somatischen Störungen (z. B. Infektionskrankheiten) auch zu Erschöpfungszuständen sowie chronischer Müdigkeit und Schläfrigkeit kommen kann. Es zahlt sich daher auf jeden Fall aus, wenn Sie einen näheren Blick auf Ihren Zustand werfen, wenn Sie sich immer müde und schlapp fühlen!

Sind Sie müde oder schläfrig?

Wer sich auch nur einen groben Überblick über die zunehmende Flut an Veröffentlichungen zum Thema „Müdigkeit, Schläfrigkeit" verschaffen will, muss bald erschöpft und frustriert aufgeben. Nicht nur die Anzahl der Fachbeiträge, Zeitungsartikel oder Postings ist überwältigend, auch die Vielzahl von Begriffen und Schlagwörtern, unter denen dasselbe Thema immer wieder abgehandelt wird, dürfte unerschöpflich sein. Die Bandbreite reicht von Müdigkeit und Schläfrigkeit (zwei Begriffe, die meist synonym verwendet und häufig mit dem Attribut chronisch kombiniert werden), über Erschöpfung, Mattigkeit, Antriebs-, Energielosigkeit bis zu Fatigue und Somnolenz.

Doch nicht genug der Verwirrung: Auch die Auswirkungen von chronischer Müdigkeit oder Schläfrigkeit werden sehr unterschiedlich beurteilt. An erster Stelle stehen oft Aufmerksamkeits- und Konzentrationsstörungen, Reizbarkeit und verminderte Stresstoleranz und die damit einhergehenden Folgen wie höhere Krankheitsanfälligkeit und häufige Krankenstände. Darüber hinaus liest man über ein größeres Unfallrisiko (Schlagwort: Sekundenschlaf), sozialen Rückzug und Isolation sowie in letzter Konsequenz das Entstehen von Krankheiten wie Depressionen, das Chronische Erschöpfungssyndrom („Chronic Fatigue Syndrom") oder Burn-out. Das alles wird bunt durcheinandergewürfelt und lässt ein komplexes und vielschichtiges Problem vermuten. Trotz dieser bunt angepriesenen Vielfalt an Symptomen und Auswirkungen lassen wir uns nicht davon abbringen, eine Abgrenzung zu versuchen, um daran anschließend das Phänomen Tagesschläfrigkeit mit all seinen Facetten einer Klärung zuzuführen.

In der Schlafmedizin wird streng zwischen den Begriffen (Tages-)Müdigkeit und (Tages-)Schläfrigkeit unterschieden.

Müdigkeit (das dem Englischen „fatigue" am ehesten entspricht) beschreibt das psychische Erleben von Erschöpfung, verbunden mit verminderter geistiger und körperlicher Leistungsfähigkeit, beeinträchtigter Aufmerksamkeit und Konzentrationsfähigkeit. Meist ist Müdigkeit eine Folge von ungenügendem Nachtschlaf, sie muss aber nicht zum Einschlafen in monotonen Situationen führen und es finden sich in der Regel keine tageszeitlichen Schwankungen (sogenannte zirkadiane Einflüsse).

Im Gegensatz dazu wird unter *Schläfrigkeit* der in erster Linie körperlich spürbare Drang zum Einschlafen verstanden. Dieser Schlafzwang wird durch psychischen Stress oder monotone Situationen gefördert und ist fast nie die Folge von zu wenig Nachtschlaf. Im Gegenteil: Meist berichten Betroffene von besonders langen Schlafzeiten (mehr als zehn Stunden) und obwohl sie sich vorerst ausgeschlafen fühlen, können sie wenige Stunden nach dem morgendlichen Erwachen bereits wieder tief und fest schlafen.

Im Gegensatz zur Tagesmüdigkeit zeigt die Tagesschläfrigkeit deutliche tageszeitliche Schwankungen und ist in den späten Nachmittagsstunden besonders groß, ein Phänomen, das fast alle spüren. Damit könnten auch die in den Statistiken nachweisbaren Unfallanstiege zwischen 17 Uhr und 19 Uhr in Verbindung stehen, unabhängig von der Dichte des Verkehrs oder des Wochentages (siehe Unfallregister der Deutschen Chirurgen: www.bdc.de).

Einschlafen bei jeder Gelegenheit

Die Ursachen von Tagesschläfrigkeit sind sehr verschieden und stellen sowohl in diagnostischer wie auch therapeutischer Hinsicht hohe Anforderungen an den Schlafcoach. Es ist gar nicht so einfach, herauszufinden, woher diese Tagesschläfrigkeit kommt! Im Zentrum des Interesses steht hier zwar der ungenügende oder nicht erholsame Nachtschlaf, es muss aber eine Reihe zusätzlicher Faktoren mitberücksichtigt werden. Selbst eine banale Verkühlung mit Schnupfen oder ein grippaler Infekt führen zu Müdigkeit und erhöhtem Schlafbedürfnis. Ähnliches gilt bei chronischen seelischen und körperlichen Krankheiten, unregelmäßigem Schlaf-Wach-Rhythmus (siehe Kapitel „Schlaf-Wach-Rhythmus-Störungen: Wenn die Nacht zum Tag wird") oder für belastende Lebenssituationen. Der Bogen reicht hier von Stress am Arbeitsplatz über familiäre Mehrfachbelastung aufgrund kranker Familienangehöriger bis hin zu Trauerarbeit bei Verlust von wichtigen Bezugspersonen. All diese Ereignisse können zu einer vermehrten Tagesmüdigkeit und Schläfrigkeit führen.

Wie die folgenden Seiten zeigen, äußert sich eine Reihe von Schlafstörungen zunächst einmal durch das Gefühl: *„Ich könnte bei jeder sich bietenden Gelegenheit einschlafen!"* Mithilfe apparativer Untersuchungsmethoden kann ein erfahrener Schlafcoach diese vorerst unspezifische Klage meistens einer sehr konkreten schlafphysiologischen Ursache oder Störung zuordnen.

Die hier im Folgenden getroffene Auswahl von Schlafstörungen, die eine erhöhte Tagesschläfrigkeit (mit)verursachen, orientiert sich in erster Linie an der Häufigkeit ihres Auftretens in unserer Klientinnen- und Klientenpopulation und ist bei Weitem nicht vollständig.

Volksleiden Schnarchen

Auf den ersten Blick würden nur die Wenigsten das Schnarchen mit Müdigkeit in Beziehung setzen und wenn, dann nur als Folge einer durch schnarchende Mitschläfer gestörten Nachtruhe. Dass dem nicht so ist, und dass Schnarchen sogar gefährlich sein kann, darüber soll im Folgenden berichtet werden.

„Wann mein Mann begonnen hat zu schnarchen, daran kann ich mich gar nicht mehr erinnern. Ich glaube fast, dass er immer schon geschnarcht hat. Früher kam es seltener vor. Meist dann, wenn er mit seinen Freunden nach dem Fußballtraining etwas mehr getrunken hatte und später nach Hause kam. Aber seit nunmehr vielen Jahren schnarcht er auch, wenn er keinen Alkohol getrunken hat. Im Urlaub ist es schon vorgekommen, dass sich die Hotelgäste beschwert haben, weil er so laut schnarcht! Ich habe mich – bis zu einem gewissen Grad – an das Schnarchen gewöhnt, obwohl ich schon öfter mal auf der Wohnzimmercouch übernachtet habe, wenn ich es neben ihm nicht mehr ausgehalten habe. Aber ehrlich gesagt: Ich habe deshalb nicht besser geschlafen, denn sein Schnarchen habe ich auch dort noch gehört."

Die Schilderung von Gabriele F. über ihre Schlafsituation ist leider kein Einzelfall. Laut schlafepidemiologischen Untersuchungen für Deutschland und Österreich nimmt der Prozentsatz an Schnarchern mit zunehmendem Lebensalter rasant zu: Sind es bei den unter 40-Jährigen gerade zehn Prozent, so steigt der Prozentsatz bei den über 60-Jährigen auf 40 bis 50 Prozent an. Ab dem 40. Lebensjahr tritt Schnarchen vermehrt bei Frauen auf und nach der Menopause schnarcht fast jede zweite Frau. Die dadurch bedingten hormonellen Veränderungen dürften der Grund dafür sein – einer unter vielen, wie Untersuchungen zeigen. So kann eine verkrümmte

Nasenscheidewand, Verwachsungen (Polypen) im Bereich der Nase oder des Rachens, eine hoch gelagerte Zunge oder ein zu kurzer, breiter Hals Schnarchgeräusche begünstigen, genauso wie ein paar Extrakilos und abendlicher Nikotin- und Alkoholkonsum. Schnarchen tritt auch vermehrt in bestimmten Schlafpositionen auf, besonders häufig in Rückenlage. Ein Lagewechsel kann hier mitunter Wunder bewirken.

So vielfältig die Gründe des Schnarchens, so unterschiedlich auch die Rezepte gegen das Schnarchen. Allerdings, und das gleich vorweg: Vieles von dem, was im Internet angeboten wird, ist schlichtweg nutzlos wie etwa Sprays oder Anti-Schnarch-Tee. Hilfreich sind, neben dem schon erwähnten Ändern der Schlafposition (auch Lagetraining genannt; etwa mithilfe spezieller Schlafwesten, die ein Liegen in Rückenlage verhindern), eine Reduktion des Körpergewichtes (es hilft jede Form von Ausdauertraining wie regelmäßiges Joggen oder Schwimmen), Vermeiden von Alkohol und Nikotin vor dem Zubettgehen oder – und das konnte in wissenschaftlichen Studien bewiesen werden – ein Trainieren der Rachenmuskulatur etwa durch Singen (Jodeln) oder dem Erlernen von Blasmusikinstrumenten wie dem Didgeridoo (Musikinstrument der australischen Ureinwohner). In manchen Fällen hilft aber nur ein operativer Eingriff durch einen Hals-Nasen-Ohren-Arzt, etwa wenn es unter anderem darum geht, eine verkrümmte Nasenscheidewand zu regulieren oder Polypen zu entfernen.

Was ein Schlafcoach bei der Klage über Schnarchen immer abklären muss, ist das Vorliegen von Atemaussetzern in der Nacht und ob die oder der Betroffene am Tage müde oder schläfrig ist. Liegt eine der beiden Beschwerden vor, so muss auf alle Fälle der Nachtschlaf der betroffenen Person genauer untersucht werden. Wenn auch ein großer Prozentsatz der

Schnarcher den sogenannten „primären Schnarchern" zuzurechnen ist (das heißt, es liegen außer den unangenehmen Schnarchgeräuschen keine weiteren Beschwerden vor), so darf das Schnarchen kombiniert mit Atemaussetzern keinesfalls außer Acht gelassen werden.

Wir wollten daher von Frau Gabriele F. wissen, ob sie während der Nacht auch Perioden mit plötzlicher Stille, ohne Schnarch- und Atemgeräusche bei ihrem Mann beobachtet hat?

„Ja oft schon! Das ist ja, was mich besonders beunruhigt! An das Schnarchen habe ich mich fast schon gewöhnt! Aber dann! Diese plötzliche und unheimliche Stille! Davon wache ich erst recht auf. Früher kam das nur manchmal vor, aber jetzt jede Nacht mehrmals ...", antwortete Frau Gabriele F. sichtlich erregt.

Wenn im Schlaf der Atem stockt ...

Schnarchen, das gelegentlich bei (fast) jedem auftritt – und ein Schlafcoach macht da keine Ausnahme –, ist bei Schlafgesunden nur sehr selten mit einem „Stocken der Atmung" verbunden. Vielleicht aber haben Sie dieses „Stocken der Atmung" schon bei Ihrer Bettpartnerin oder Ihrem Bettpartner beobachtet. Das ist noch kein Grund, um sich Sorgen zu machen, denn solche Episoden sind „normal". Kritisch wird es dann, wenn dieses „Stocken der Atmung" mehr als fünfmal pro Stunde vorkommt. Atemaussetzer (auch als *Apnoe* bezeichnet), die mehrmals pro Stunde und über längere Zeit anhalten (kritisch wird es, wenn diese länger als zehn Sekunden dauern), führen zu einem Sauerstoffmangel und können schwerwiegende Folgen für die Gesundheit haben, wie Bluthochdruck und Herz-Kreislauf-Erkrankungen. Treten Apnoen sehr häufig in der Nacht und über mehrere Monate auf, so stellen sich bei den Betroffenen eine ausgeprägte Tagesmüdigkeit, Gedächtnisstörungen und meist auch ein Verlust der Libido ein.

Das Anamnesegespräch mit Herrn und Frau F. erbrachte eindeutige Hinweise in diese Richtung. Als nächster Schritt wurde deshalb eine Zuweisung zu einem spezialisierten Hals-Nasen-Ohren-Arzt und einem Schlaflabor (oder einem „Schnarchzentrum") veranlasst. Eine Untersuchung des Nasen- und Rachenraumes ist notwendig, um das Vorliegen von anatomisch bedingten Verengungen in der Nase (Verkrümmungen der Nasenscheidewand) oder des Rachenraumes (Polypen, Verwachsungen, vergrößerte Mandeln) abzuklären. Bei unserem Klienten konnten keine Anomalien der oberen Atemwege festgestellt werden. Umso wichtiger war nun die Schlafuntersuchung, die mittels eines taschenbuchgroßen Spezialgerätes durchgeführt wurde. Solche „Schnarchmessgeräte", der Fachausdruck dafür ist „Apnoe-Screener", sind in den letzten Jahren sehr klein und handlich geworden und können von der Patientin, dem Patienten bequem mit nach Hause genommen werden. Aufgezeichnet werden dabei die Schnarchgeräusche, der Verlauf der Atmung und mithilfe eines Infrarot-Fingersensors die Sauerstoffkonzentration im Blut.

Auch bei Herrn Gregor F., dem Partner von Gabriele F., kam ein solches Gerät zum Einsatz und entgegen seinen ursprünglichen Bedenken (*„Wie soll ich mit so einer Apparatur denn schlafen können?!"*) schlief er erstaunlich gut. Weder die Verkabelung noch das kleine um die Hüfte befestigte Gerät störten seinen Schlaf. Lediglich Kater Maximilian, dem es besonders die bunten Kabel angetan hatten, musste in dieser Nacht auf seinen gewohnten Schlafplatz am Fußende verzichten.

Die Auswertung der Schlafaufzeichnung (auch Polygrafie

genannt) ergab, dass bei Herrn Gregor F. pro Stunde im Durchschnitt sechzehnmal die Atmung für mehrere Sekunden pausierte. Diese Atemstillstände dauerten im Durchschnitt etwas länger als zehn Sekunden und hatten immer wieder ein kurzes Aufwachen zur Folge. Ein solcherart „zerhackter" Schlaf verhindert einen tiefen und entspannten Schlaf und reduziert somit den Erholungswert des Nachtschlafs erheblich. Herr Gregor F. fühlte sich nach dem Aufstehen fast immer *„wie gerädert"*, hatte mitunter Kopfschmerzen und fühlte sich schwindlig. Außerdem war er tagsüber andauernd müde und in monotonen Situationen schlief er regelmäßig ein. Da er jedoch immer und überall schlafen konnte, wäre es ihm überhaupt nicht in den Sinn gekommen, dass er ein *„… Problem mit dem Schlaf haben könnte! Wäre da nicht meine Frau gewesen, die mich wegen des Schnarchens zu einem Schlafspezialisten gedrängt hätte, wäre ich heute noch davon überzeugt, dass mit mir gesundheitlich alles in Ordnung ist!"*

Schnarchen in Kombination mit Atemstillständen wird als Schlafapnoe-Syndrom (Abkürzung: SAS) bezeichnet und, je nach Ursache, in eine obstruktive, zentrale oder auch gemischte Form unterteilt. Die weitaus häufigste Form ist das obstruktive Schlafapnoe-Syndrom (Abkürzung: OSAS), das durch eine zu starke Entspannung der Muskulatur in den oberen Atemwegen (Rachen-, Halsbereich) entsteht. Die auf diese Weise völlig entspannte Muskulatur verschließt den Atemweg (Obstruktion genannt) und verhindert so den freien Atemfluss. Die Folge ist ein Stillstand der Atmung, wodurch der Sauerstoffgehalt im Blut abfällt (= Hypoxämie). Wenn das passiert, kommt es zu einer Notweck-Reaktion, der Körper schützt sich dadurch selbst. Aus diesem Grunde erwachte Herr F. wiederholt. Durch das kurze Aufwachen wird der Atemweg wieder frei und ein tiefes Luftholen (hörbar als lautes Schnarchgeräusch) beendet diesen gefährlichen Schlafzustand, der unbehandelt sogar tödlich enden kann.

Episoden mit Atemstillständen und die zahlreichen kurzen Unterbrechungen des Nachtschlafs (im Englischen als „micro-arousals" bezeichnet) werden vom Betroffenen selbst gar nicht bemerkt und es sind fast immer die besorgten Partnerinnen, die zu einem Arztbesuch drängen. Das Ehepaar Gabriele und Gregor F. ist dafür ein typisches Beispiel und diesem Beispiel sollten alle folgen, die Ähnliches bei ihrer Partnerin oder ihrem Partner beobachtet haben.

Wie auch beim „primären, ungefährlichen" Schnarchen sind vom Schlafapnoe-Syndrom Männer fast doppelt so häufig betroffen (insgesamt circa 4% der Gesamtbevölkerung), doch steigt der Anteil der Frauen nach der Menopause auch hier sprunghaft an. Allerdings werden Frauen deutlich öfter als depressiv fehldiagnostiziert, da Symptome wie Tagesmüdigkeit, Kopfschmerzen, Erschöpfung Antriebslosigkeit und Ängstlichkeit auch bei Depressionen auftreten können. Experten gehen davon aus, dass Frauen im Gegensatz zu Männern häufig Symptome zeigen, die für eine Schlafapnoe untypisch sind, wie Klagen über Schlaflosigkeit. Typisch für Männer mit Schlafapnoe ist dagegen das Klagen über ein Zuviel an Schlaf. Das führt dazu, dass bei Frauen die Diagnose Schlafapnoe viel seltener gestellt wird.

Wenn Sie also ebenfalls tagsüber müde sind und schnarchen, dann beschäftigen Sie sich genauer mit Ihren Schlafgewohnheiten! Im Idealfall können Sie sich die schnell verordneten Stimmungsaufheller ersparen, weil Sie feststellen, dass Sie einfach nur nicht gut genug schlafen!

Diagnose Schlafapnoe – was nun?

Die schlechte Nachricht gleich vorweg: Eine 100%ige Heilung beim Schlafapnoe (SAS) gibt es zurzeit leider nicht. Allerdings wurden in den letzten Jahren sehr wirksame Therapiemöglichkeiten entwickelt, die zu einem fast vollständigen Verschwinden der Atemstillstände führen können. Als hilfreich haben sich sowohl Einzelmaßnahmen (z. B. Lagetraining, Gewichtsreduktion) als auch die Kombination mehrerer Maßnahmen erwiesen, besonders bei leichten Formen der Schlafapnoe.

Bei einem schweren Schlafapnoe-Syndrom hilft nur eine kontinuierliche nasale Überdruckbeatmung. (Die englische Bezeichnung dafür lautet: Continuous Positive Airway Pressure, abgekürzt CPAP.) Dabei wird dem Patienten über eine Gesichtsmaske kontinuierlich Luft zugeführt, um eine Verminderung der Sauerstoffversorgung während des Schlafens zu verhindern. Die CPAP-Therapie ist die effizienteste Methode, um das Schlafapnoe-Syndrom zu behandeln, die Gesichtsmaske muss aber jede Nacht verwendet werden. Wird das Gerät nicht benützt, setzen sofort wieder die Atemprobleme ein.

Da bei Herrn Gregor F. ein mittelschweres obstruktives Schlafapnoe-Syndrom vorlag, wurde ihm ein CPAP-Gerät verschrieben und während einer weiteren Schlafuntersuchungsnacht (diesmal in einem Schlaflabor) der für ihn optimale Luftdruck ermittelt. Nachdem für ihn auch eine optimale Gesichtsmaske gefunden worden war, konnte er ab sofort mit der „Beatmungstherapie" beginnen. Doch weder Herr Gregor F. noch Kater Maximilian waren von der neuen Schlafzimmerausstattung begeistert. *„Wie soll ich mit diesem ‚Rüssel' schlafen können! Ich komme mir eingesperrt und wie gefesselt vor!"*, beklagte er sich am Telefon und als Zeichen der Solidarität hatte Kater Maximilian den Beatmungsschlauch angebissen, sodass dieser erneuert werden musste. An erholsame und ausgeschlafene Nächte war vorerst nicht zu denken.

Kurze Zeit später war der neue Schlauch eingetroffen und nachdem dieser gegen den defekten ausgetauscht worden war, konnte die erste „Beatmungsnacht" stattfinden. Wir vereinbarten mit Herrn Gregor F., dass er sich zunächst (auch tagsüber) mit der Gesichtsmaske und dem eingeschalteten Gerät hinlegen sollte, um sich so langsam mit der neuen „Schlafsituation" vertraut zu machen. Das angepeilte Ziel war es, zumindest ein paar Stunden pro Nacht mit dem Beatmungsgerät zu schlafen. Die Dauer der nächtlichen Nutzung sollte dann in der Folge sukzessiv verlängert werden. Allerdings, und auch das musste berücksichtigt werden, war das Schlafzimmer für Kater Maximilian bis auf Weiteres Tabuzone.

Ein paar Tage später riefen wir Herrn F. an und erkundigten uns über den Stand der Dinge. Nach wie vor hatte er Schwierigkeiten mit dem Beatmungsgerät einzuschlafen, doch wenn es klappte, konnte er zumindest für zwei, drei Stunden mit dem Gerät durchschlafen. Bereits diese wenigen Stunden waren für ihn spürbar erholsamer, er fühlte sich am Morgen wesentlich ausgeruhter und tagsüber weniger müde. Und das obwohl in der Zwischenzeit ein neues, schlafstörendes Problem aufgetaucht war: Kater Maximilian wollte seine Delogierung aus dem gemeinsamen Schlafzimmer nicht so ohne Weiteres akzeptieren und sein nächtliches Protestmiauen vor verschlossener Schlafzimmertür wurde zu einem veritablen Schlafkiller.

Schlafcoaching beim Schlafapnoe-Syndrom: Worauf es ankommt

Gerade bei der Betreuung von Schlafapnoe-Patienten entscheidet eine Reihe von zusätzlichen Faktoren den Erfolg einer Therapie. Da die CPAP-Therapie nur das Symptom (= Atemnot) behandelt und nicht die Ursachen der Atemstillstände beseitigt, muss die oder der Betroffene möglichst jede Nacht das Beatmungsgerät verwenden. Der korrekte Sitz der Maske an Mund und Nase und die regelmäßige Wartung der Gerätschaften spielen dabei wichtige Rollen. Die Erfahrung zeigt, dass viele Geräte trotz spürbarer Verbesserung der Schlafqualität nicht lange verwendet werden, weil die Maske drückt, nicht richtig sitzt oder eine falsche Beatmungsdruck-Einstellung zusätzliche Atembeschwerden verursacht. Eine regelmäßige Nachbetreuung durch einen Schlafcoach kann hier die Akzeptanz und die Therapieerfolgsaussichten entscheidend verbessern.

Weitere Ziele eines *Schlafcoachings* bei SAS-Patienten sind Veränderungen in der Lebensführung (zum Beispiel durch ein Bewegungsprogramm), in den Ernährungs- (Gewichtsreduktion, bewusstes und ausgewogenes Essverhalten) und Trinkgewohnheiten (weniger Alkohol) herbeizuführen. Wie beim primären Schnarchen kann durch ein gezieltes Trainieren der Mund- und Rachenmuskulatur die Symptomatik des SAS nachweislich verbessert werden.

SAS verursacht immer wieder Probleme in der Partnerschaft, die häufig erst beim Wunsch nach getrennten Schlafzimmern sichtbar werden. Die meist schon jahrelang andauernde Lärmbelästigung durch einen schnarchenden Bettpartner stört nachhaltig den Schlaf von Angehörigen. (Was kein Wunder ist, denn die Lautstärke kann mitunter mehr als 70 Dezibel betragen, das entspricht dem Lärmpegel eines Lastwagens!) Die Antriebs- und Interesselosigkeit aufgrund des ungenügenden Nachtschlafs sowie die andauernde Tagesschläfrigkeit verschärfen die Krisensituation noch zusätzlich. Bei Erhebungen zur Partnerschaftszufriedenheit sind Partner von SAS-Patienten deutlich depressiver, isolierter und erschöpfter als vergleichbare Paare ohne Schlafstörungen. Der Wunsch nach einer effizienten Therapie ist naheliegend und ein erfolgreiches *Schlafcoaching* bei atembezogenen Schlafstörungen muss immer auch diese Aspekte mitberücksichtigen.

Haben sich Patienten einmal an das CPAP-Gerät gewöhnt, dann wollen sie es nicht mehr missen. Endlich ausgeschlafen und tagsüber nicht mehr müde zu sein, wiegt die anfänglichen Unannehmlichkeiten mit dem Beatmungsgerät bei Weitem auf. So auch bei Herrn F., der sich „wie neu geboren" fühlte.

Wenn die Schlaftore sich öffnen ...

Je länger wir wach sind, desto müder werden wir – eine banale Feststellung und Beobachtung, die wir täglich machen können. Nicht trivial hingegen sind die der Ermüdung zugrundeliegenden physiologischen Prozesse und selbst intensiven Bemühungen zum Trotz, konnte die Schlafforschung bis dato noch keine plausiblen Erklärungsmodelle entwickeln. Werden wir müde, weil die chemischen Stoffe, die uns „wach machen" oder „wach halten" im Laufe des Tages abgebaut werden? Oder sind es – bereits im antiken Griechenland vermutete – während der Wachzeit entstehende „Giftstoffe" (sogenannte Hypnotoxine), die uns dann bewusstlos machen bzw. Schlaf verursachen? Für beide Annahmen gibt es ein paar stichhaltige Argumente, der eindeutige Nachweis fehlt nach wie vor. Vieles von dem, das nun folgt, sind Vermutungen, einiges erst experimentell nachgewiesen.

Symptome der Müdigkeit zeigen sich bei jedem etwas anders. Manche fangen an zu gähnen, andere wiederum werden unruhig und reiben sich ständig die Augen. Auf solche Anzeichen zu achten und dann entsprechend zu handeln (etwa eine kurze Schlafpause einlegen oder Kaffee trinken) kann lebensrettend sein. Denken Sie nur an die verheerenden Folgen, die Sekundenschlaf im Straßenverkehr verursachen kann.

Nach einer gängigen Vorstellung sind am Ermüdungsvorgang zahlreiche miteinander in Beziehung stehende Prozesse beteiligt. Entscheidend ist zunächst die Dauer der Wachzeit. Kurz nach dem morgendlichen Aufstehen gelingt ein neuerliches Einschlafen nicht so gut wie dann 16 oder 20 Stunden später. Trotzdem spielt der Tageszeitpunkt eine gewisse Rolle, denn das Niveau unserer Wachheit schwankt im Laufe des Tages. Diese Schwankungen sind Teil unseres Biorhythmus (auch zirkadianer Rhythmus genannt; Details dazu finden Sie im Kapitel „Die innere Uhr") Je nachdem, ob jemand eher ein Morgen- oder Abendmensch ist, öffnen oder schließen sich zu bestimmten Zeitpunkten sogenannte *Schlaftore*. So zum Beispiel zwischen 22 Uhr und 23 Uhr am Abend.

Falls Sie nicht eine ausgeprägte Eule oder Lerche sind (denn dann liegt dieser Zeitpunkt etwa zwei Stunden früher oder später), haben Sie sicher um diese Zeit schon Folgendes bemerkt: Plötzlich fangen Sie an zu gähnen, reiben sich die Augen, Hände und Füße werden warm, Sie strecken und räkeln sich, der Kopf wird schwer – kurzum: Sie werden müde. Findet sich jetzt auch noch eine bequeme Liegestatt, das Einschlafen wäre kein Problem. Lassen wir aber diesen Zeitpunkt ungenutzt verstreichen, so ist die Müdigkeit eine Stunde später „wie von selbst" verflogen und eine ähnliche Situation stellt sich erst zwei bis drei Stunden später ein. Schlaftore erleichtern das Einschlafen, aber auch das Aufwachen und signalisieren die Bereitschaft unseres Körpers, schlafen oder wachen zu wollen.

Ein weiterer wichtiger Indikator für die Schlafbereitschaft unseres Körpers ist der Verlauf der *Körperkerntemperatur*. Egal, ob wir lang oder nur kurz geschlafen, ob wir viel oder wenig gearbeitet haben, der Verlauf der Körperkerntemperatur ist (fast) immer gleich. Während der frühen Nachmittagsstunden erreicht sie ihr Maximum und während der Nachtstunden (etwa zwischen 2 bis 4 Uhr in der Früh) ihr Minimum. Experimente konnten zeigen, dass in der Zeit des allmählichen Sinkens der Körperkerntemperatur das Einschlafen begünstigt wird, während die Periode des Temperaturanstiegs dies erschwert. Aus eigener Erfahrung werden Sie auch das kennen: Selbst in einer warmen Sommernacht oder in einer überheizten Disco kann es vorkommen, dass Ihre Hände und Füße zwischen 1 und 2 Uhr in der Nacht plötzlich kalt werden. Ein typisches Zeichen dafür, dass die Körperkerntemperatur ihr Minimum erreicht hat.

Die hier beschriebenen physiologischen Prozesse können mithelfen, den für Sie günstigen Einschlafzeitpunkt zu bestimmen. Ein Garant für rasches Einschlafen ist dies allerdings noch nicht, denn da spielen weitere Faktoren wie innere Anspannung, Gewohnheiten, Umgebung etc. eine Rolle. Versuchen Sie einmal, bei sich selbst auf Symptome der Ermüdung zu achten! Spüren Sie hin, wie diese sich anbahnt (gähnen, warme Hände, Füße), mit welchen Tricks und Strategien sich Müdigkeitszeichen verstärken oder auch überspielen lassen und welche psychischen Prozesse dabei ablaufen (Gelassenheit oder Unruhe, Nervosität usw.). Hilfreich ist auch, andere zu beobachten, um zu erfahren, wie unterschiedlich auf Ermüdung, Müdigkeit und Schlaf (re)agiert wird. Fertigen Sie eine Liste der beobachteten Verhaltensweisen an (wer Kinder hat, kann hier auf eine Fülle von Anschauungsmaterial zurückgreifen).

Erkenntnisse, die Sie dabei machen, können Ihnen bei der Entdeckung Ihrer Schlafgewohnheiten sehr hilfreich sein. Hierzu ein paar Beispiele:

- Was wird unternommen, um (noch) nicht schlafen gehen zu müssen?
- Verändert Müdigkeit die Stimmung (im österreichischen Dialekt existiert der Begriff „schlafgrantig")?
- Werden bestimmte Vorkehrungen getroffen (z. B. Türen, Fenster verschlossen, das Schlafzimmer aufgeräumt, die Wohnung geordnet etc.)?
- Treten paradoxe Verhaltensweisen auf (z. B. statt zur Ruhe zu kommen, tritt besondere Umtriebigkeit ein)?

Mit dem letzten Punkt der Aufzählung, den paradoxen Verhaltensweisen werden wir uns im Folgenden etwas genauer beschäftigen und feststellen, dass organisch bedingte Schlafstörungen, psychisch-kognitive Prozesse und das Wachverhalten ganz wesentlich mit beeinflussen.

Monsieur 100.000 Volt

Nur in ganz wenigen Ausnahmesituationen (z. B. bei extremer Übermüdung) tritt Schlaf innerhalb weniger Minuten oder gar Sekunden ein, meist haben wir genügend Zeit, um uns auf den nächtlichen Schlummer vorzubereiten. Diese Zeit vor dem Schlafengehen ist eine sehr wichtige Periode, um zur Ruhe zu kommen, den Tag ausklingen zu lassen oder mithilfe von „Ritualen" (z. B. Körperpflege, Kindern eine Gutenachtgeschichte vorlesen usw.) einen Puffer zwischen dem Wachsein und dem Schlafzustand zu schaffen. Je besser wir uns entspannen, die Umtriebigkeit des Wachlebens abschalten und zur Ruhe kommen, desto leichter fällt es auch, sich „in Morpheus Arme" zu begeben. Besonders bei Schlaflosen, die unter Einschlafstörungen leiden, können Einschlafrituale sehr hilfreich sein. (Siehe auch Kapitel 3 „Wenn ich nicht mehr schlafen kann … der Puls des Lebens".)

Doch was passiert, wenn sich gerade in jenen Momenten, in denen wir uns entspannen, ein unangenehmes Kribbeln, Brennen und schmerzhaftes Ziehen, zunächst in den Waden, dann am Fuß und schließlich am ganzen Bein ausbreitet – mit einer solchen Vehemenz, dass wir aufspringen und buchstäblich „wie von einer Natter gebissen" in der Wohnung herumtoben? Leider ist diese Schilderung nicht übertrieben, sondern beschreibt nur vage, was Personen mit dieser Erkrankung, dem Syndrom der ruhelosen Beine, ertragen müssen.

„Es ist so, als würde ich unter Strom stehen, als würde ich barfüßig auf einer stromführenden Eisenplatte stehen! Ich springe herum, strample, muss mich ununterbrochen bewegen. Nur so vergeht das Kribbeln und schmerzhafte Ziehen in meinen Beinen." So schilderte Georg sein allabendliches Martyrium. Seine Vorliebe für französische Chansons und ein Schuss Selbstironie sind die Gründe, warum er sich auch als „Monsieur 100.000 Volt" bezeichnete. Bemerkenswert war jedoch, dass Georg nicht wegen dieser Beschwerden zu uns kam, sondern aufgrund chronischer Müdigkeit am Tag, unter der er nun schon seit mehreren Jahren litt. Anfänglich erklärte er sich die Müdigkeit durch die berufliche Mehrbelastung im Zuge einer betrieblichen Umstrukturierung, doch auch dann, als wieder mehr Ruhe in sein Leben getreten war, blieb der Zustand *„andauernd*

müde zu sein" weiterhin bestehen. Dass es „*höchste Zeit ist, etwas dagegen zu unternehmen*", war für ihn klar geworden, als er während einer längeren Autofahrt ein alarmierendes Sekundenschlaferlebnis hatte. Plötzlich „... *war da ein Filmriss. Ich wusste für wenige Momente nicht, wo ich bin, was vorher geschehen ist und was ich hier tue. Ich sah vor mir nur Dunkelheit und Stille. Wie aus dem Nichts tauchte dann wieder die Straße vor mir auf und langsam auch wieder die Fahrgeräusche. Das Ganze dürfte nur ein paar Sekunden gedauert haben und ich hatte ein Riesenglück, dass ich auf einer geraden Straße unterwegs war ... So blieb noch genügend Zeit, um gegenzulenken.*"

Auf die Frage wie lange und wie gut denn sein Nachtschlaf sei, erklärte Georg, als typischer Nachtmensch und Kurzschläfer benötige er nicht mehr als vier bis fünf Stunden Schlaf und „*das sei immer schon so gewesen*". Selten ging Georg vor Mitternacht zu Bett, in den letzten Jahren nie vor 1 Uhr, denn als Ausgleich und Stressabbau wurde vorher mindestens noch für zwei Stunden gejoggt. Den Wecker stellte er jeden Tag auf 5 Uhr früh ein, weil für den Weg zur Arbeit etwa eineinhalb Stunden Fahrzeit kalkuliert werden mussten. Laufen ist in den letzten Jahren für Georg zu einer Leidenschaft geworden, der er einen Großteil seiner Freizeit und manchmal auch Schlafzeit opferte. Regelmäßig nahm er an Wettbewerben teil und dafür trainierte er intensiv, bevorzugt an den Wochenenden. Und noch etwas hat Georg beobachten können: Laufen vor dem Schlafengehen reduzierte seine Nervosität, die manchmal so groß war, dass er nur schwer einschlafen konnte. Da half dann nur eines: „*Aufstehen, noch ein paar Kilometer am Hometrainer abspulen, dann bin ich so müde, dass ich fast vom Rad falle!*"

Den Ausführungen von Georg konnten wir zunächst klar entnehmen, dass seine Tagesmüdigkeit eindeutig mit der kurzen Schlafzeit in Zusammenhang stand. Vier Stunden Schlaf sind selbst für einen „geborenen" Kurzschläfer zu wenig und reichen nicht aus, um körperlich erholt und erfrischt zu sein. Da ein längeres Schlafen am Morgen aufgrund der langen Anfahrtszeit zur Arbeit nicht möglich war, schlugen wir vor, über einen Zeitraum von zwei Wochen hinweg die Zubettgehzeiten täglich um fünf Minuten vorzuverlegen. Genügend Zeit also, damit sich der Biorhythmus allmählich an den veränderten Schlaf-Wach-Rhythmus gewöhnen konnte. In Summe ergab sich daraus eine Verlängerung der Bettliegezeit um mehr als eine Stunde. Mit dem Vorschlag war Georg so weit einverstanden, doch vor Mitternacht ins Bett zu gehen war für ihn undenkbar: *„Da kann ich unmöglich einschlafen, denn … da fühle ich mich so kribbelig, das macht mich dann ganz nervös und treibt mich aus dem Bett!"* Äußerungen wie diese ließen vermuten, dass Georg auch unter einer Einschlafstörung litt, und um seine Nervosität loszuwerden, joggte er.

Umtriebigkeit statt zur Ruhe zu kommen – ein schönes Beispiel für „paradoxe Verhaltensweisen" vor dem Zubettgehen?

In zahlreichen Studien konnte nachgewiesen werden, dass exzessives sportliches Training vor dem Zubettgehen das Einschlafen verzögert. Joggen vor dem Schlafengehen ist daher eine denkbar schlechte Strategie, um das Einschlafen zu verbessern. Sport fördert die Ausschüttung körpereigener Botenstoffe (Endorphine), die Euphorie auslösen und unsere Stimmung verbessern, gleichzeitig aber aktivieren und aufputschen. Daher sollte mindestens zwei Stunden vor dem Schlafengehen mit anstrengenden körperlichen Aktivitäten Schluss sein. Mit Ausnahme von leichten Formen körperlicher Aktivität wie Spazierengehen oder Dehnungsübungen sollten alle schweißtreibenden Aktivitäten am frühen Abend erfolgen. Wer sich daran hält, kann sich dann über einen besonders tiefen und erholsamen Schlaf freuen. Denn auch das konnten Studien nachweisen: Jede Form von körperlicher Aktivität wie Aerobic, Tanzen, Ausdauer- und Krafttraining wirkt sich prinzipiell positiv auf den Nachtschlaf aus – nur nicht, wenn sie zu knapp vor dem Schlafengehen erfolgt.

Wir schlugen Georg daher vor, sein abendliches Joggen spätestens um 23 Uhr zu beenden und die Zeit bis zum Schlafengehen dafür zu nützen, sich zu entspannen und zur Ruhe zu kommen. Doch das konnte sich Georg ganz und gar nicht vorstellen! Einfach nur ruhig dazusitzen, Musik zu hören oder gar ein Buch zu lesen vor dem Einschlafen – undenkbar, denn „... *dafür bin ich viel zu nervös!* " Gegen diese Nervosität und Unruhe war „... *Joggen vor dem Schlafengehen noch das Beste, um diese unangenehmen Gefühle in den Beinen loszuwerden*", war er überzeugt.

Damit war klar geworden, dass Georgs Tagesmüdigkeit zwar im Zusammenhang mit dem zu kurzen Nachtschlaf stand, das Kernproblem aber seine unruhigen Beine waren, die ihn am Einschlafen hinderten. Er hatte im Laufe der Jahre gelernt, den Schlaf so lange hinauszuzögern, bis er vor Erschöpfung einschlief. Das nächtliche Joggen entpuppte sich als eine Art „Selbsttherapie". Einerseits, um das Symptom der „unruhigen Beine" loszuwerden, andererseits, um einschlafen zu können.

Schlaflos durch unruhige Beine

Klagen über unruhige Beine werden deutlich häufiger von Frauen als von Männern geäußert. (Diesen Zustand bezeichnet man in der Fachsprache als *Willis-Ekbom Disease*, abgekürzt: WED. Die Bezeichnung *Restless Legs Syndrom*, abgekürzt RLS, ist veraltet.) Zwischen 6 und 13 Prozent der weiblichen Gesamtbevölkerung sind davon betroffen. Insofern ist Georg eine Ausnahme, denn bei Männern ist der Prozentsatz der Betroffenen nicht einmal halb so groß. Allerdings ist, unabhängig vom Geschlecht, eine Zunahme mit dem Alter zu beobachten. Die WED/RLS-Symptome entsprechen sehr gut den von Georg geschilderten Beschwerden: Kribbeln, Brennen, Schmerzen in den Waden, Beinen und Füßen. Sie treten gehäuft am Abend und vor allem in Ruhe auf (beim Sitzen und Liegen). Durch Bewegung (Anziehen der Beine, strampeln und schütteln) und kalte Fußbäder verschwinden die Beschwerden, durch Wärme (z. B. unter der Bettdecke) werden sie verstärkt.

Da die WED/RLS-Beschwerden im Wachen und besonders vor dem Schlafengehen auftreten, sind sie streng genommen keine *Schlaf*störung, sondern eine *Einschlaf*störung. Sie verhindern das Zur-Ruhe-Kommen und Betroffene versuchen – wie Georg – das Einschlafen aktiv hinauszuzögern. Daher ist eine Untersuchung in einem Schlaflabor nicht unbedingt notwendig. Es reicht, wenn sich im Anamnesegespräch genügend Hinweise auf das Vorliegen von WED/RLS-Symptomen ergeben. Die Verhaltensbeobachtung ist ebenfalls sehr hilfreich, da es den Betroffenen meist sehr schwerfällt, längere Zeit ruhig zu sitzen. Bei einigen Betroffenen können auch während des Schlafs Beinzuckungen auftreten, die wegen ihres rhythmischen Auftretens als periodische Beinbewegungen bezeichnet werden (Englisch: *Periodic Leg Movements during sleep*, abgekürzt PLMs). Diese können, vergleichbar dem Aufwachen bei Atemstillständen bei einer Atemstörung, zum kurzzeitigen Aufwachen führen und so den Erholungswert des Schlafs deutlich verringern und zu Müdigkeit am Tage führen.

Bei Frauen treten WED/RLS-Beschwerden gelegentlich während der Schwangerschaft auf, verschwinden aber wieder. In solchen Fällen wird von einem sekundären WED/RLS gesprochen (sekundär, weil die Symptome durch äußere Umstände – die Schwangerschaft – verursacht werden). Es gibt weitere Ursachen für ein sekundäres WED/RLS-Symptom: Vitamin B12-Mangel, Folsäure-Mangel (Vitamin B9-Mangel), eine Über- oder Unterfunktion der Schilddrüse, bei Morbus Parkinson, eine Erkrankung der Beinnerven oder auch eine Alkoholerkrankung.

Die Ursachen und Mechanismen, die zu einem primären WED/RLS führen, sind noch weitgehend unbekannt. Eisenmangel (z. B. in der Schwangerschaft) kann die Symptome verstärken bzw. durch Verabreichung von Eisenpräparaten verringern. Neue Forschungsergebnisse sprechen dafür, dass die Krankheit genetisch bedingt ist und durch eine Störung in der Bildung des *Botenstoffes Dopamin*, eine chemische Substanz, die im Gehirn Nervenimpulse weiterleitet, mitverursacht wird. Dabei spielt auch der *Eisenstoffwechsel* (bzw. die Speicherung von Eisen in Form von Ferritin) eine Rolle, wie Untersuchungen in Tierexperimenten zeigten.

WED/RLS-Symptome sind durch eine Reihe von Medikamenten gut zu behandeln. Bewährt haben sich Substanzen wie das Levodopa (eine Vorstufe des Nervenbotenstoffes Dopamin) oder sogenannte Dopaminagonisten (= Substanzen, die wie Dopamin wirken). Bei ganz schweren Fällen werden auch opiatähnliche Präparate zur Schmerzlinderung eingesetzt. Da die medikamentöse Therapie bei WED/RLS nur die Symptome behandelt und nach Beenden der Medikamentengabe die Beschwerden wieder auftreten, müssen die Präparate immer genommen werden. Bei langjähriger medikamentöser Therapie kann es mitunter vorkommen, dass die

Beschwerden trotzdem wieder auftreten, aber zu einem anderen Zeitpunkt (z. B. am späten Nachmittag) oder an anderen Körperstellen. Dieses Phänomen wird als Augmentation (vom lateinischen „augmentare" = verstärken) bezeichnet und kann durch einen Medikamentenwechsel beseitigt werden. Daher ist es unbedingt notwendig, die medikamentöse Behandlung des WED/RLS regelmäßig von einem Schlafmediziner überprüfen zu lassen.

Apropos Medikamente: Eine Reihe von Medikamenten kann als Nebenwirkung ebenfalls WED/RLS-Symptome hervorrufen, darunter auch solche, die recht häufig genommen werden. Dazu zählen Bluthochdruckmittel, Medikamente gegen Herzrhythmusstörungen (z. B. Betablocker), Antihistaminika (Medikamente gegen Allergien) und Mittel gegen psychische Erkrankungen (Antidepressiva, Neuroleptika). Wenn Sie also unter den beschriebenen Symptomen leiden, schauen Sie sich die Medikamente, die Sie nehmen (müssen) genauer an und sprechen Sie gegebenenfalls mit Ihrem Arzt!

Schlafsucht und Schlafattacken am Tage

Wer kennt sie nicht, jene glücklichen Zeitgenossen, die anscheinend immer und überall schlafen können! Wir begegnen ihnen mitunter in öffentlichen Verkehrsmitteln, in Bahnhöfen, auf Flughäfen oder in Arztpraxen und sie ernten selten Unverständnis oder Empörung, meist aber neidvolle Blicke. *„Wenn ich nur einmal so selig schlummern könnte!"*, wird sich der eine oder andere denken und sich mit Unbehagen an den quälenden Kampf ums Einschlafen in der letzten Nacht erinnern.

Das Bild friedlich schlummernder, meist mit beträchtlicher Körperfülle ausgestatteter Sonderlinge wurde mitgeprägt durch die Malerei des Biedermeiers (z. B. „Siesta" von Josef Danhauser, 1831) und Romanfiguren wie „Joe" alias „fat boy" in Charles Dickens Roman „Die Pickwicker" (1836/37) oder „Illja Illjitsch Oblomow" in dem gleichnamigen 1859 erschienenen Roman von Iwan Gontscharow. Liebenswürdige Charaktere, gemütliche Zeitgenossen, die nicht durch Eleganz, Vitalität oder aufregende Lebensumstände „unsterblich" geworden sind, sondern durch ihre Vorliebe fürs „Mützeln".

Wer sich als Schlafexperte oder Schlafcoach mit diesen Sonderlingen beschäftigt, wird an deren vermeintlich lustvollen und genießerischen Schlafgepflogenheiten bald Zweifel haben. Ganz im Gegenteil, es verstärkt sich der Verdacht, dass es sich um schwerwiegende Schlafstörungen handelt. Weder Joe noch Oblomow können etwas gegen ihre ausgeprägte Schlafneigung tun, in beiden Fällen wird Schlaf zu einer veritablen Sucht. Kein Wunder, dass dieses Verhalten auch tatsächlich als *Schlafsucht* bezeichnet wird.

Wir haben in diesem Buch bereits gehört, dass die Schlafmedizin zwischen Müdigkeit und Schläfrigkeit unterscheidet. Bisher haben wir uns hauptsächlich mit der (Tages-) Müdigkeit beschäftigt, auf den folgenden Seiten steht die (Tages-)Schläfrigkeit im Mittelpunkt unseres Interesses. Um hier nochmals den Unterschied zwischen beiden Begriffen zu verdeutlichen: Unter Schläfrigkeit ist ausschließlich der körperliche Zwang oder Drang zum Schlafen zu verstehen, dagegen anzukämpfen, wie es bei der Müdigkeit noch möglich ist, gelingt meist nicht. Das kann dazu führen, dass Betroffene – wie von einer Ohnmacht ergriffen – zu Boden sinken und sofort einschlafen.

Frau Maria F. ist Ende dreißig und wurde vor zwei Jahren nach mehrmaligen „Schwächeanfällen" an einer neurologischen Klinik gründlich untersucht. Ihr plötzliches Hinfallen in Verbindung mit einer offensichtlichen Bewusstlosigkeit hatte vor allem ihre Arbeitskolleginnen und Arbeitskollegen sehr beunruhigt. Insgesamt passierte dies dreimal innerhalb einer Woche zu einer Zeit, als im Planungsbüro der „absolute Ausnahmezustand herrschte", wie Frau Maria F. sich ausdrückte. Es musste praktisch Tag und Nacht gearbeitet werden, weil ein sehr wichtiger Planungsauftrag termingerecht fertig sein musste. Arbeit in Hülle und Fülle, Zeitdruck, jede Menge Energydrinks, Kaffee und Zigaretten, kaum Zeit für Pausen oder ausreichenden Schlaf. Kein Wunder, wenn der Körper unter diesen Bedingungen einfach nicht mehr mitspielt. Ein „normaler" Schwächeanfall also, ein „Es ist genug – ich kann nicht mehr"-Aufschrei des Körpers und der Psyche? Nach ein paar Tagen Ruhe sollte das wohl vorübergehen, so zumindest die Ansicht der besorgten Belegschaft.

Doch dem war nicht so. Als ein paar Tage später, an einem Sonntagnachmittag, Freunde zu Maria F. auf Besuch kamen und in ausgelassener Stimmung Anekdoten erzählt wurden, passierte das Unerklärliche wieder: *„Ich lachte noch über einen gelungenen Witz und plötzlich hatte ich keine Kraft mehr in den Beinen, sackte zusammen und nahm alles wie in weiter Ferne wahr. Nach ein paar Minuten war es wieder vorbei!"*, schilderte Maria F. das Ereignis. Sicherheitshalber überwies sie ihr Hausarzt an eine neurologische Klinik, um das Vorliegen einer Epilepsie ausschließen zu können. Dort wurde sie gründlich untersucht und neben einer EEG-Ableitung (Aufzeichnung von Hirnströmen) und den obligaten Bluttests wurde zu ihrer großen Überraschung auch eine Schlafuntersuchung durchgeführt. Und nicht nur das: Auch tags darauf musste sie den ganzen Tag im Schlaflabor bleiben und durfte sich im Zweistundentakt für circa eine halbe

Stunde hinlegen, um zu schlafen. Was sie rückblickend damals am meisten erstaunte, war die Tatsache, dass ihr das Einschlafen bei allen fünf Gelegenheiten innerhalb kürzester Zeit gelang. Knapp eine Woche später wurde sie wieder in die Klinik bestellt und eine junge engagierte Ärztin erklärte nicht ganz ohne Stolz, dass Maria F. unter einer sehr seltenen Schlafkrankheit mit dem seltsamen Namen *Narkolepsie* leide. Der Bluttest, die Schlafuntersuchungen und ihre Symptome sprachen eindeutig dafür und die vermeintlichen Schwächeanfälle waren nichts anderes als Schlafattacken.

Frau Maria F. hatte Glück. Laut Untersuchungen in Deutschland dauert es im Durchschnitt zehn Jahre bis Betroffene mit Symptomen einer Narkolepsie von den Ärzten auch als solche erkannt werden und eine adäquate Therapie bekommen können. Leider ist unter den Ärzten das Krankheitsbild Narkolepsie zu wenig bekannt, sodass es zu Fehldiagnosen und Falschbehandlungen kommt. Wie auch bei Frau Maria F. wird das plötzliche Einschlafen immer wieder als Ohnmachts- oder Schwächeanfall, als epileptisches Geschehen oder sogar als hysterische Inszenierung fehlgedeutet.

Unkontrollierbar: Narkolepsie

Die Diagnose einer Narkolepsie kann nur nach einer ausführlichen Schlafuntersuchung, vorzugsweise in einem neurologischen Schlaflabor gestellt werden. Neben der Untersuchung des Nachtschlafs und einer umfassenden Blutuntersuchung muss auch der Tagschlaf genauer analysiert werden. Das Auftreten von REM-Phasen ist dabei von besonderem Interesse. Wie bereits im Kapitel „Schlaf hat eine Architektur" dargestellt, treten die Phasen mit den raschen Augenbewegungen (kurz REM) erst nach einer Schlafdauer von 90 bis 120 Minuten auf. Sie werden im Laufe der Nacht immer länger, aber es kommt fast nie vor, dass wir kurz nach dem Einschlafen sofort in den REM-Schlaf fallen. Bei der Narkolepsie kann das vorkommen, ja es ist sogar ein Charakteristikum dieser Krankheit. Um dieses Phänomen, das mit der Buchstabenfolge SOREM abgekürzt wird (Englisch: Sleep-Onset-REM-Periods), nachzuweisen, wird ein sogenannter Multipler Schlaf-Latenz-Test (Abkürzung: MSLT) durchgeführt: Dabei kann sich die Patientin oder der Patient im Abstand von zwei Stunden (insgesamt fünfmal) hinlegen und für etwa 20 bis 30 Minuten schlafen. Währenddessen werden die Hirnströme abgeleitet und anschließend nach dem Auftreten von SOREM-Perioden untersucht. Für die Diagnose einer Narkolepsie sind mindestens zwei solcher Perioden notwendig.

Neben diesen diagnostischen Verfahren sind die Beschreibung der Symptome und die Frequenz des Auftretens entscheidend. Zum klinischen Bild der Narkolepsie zählen vor allem der *unkontrollierbare Schlafdrang* (Schläfrigkeit) und das Auftreten einer *Kataplexie*. Darunter wird ein plötzlicher Verlust der Muskelspannung entweder einer bestimmten Körperregion (zum Beispiel einer Gesichtshälfte oder die Hand fühlt sich wie gelähmt an) oder des ganzen Körpers (Zusammensacken) verstanden. Dieser Muskeltonusverlust kann durch starke Emotionen (positive wie negative) ausgelöst werden. Dazu kommen noch *Beschwerden über nicht erholsamen Schlaf* oder ein gestörter Schlaf-Wach-Rhythmus, *Lähmungserscheinungen beim Aufwachen* (auch als Schlaflähmung oder Schlafparalyse bezeichnet) und lebhaftes Träumen während des Einschlafens und Aufwachens. Der Fachausdruck dafür lautet hypnagoge (beim Einschlafen) und hypnopompe (beim Aufwachen) Halluzinationen. Wie bereits erwähnt, müssen nicht immer alle Symptome der Narkolepsie vorhanden sein. So leiden etwa 95 Prozent der Betroffenen unter Tagesmüdigkeit und Einschlafattacken und etwa 90 Prozent auch unter Kataplexien. Die Symptome der Schlaflähmung und der Halluzinationen beim Ein- und Aufwachen treten allerdings nur bei knapp der Hälfte der Betroffenen auf.

In Deutschland sind von dieser Krankheit etwa 40.000 bis 50.000 Personen betroffen, in Österreich wird von 4.000 bis 6.000 Betroffenen ausgegangen. Genaue Daten fehlen zu beiden Ländern, weil nur ein geringer Prozentsatz tatsächlich ärztliche Hilfe aufsucht (in Deutschland rund 10 Prozent).

Erste Symptome der Narkolepsie treten häufig schon zwischen dem 10. und 20. Lebensjahr auf, wobei hier als Beschwerden die Kataplexien im Vordergrund stehen. Ein zweiter Erkrankungsgipfel findet sich um das 35. Lebensjahr, allerdings ist hier die exzessive Tagesschläfrigkeit die Hauptbeschwerde und die damit verbundenen Probleme am Arbeitsplatz, vor allem wenn der Arbeitgeber nicht oder falsch über die Krankheit informiert wurde. So kann es mitunter vorkommen, dass Betroffene gekündigt oder von Mitarbeitern gemobbt werden. Je nach Arbeitsbedingungen bringt eine Narkolepsie ein doch beträchtliches Selbst- und Fremdgefährdungspotenzial mit sich und das Bedienen von Maschinen oder Lenken von Fahrzeugen mit gefährlichen Gütern ist problematisch. Tätigkeiten im Freien haben offensichtlich einen positiven Effekt auf die Erkrankung, weil Schlafattacken deutlich weniger vorkommen.

Umfangreiche Studien zu der Entstehung und Genetik der Narkolepsie (z. B. an Hunden; denn Hunderassen wie Dobermann oder Labrador können auch unter Narkolepsie leiden) kamen zu dem Schluss, dass eine *genetische Veranlagung* bei dieser Erkrankung sehr wahrscheinlich ist, *äußere Faktoren* aber als Auslöser notwendig sind. So könnten besonderer Stress oder Belastungen, eine Infektionserkrankung oder generell eine Schwächung der Immunabwehr dazu führen, die Krankheit ausbrechen zu lassen. Bei Narkoleptikerinnen und Narkoleptikern konnte ein bestimmtes Gen gefunden werden, dass bei fast 90 Prozent der Narkoleptiker mit Kataplexien vorkommt. Dieses im Blut nachzuweisende Gen mit der Bezeichnung HLA-DQB1*0602 (HLA ist die Abkürzung für die englische Bezeichnung *Human Leukocyte Antigen*) ist bei etwa 25 Prozent der Gesamtbevölkerung nachzuweisen und spielt eine wichtige Rolle in der Immunabwehr. Daher liegt auch die Vermutung nahe, dass es sich bei der Narkolepsie um eine *Autoimmunerkrankung* handelt. Der Körper behandelt dabei irrtümlicherweise eigenes Gewebe als fremdes.

Für diese Annahme spricht auch eine andere Beobachtung, die mit der Regulierung des Schlaf-Wach-Rhythmus zu tun hat. Eine Schlüsselrolle spielt dabei das Hormon Orexin, auch als Hypokretin bezeichnet. Narkoleptikerinnen und Narkoleptiker produzieren nachweislich deutlich weniger Orexin/Hypokretin als Gesunde, denn offensichtlich zerstört das körpereigene Immunsystem die Zellen, die dieses Hormon produzieren.

Die biochemischen Prozesse, die am Zustandekommen der Narkolepsie beteiligt sind, rückten in den letzten Jahren aufgrund einer anderen, alarmierenden Beobachtung in den Mittelpunkt wissenschaftlichen Interesses. Im Zuge der Vorkehrungsmaßnahmen mittels derer das Ausbrechen der Schweinegrippe weltweit verhindert werden sollte, ließen sich seit 2008 mehr als 30 Millionen Menschen auf der ganzen Welt gegen die Erreger dieser Seuche impfen. Bereits ein knappes Jahr später wurden erste besorgniserregende Beobachtungen aus Schweden und Finnland veröffentlicht, die eine Häufung von Narkolepsieneuerkrankungen feststellen konnten. Betroffen waren hauptsächlich Jugendliche, die mit dem Impfstoff *Pandemrix*® (Erzeuger: GlaxoSmithKline) geimpft wurden. Vor der Schweinegrippeepidemie lag das Erkrankungsrisiko für Narkolepsie in Europa bei etwa 0,3 bis 0,6 Fällen pro 100.000 Personen, wobei die Zahlen je nach Land und Lebensalter leicht schwankten. (Bei Personen unter 20 Jahren ist das Auftreten von Narkolepsie mit 1,5 Fällen pro 100.000 deutlich höher.) Nach 2009 erhöhte sich das Risiko nicht nur in Schweden und Finnland, sondern nach aktuellen Berichten auch in Island, den Niederlanden, Frankreich und Großbritannien vor allem bei Kindern und Jugendlichen um das Vier- bis Vierzehnfache! Erstaunlicherweise blieben die Erkrankungshäufigkeiten in Deutschland, Österreich und der Schweiz unverändert, obwohl in diesen Ländern derselbe Impfstoff verwendet wurde. Zahlen zu außereuropäischen Ländern liegen bisher nur aus China vor und auch hier fand sich eine Erhöhung der Wahrscheinlichkeit an Narkolepsie zu erkranken, um das Sechs- bis Siebenfache. Eine Erklärung dafür konnte bis dato noch nicht gefunden werden, allerdings empfiehlt es sich, vor allem bei Kindern und Jugendlichen andere Impfstoffe zu verwenden. Und als Schlafcoach sollten Sie beim Verdacht auf Narkolepsie auch nach einer Schweinegrippeimpfung fragen.

Zum Abschluss noch ein paar Anmerkungen zur Therapie, die neben einer medikamentösen Behandlung (gegen Kataplexien und Tagesschläfrigkeit) immer auch eine verhaltenspsychologisch-/psychotherapeutische Betreuung umfassen sollte. Die Tagesschläfrigkeit und die Einschlafattacken sind mit aktivierenden Substanzen (sogenannten Stimulanzien wie Modafinil oder auch Amphetaminpräparate) behandelbar. Allerdings darf die damit verbundene Suchtproblematik nicht übersehen werden. Gegen die Kataplexien haben sich Antidepressiva und neuerdings Medikamente mit dem Wirkstoff Natriumoxybat bewährt. Als nicht medikamentöse Behandlungsalternative hat sich eine Reihe von Bewältigungsstrategien als sehr erfolgreich herausgestellt:

- Das gezielte Vermeiden von Auslösern der Narkolepsie-Symptome durch Beobachtung der Lebensumstände (z. B. Treten vermehrt Kataplexien bei Stress auf?)
- Schlafhygieneberatung und Maßnahmen für ausreichende und regelmäßige Schlafzeiten (Schlafmangel verstärkt sowohl die Tagesschläfrigkeit als auch das Auftreten von Kataplexien.)
- Anpassungen am Arbeitsplatz: durch ein gezieltes Einhalten von kurzen Schlafpausen kann den Einschlafattacken vorgebeugt werden; Vermeiden monotoner Arbeit in Innenräumen (Bildschirmarbeit); Arbeiten im Freien verringern die Einschlafattacken
- Aufklärung des sozialen Umfeldes und von Familienangehörigen verringern die emotionalen Belastungen, ausgelöst durch Kataplexien (z. B. werden diese immer wieder als epileptische Anfälle oder als „hysterisches Gehabe" fehlinterpretiert)

Was nicht erholsamer Schlaf bewirkt

Nehmen Sie es ernst, wenn Sie das Gefühl haben, dass Ihr Schlaf Ihnen nicht die erwünschte Erholung bringt! Und verschieben Sie das in Ihrem eigenen Interesse nicht auf „später" oder „bessere Zeiten"! Achten Sie auf sich selbst, und darauf, was Ihr Umfeld mit Ihnen macht!

Zahlreiche Studien belegen, dass eine hohe und chronische Arbeitsbelastung sich häufig in Schlafstörungen manifestiert. Gestörter Nachtschlaf verursacht wiederum Tagesmüdigkeit mit negativen Auswirkungen auf die Arbeitsleistung und Stressverarbeitung.

Schlaf spielt eine wesentliche Rolle im Prozess der Erholung und in der Wiedergewinnung von (Lebens-) Energie. Chronischer Stress und das „Sich–nicht-erholen-Können" gelten als die wesentlichen Faktoren bei der Entstehung von psychischen und somatischen Erkrankungen wie zum Beispiel den verschiedenen Formen der Depression oder des Burn-outs.

Die Auswirkungen des Schlafverhaltens auf den allgemeinen Gesundheitszustand von österreichischen Arbeitnehmerinnen war Gegenstand einer unserer Beiträge, der in der Zeitschrift „Somnologie" publiziert wurde. Ausgewertet wurden Daten einer Umfrage der Bundesarbeitskammer Österreichs an 4.214 Arbeitnehmern (BAK-Studie) in Hinblick auf Schlafprobleme (Ein- und Durchschlafschwierigkeiten) und arbeitsbedingter Müdigkeit. Im Mittelpunkt stand die Frage, wie sich gestörter Schlaf auf den allgemeinen Gesundheitszustand, die Arbeitsfähigkeit und die Arbeitszufriedenheit auswirkt.

Die Ergebnisse waren eindeutig: 23 Prozent der Befragten gaben an, mehrmals pro Woche unter Schwierigkeiten beim Ein- und Durchschlafen zu leiden. Diese Gruppe klagte auch über einen wesentlich schlechteren allgemeinen Gesundheitszustand mit negativen Auswirkungen auf die Arbeitsfähigkeit und deutlich höherer arbeitsbedingter Müdigkeit. Das Alter und das Geschlecht der Befragten spielten dabei ebenfalls eine Rolle (je älter die Arbeitnehmerinnen und Arbeitnehmer waren, desto mehr Beschwerden; Frauen hatten häufiger Schlafprobleme), nicht jedoch der Beruf, die Branche, der familiäre Status und die Arbeitszufriedenheit.

Studien wie diese veranschaulichen sehr deutlich den Teufelskreis, in dem sich Schlafgestörte befinden.

Zunächst führt nicht erholsamer Schlaf zu Stress, gesundheitlichen Problemen, Krankenständen und beruflichen Schwierigkeiten. Diese wiederum wirken sich negativ auf den Schlaf aus und verschlimmern das Schlafproblem. Rasches Handeln ist deshalb wichtig, um ein weiteres Aufschaukeln der Problematik zu verhindern.

Was der Schlafcoach empfiehlt: bei Tagesmüdigkeit und Tagesschläfrigkeit

Tagsüber müde und schläfrig zu sein, sind die am meisten geäußerten Beschwerden, mit denen Schlafcoaches konfrontiert werden. Die Ursachen sind vielfältig, müssen aber genauestens untersucht werden. Sehr hilfreich ist es, zwischen Müdigkeit und Schläfrigkeit zu unterscheiden, denn schon dadurch ergeben sich erste Hinweise auf die zugrundeliegende Problematik. Unzureichender und ungenügender Nachtschlaf ist einer der Hauptgründe, doch eine Reihe von körperlichen (z. B. Infektionskrankheiten) und psychischen (Depressionen) Erkrankungen können ebenfalls Schläfrigkeit und Müdigkeit verursachen.

– Vergessen Sie nicht, dass Müdigkeit und Schläfrigkeit normale und natürliche Vorgänge sind und daher nicht nur negative oder unerwünschte Begleiterscheinungen. (Erinnern Sie sich an Byung-Chul Han.) Sie *dürfen* also müde sein!

– Müdigkeit/Schläfrigkeit hat in den wenigsten Fällen nur eine Ursache, ist also selten „monokausal". Zumeist muss eine Reihe von Ursachen und Gründen eruiert werden. Nehmen Sie sich dafür genügend Zeit und analysieren

Sie die Gegebenheiten, am besten gemeinsam mit einem Schlafcoach, wie ein Detektiv!

– Berücksichtigen Sie Ihr Umfeld, die Arbeitsbedingungen, Ihre familiäre Situation und überlegen Sie sich: Wie können Sie sich mehr Freiraum schaffen, um etwas Zeit für sich zu haben? Vergleichen Sie sich nicht mit anderen, denn abhängig von den Rahmenbedingungen können sich Müdigkeit und Schläfrigkeit bei jedem Betroffenen völlig anders auswirken.

– Vertrauen Sie Ihrem Schlafcoach: Wie Beispiele zeigen, ist ein von der Klientin oder dem Klienten präsentiertes Problem nicht immer auch das tatsächliche Problem. Ein guter Schlafcoach betrachtet das Arbeiten mit einem Problem stets als einen Prozess, der sich laufend ändern kann. Auf alle Fälle muss jedes von Ihnen präsentierte Problem ernst genommen werden.

– Insbesondere bei organisch bedingten Schlafstörungen kann meist nur das Symptom behandelt, die zugrundeliegende Krankheit jedoch nicht geheilt werden. Dies gilt für die Schlafapnoe, die WED/RLS-Erkrankung und die Narkolepsie. Wenn Sie eine Betroffene oder ein Betroffener sind, müssen Sie lernen, mit dieser Krankheit zu leben. Das betrifft sowohl den Umgang mit Medikamenten als auch das Integrieren der Krankheit in Alltag, Beruf, Familie und Partnerschaft. Es gibt jedoch Hilfe und Beratung, wie Sie mit Ihrem Zustand am besten umgehen können!

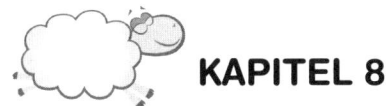

KAPITEL 8

Gespenster der Nacht

Herr C., 74 Jahre alt, kam ins Institut für Bewusstseins- und Traumforschung, weil er, wie er meinte, seit circa fünf Jahren „Eigenartiges" in der Nacht erlebte. Inzwischen geschah das Eigenartige, von dem wir noch genauer erzählen, etwa ein- bis zweimal pro Monat und nicht nur, wenn der Vollmond am Himmel stand.

Vollmondnächte sind übrigens für viele, nicht nur für Werwölfe, ganz besondere Nächte. Mir fällt beim Schreiben gerade auf, dass heute Vollmond ist. Ich selber genieße ihn zwar und finde ihn sehr schön, aber ich habe an mir noch nie gemerkt, dass er mir besondere Träume oder besonderen Schlaf verschafft. Vielleicht gibt es dafür ja auch eine genetische Prädisposition?

Hat der Mond denn nun Einfluss auf unseren Schlaf? Im Gegensatz zur Anschauung fast aller Schlafexpertinnen und -experten hat die Basler Schlafgruppe um Christian Cajochen kürzlich doch Unterschiede in der Schlafarchitektur und im Schlafverhalten von Menschen bei Vollmond gefunden: Die Testschläfer wachten häufiger auf und deshalb hatten sie auch nicht so viele Tiefschlafphasen.

Die Schlafforscher haben diese Abweichungen des Schlafverhaltens bisher auf das stärkere Licht in Vollmondnächten zurückgeführt. Wie wir in einem anderen Kapitel berichten, ist ja der Einfluss des Lichts als sogenannter Zeitgeber der zirkadianen Periodik der zweite Steuermechanismus für erholsamen Schlaf.

Gerhard Klösch hat vor einigen Jahren die Schlafqualität von fast 200 Probanden untersucht, aber keinerlei Unterschiede gefunden, wenn man Vollmondnächte mit Nichtvollmondnächten vergleicht. Eigentlich müsste man eine sehr aufwendige Studie mit sehr vielen Probanden durchführen, um eine qualifizierte Aussage zu treffen.

Christian Cajochen und Mitarbeiter haben ihre Untersuchung „nur" an eine andere Studie angeschlossen, weil niemand eine richtige Vollmondstudie finanzieren würde, nicht einmal in der Schweiz. Wir müssen also noch etwas Geduld haben, bis wir endgültig wissen, ob und wenn ja, welchen Einfluss der Mond auf unseren Schlaf hat. Viele vermuten, dass der Vollmond mehr Gewalttaten, mehr Geburten oder mehr Unfälle mit verursacht und manch einer ist fest davon überzeugt, in Vollmondnächten schlecht zu schlafen oder intensiv zu träumen. Als Schlafcoaches können wir Sie insofern beruhigen, dass der Vollmond mit großer Wahrscheinlichkeit nicht der Grund ist, warum Sie schlecht schlafen und auch sonst nicht als Ausrede für selbstverschuldetes Fehlverhalten herhalten kann. Dahinter verbergen sich nach unserer Erfahrung fast ausschließlich irdische Gründe wie Stress, Ärger, Sorgen oder Ängste. Herr C. hat ebenfalls bisher keine Zusammenhänge zwischen den Mondphasen und seinen nächtlichen Erlebnissen beobachtet.

Wenn Schlaf gefährlich für andere wird

Herr C. kam in unregelmäßigen Abständen zu seinen Sitzungen, er wollte und brauchte vermutlich auch keine reguläre Psychotherapie. Er führte stets ein, wie er es formulierte, sehr erfülltes Leben. Man spürte seine Begeisterung, wenn er von seiner Arbeit als Ingenieur bei einem großen Konzern erzählte. Ebenso strahlte er tiefe Zufriedenheit aus, wenn er von seinen Kindern und seinen Enkelkindern sprach. Seine Frau hatte ihn zu uns geschickt. Sie hatte Sorge um ihn und Sorge um sich, denn er hatte sich nächtens bereits mehrfach verletzt, eine Wunde an der Stirn und blutig geschlagene Fingerknöchel zeugten davon.

Herr C. fühlte sich zwar nie müde oder unausgeschlafen, aber man konnte verstehen, dass er sich ob seines Schlafverhaltens sehr verunsichert und vielleicht sogar ängstlich fühlte und das ändern wollte. Inzwischen schliefen er und seine Frau sogar in getrennten Zimmern. Grund dafür war einerseits, dass sie schnarchte, aber andererseits, dass sie sich bedroht fühlte. Denn während des Schlafs hatte ihr Mann ein eigenartiges Verhalten gezeigt, das ihr Angst machte. Er hatte sie zum Beispiel am Handgelenk gepackt und nicht mehr losgelassen.

Selbstverständlich schickte ich Herrn C. als Erstes einmal ins Schlaflabor, um abklären zu lassen, was nächtens da über ihn kam. Die gründliche Anamnese, also die genauen Beschreibungen des Herrn C. ließen jedoch bereits vermuten, wobei es sich bei den Erlebnissen von Herrn C. handeln könnte.

Bei der Erhebung der personellen Hintergründe einer Person ist immer von großem Interesse, ob ein anderes Familienmitglied (Vater, Mutter, Geschwister, Großeltern, Onkeln oder Tanten) ähnliche Phänomene zeigt, denn das Schlafverhalten und Schlafstörungen sind erblich. Ob es sich dabei um rein genetische Faktoren oder gelerntes Verhalten handelt, ist wie bei den meisten genetischen Vererbungen nicht ganz geklärt.

Herr C. verneinte jedoch die Frage nach Auffälligkeiten, die seinen glichen. Das erschien mir ungewöhnlich, denn bei dem Phänomen, das ich vermutete, findet man meistens auch eine familiäre Disposition. Es handelt sich dabei um die sogenannte REM-Schlaf-Verhaltensstörung, oder wie man sie auf Englisch nennt, REM Behavior Disorder (abgekürzt: RBD). Dabei handelt es sich mehr um ein Phänomen als um eine klar umrissene Erkrankung. Personen, die RBD zeigen, entwickeln später häufig eine Parkinsonerkrankung oder eine Demenz. Um also festzustellen, was hinter dem nächtlichen Verhalten von Herrn C. steckte und ob eine medikamentöse Behandlung erforderlich war, schickte ich ihn in das dafür spezialisierte und international renommierte Schlaflabor der neurologischen Abteilung der Universität Innsbruck, das von Frau Professor Birgit Högl geleitet wird.

Herr C. hatte Sorge, ob er unter den Bedingungen eines Schlaflabors auch wirklich sein manchmal auftretendes nächtliches Verhalten zeigen würde, ob er also eine Episode von RBD würde produzieren können. Diesbezüglich konnte ich ihn natürlich beruhigen, denn man muss sich nicht unter Druck setzen. Im Schlaflabor kann man erkennen, ob es sich bei den auftretenden Symptomen tatsächlich um RBD handelt und ob andere Möglichkeiten wie zum Beispiel nächtliche epileptische Anfälle ausgeschlossen werden können. Außerdem ist es eine große Hilfe für den Betroffenen, wenn bei ihm RBD tatsächlich als ein frühes Signal einer hirndegenerativen Erkrankung identifiziert werden kann. Bei einigen Patienten kann man sehr gut gegensteuern und eine Verschlechterung der Krankheit wenn nicht aufhalten, dann doch wenigstens enorm verzögern.

Herr C. verneinte im Vorfeld allerdings auch die Frage nach einer Parkinsonerkrankung in seiner Familie.

Die REM-Schlaf-Verhaltensstörung ist dadurch gekennzeichnet, dass die Atonie – ein Zustand völliger Muskelentspannung, die ein Diagnosekriterium für den REM-Schlaf ist – unterbrochen ist. Wenn man diese Menschen im Schlaf beobachtet, wirkt es, als ob sie Handlungen vollziehen, sich in ihrer virtuellen Welt des Traums bewegen würden. Von außen sieht es so aus, als raufe der Schlafende mit einem Gespenst. Leider wird dieses Gespenst, diese Traumfigur, die für den Schlafenden häufig ein Angreifer, ein Einbrecher oder ein Monster ist, mit der Bettnachbarin oder dem Bettnachbarn verwechselt. Menschen fallen ruckartig aus dem Bett, wehren sich mit „Händen und Füßen" und schlagen gegen das Bettende. Sie setzen sich ruckartig auf und stoßen dabei mit dem Kopf gegen einen Kasten. Es kommt vor, dass sie einen vermeintlichen Einbrecher in die Flucht schlagen, in der Realität attackieren sie aber ihre neben ihnen ruhenden Liebsten.

Dieses Verhalten kann gefährlich werden, für den Träumer selbst und für jene Personen, die sich im Schlafzimmer des Träumers aufhalten. Leider sind bereits Fälle bekannt, in denen Patienten, die unter einer REM-Schlaf-Verhaltensstörung leiden, Angehörige im Schlaf attackierten und ernsthaft verletzt haben. In den Vereinigten Staaten wurde sogar ein tragischer Zwischenfall publik, bei dem ein Mann seine Frau erschossen hatte, weil er sie für den im Traum erschienenen Einbrecher hielt.

Bis vor einigen Jahren galt es in der Schlafmedizin als ausgeschlossen, dass während einer Episode mit einer REM-Schlaf-Verhaltensstörung auch tatsächlich geträumt wird. Und dass, obwohl es Videos aus dem Schlaflabor des Max-Planck-Institutes in München gab, die einen Polizisten namens Harry während des REM-Schlafs, offenbar auf einem Fußballfeld kickend zeigten.

Katja Valli, eine finnische Kollegin und Traumforscherin hat mit Birgit Högl und ihrem Team erste wissenschaftlich gesicherte Versuche durchgeführt, die im Großen und Ganzen gezeigt haben, dass Patientinnen und Patienten mit RBD ihre Träume offenbar ausagieren.

Vor vielen Jahren gab es dafür schon Hinweise aus dem Tierreich. 1993 hat Adrian Morrison bei Katzen den Hirnstamm im Bereich der sogenannten Riesenzellen durchtrennt. Das ist der Bereich des Gehirns, von dem man annimmt, dass er die Erschlaffung der Muskulatur (mit)bewirkt. Die armen Tiere schliefen ein und wenn sie dann zum REM-Schlaf kamen, rasten sie durch ihre Käfige – teilweise mit offenen und teilweise mit geschlossenen Augen – als ob sie Mäuse jagen würden …

Natürlich wissen wir nicht, ob Katzen von der Mäusejagd träumen, ja eigentlich wissen wir überhaupt nicht, ob Katzen, bei denen wie bei allen Säugern und einigen anderen Tieren REM-Schlaf nachgewiesen ist, überhaupt träumen, aber ich nehme es an. Es sieht auch danach aus, jedenfalls, wenn die Atonie im REM-Schlaf unterbunden wird.

Es war Carlos Schenck, der mit Mark Mahowald das RBD-Syndrom beim Menschen zuerst erforscht und beschrieben hat, daher sprechen manche vom Schenck-Syndrom. Es gilt als eine Parasomnie – also als unerwünschte und unangemessene Verhaltensauffälligkeit – die aus dem REM-Schlaf kommt. Fünf Personen pro 1.000 haben RBD, 90% davon sind Männer und 80% sind über 60 Jahre alt. Vereinzelt sind junge Menschen davon betroffen, die Symptome beginnen meistens ab dem 40. Lebensjahr.

Herr C. verknüpfte seine Träume mit „Erscheinungen". Diese Träume dauerten meistens nur eine Szene, einen kurzen Moment lang und waren für ihn stets bedrohlich. Er musste dabei jemanden wegstoßen oder es stürmte etwas auf ihn ein, das er abwenden musste, eine Tür ging auf, etwas kam auf ihn zu, er wehrte sich. Derlei Traumszenen führten zu blutig geschlagenen Knöcheln, einem Cut an der Stirn oder eben zu Attacken auf seine arme Frau, der vermeintlichen Angreiferin.

Es ist typisch für solche Träume, dass der Träumer gejagt oder bedroht wird, kaum oder selten ist er selber der Aggressor, sondern meistens findet er sich in einer Situation wieder, in der er sich verteidigen muss. Anders als beim Schlafwandeln, einer Parasomnie aus den Übergangsstadien, wird das Bett nicht oder selten verlassen. Bei der RBD sind die Augen meistens geschlossen, der Schlafwandler hat bisweilen die Augen offen, allerdings mit leerem Blick.

War nun dieser Klient Anwärter für ein RBD-Syndrom? Wir werden später noch von Herrn C. hören.

Parasomnien sind, wie das Wort beschreibt, aus dem Schlaf heraus auftretende Ereignisse. (*Pará* aus dem Griechischen stammend, bedeutet „bei", „im", „während", „neben" und *Somnus* aus dem Lateinischen *somnus*, „der Schlaf".) Dabei wird manchmal der Schlaf so stark unterbrochen, dass man nicht mehr erholt aufwacht.

Interessant ist in diesem Zusammenhang, dass es in manchen Sprachen keine Unterscheidung zwischen Traum und Schlaf gibt, wie im Spanischen zum Beispiel: „*Sueno*" heißt auf Deutsch „Schlaf", aber auch „Traum". Auf Latein heißt „*somnium*" ebenfalls Traum und Schlaf „*sumnum*". Darüber hinaus kennen wir natürlich Worte aus anderen Sprachen: „reves" und sommeil", „dreams" und „sleep", „sogno" und „sonno". Gerade bei den Parasomnien wird deutlich, dass die beiden eng miteinander verbunden sind, denn viele

Parasomnien werden von Träumen oder Ähnlichem begleitet, ja sogar charakterisiert.

Hätten wir in allen Sprachen nur ein Wort, das gleichzeitig Schlaf und Traum bedeutet, hätten wir vielleicht eine Schlaf- und Traumforschung und nicht eine Schlafforschung und eine Traumforschung. Als Ende der 1970er-Jahre der Vorläufer der American Association Sleep Medicine (AASM) gegründet wurde, war darin auch der Traum vertreten. Aufgrund von Unstimmigkeiten einiger Forscher aber kam es zur Abspaltung der Sektion Traumforschung – die Träumer waren zu (para)psychologie-freundlich und nach Ansicht von streng naturwissenschaftlich orientierten Schlafforschern zu wenig wissenschaftlich.

Bis zum Erwachsenenalter werden Parasomnien als „ganz normale Reifungsstörung" der Gehirnschaltungen gesehen und sind meistens harmlos. Im Erwachsenenalter wird das Vorkommen von Parasomnien häufig als Stressmarker interpretiert.

Zwar sind die meisten Parasomnien harmlos, aber wenn Parasomnien häufiger und regelmäßiger vorkommen, können Leib und Leben entweder des Parasomnikers selbst oder der Personen in seinem Umfeld gefährdet sein, daher ist ein Besuch beim Experten anzuraten.

In diesem Zusammenhang sei kurz erwähnt, dass in manchen Fällen nachgewiesener parasomnischer Episoden im Falle eines Delikts Schuldunfähigkeit vorliegen kann.

Davon zeugt die nachstehende nahezu unglaubliche, aber wahre Geschichte: Jahrzehntelang wurde angenommen, dass Schlafwandler ihre nächtlichen Spaziergänge völlig unbewusst und ohne Wahrnehmung unternehmen. Sie tun dies automatisch und „willenlos". Aber erst, als man sie genauer befragt hat, fand man heraus, dass sie wahrnehmen können, unscharf und schemenhaft zwar, aber doch. Was sie nicht wahrnehmen können, sind, wie wir bereits gehört haben, Abgründe und Oberflächen aus Glas. Daher besteht beim Schlafwandeln erhebliche Verletzungsgefahr! Nasse Tücher vor Treppen oder Glasflächen, Balkonen oder Terrassen können da helfen. Meistens sind Schlafwandler barfuß unterwegs und schrecken vor Nässe und Kälte zurück. Schlafwandler sollten niemals geweckt, sondern sachte ins Bett zurückgeführt werden. Denn wenn sie einmal geweckt werden, können sie höchst drastisch reagieren. Sie wissen nicht, was geschehen ist, wo sie sind und das kann sie sehr verärgern.

Der spektakulärste Fall eines Schlafwandlers stammt aus dem Jahre 1994, als ein arbeitsloser Kanadier namens Kenneth Parks nachmittags während der Fernsehserie Twin Peaks – kreiert von David Lynch, dem Meister des Schrägen und Makaberen – eingeschlafen war. Er fand sich, wie er meinte, gerade erst erwacht, blutüberströmt auf dem Sofa, auf dem er eingeschlafen war, wieder.

Mr. Parks war aber bereits bevor er erwacht war, schlafend einige Blocks weiter zu seinen Schwiegereltern gegangen, die ihm vermutlich die Tür geöffnet hatten und ihn – nichts ahnend – in seinem schlafwandelnden Zustand ansprachen oder wecken wollten. Das Resultat war, dass er ein Messer aus der Küche holte, seine Schwiegermutter tötete und den Schwiegervater verletzte. Seinen Angaben zufolge hatte er den Raum und das Sofa, auf dem er eingeschlafen war und sich blutüberströmt wiedergefunden hatte, nicht verlassen. Aufgrund der Beschreibung und mehrerer Gutachten von Schlafexperten wurde Mr. Parks freigesprochen.

Wie häufig derlei Freisprüche sind, ist mir unbekannt, aber jedenfalls lernen wir daraus, dass ein Schlafwandler zwar offenbar tatsächlich einiges an schlafwandlerischer

Sicherheit an den Tag oder die Nacht legt, dass man aber unbedingt vermeiden sollte, ihn zu wecken!

Können wir im Schlaf Geheimnisse verraten?

Parasomnien unterteilt man nach der International Classification of Sleep Disorders (ICSD-R) in Aufwach- bzw. Arousalstörungen, also Störungen, die beim Aufwachen vorkommen, Störungen des Schlaf-Wach-Übergangs, REM-Schlaf assoziierte Parasomnien und andere Parasomnien.

Zu den Aufwachstörungen zählen die Schlaftrunkenheit, das bereits angesprochene Schlafwandeln oder Somnambulismus und der Pavor Nocturnus, der Schreck (in) der Nacht. Als Sonderform des Schlafwandelns gilt die Sexsomnia, dabei werden sexuelle Handlungen im Non-REM-Schlaf unternommen und meistens weiß der Handelnde nach dem Erwachen nichts mehr davon.

Zu den Schlaf-Wach-Übergangsstörungen zählen die Schlafstörung durch rhythmische Bewegung des Körpers oder des Kopfes (Fachausdruck: Jactatio capitis), Einschlafzuckungen (der Fachausdruck dafür ist Myoklonien) und das Sprechen im Schlaf (als Somniloquie bezeichnet). Dazu würden auch Lachen, Weinen, Singen oder Stöhnen im Schlaf, die Katathrenie, zählen und nächtliche Wadenkrämpfe.

Ein Beispiel für Somniloquie stammt von Frau Q. einer Klientin. *„Eines Nachts, kurz nachdem wir eingeschlafen waren, stupste ich meinen Freund an, woraufhin dieser erwachte. Ich erklärte ihm, ich könne nicht schlafen. Noch ehe er etwas erwidern konnte, schloss ich die Augen und* *schlief sofort mit einem zufriedenen Gesicht weiter. Er war nun wach und ärgerte sich. Am nächsten Morgen erzählte er mir von der nächtlichen Begebenheit, jedoch konnte ich mich an nichts erinnern.*"

In diesem Beispiel ist nicht wirklich alles typisch für das Sprechen im Schlaf. Was Frau Q. in dieser Nacht gesagt hat, kann man als sinnvoll und zusammenhängend bezeichnen. Das muss beim Sprechen im Schlaf jedoch nicht immer sein. Manchmal sind es auch einfach unkoordinierte Laute, die dem Schläfer entschlüpfen. Gerade so, als ob sich Aktivitäten im Gehirn entladen.

Man sagt, dass Somniloquie auch während des REM-Schlafs vorkommen kann. Dann würde der Betreffende geträumte ganze Sätze sprechen.

Somniloquie kann alleine oder gemeinsam mit anderen Parasomnien wie zum Beispiel dem Schlafwandeln vorkommen. Ungefähr die Hälfte aller Kinder sprechen im Schlaf, das verliert sich mit der Zeit, wie das auch bei anderen Parasomnien ist. Etwa 5% der Erwachsenen sprechen bisweilen im Schlaf. Gefördert wird das Sprechen im Schlaf durch Stress, Fieber oder Alkohol.

Der Protagonist im Buch von George Orwell „1984" fürchtet, er könne im Traum Aussagen machen, die ihm später zum Verhängnis werden könnten. Auch in der Realität haben viele Angst vor Derartigem. Vielleicht hoffen einige Partner sogar darauf, dem Unbewussten des Bettpartners Wahrheiten entlocken zu können, denn manche Somniloquieker können einfache Fragen beantworten. Vermutlich haben sie am nächsten Tag die ganze Befragung vergessen. Ein solch Befragender sollte eingedenk sein, dass die kognitiven Fähigkeiten des Befragten herabgesetzt sind und er nicht weiß, was er sagt. Ja, er denkt nicht einmal in irgendeiner Form mit und ist daher weit davon entfernt, die Wahrheit zu sprechen. Ganz im Gegenteil quellen vermutlich nur bedeutungslose Worte aus dem Mund. Zwar ist es das Unbewusste, das da spricht, aber es muss in seiner Funktion wörtlich genommen werden. Es hier im Freud'schen Sinn zu verstehen, würde unter Umständen fatale Folgen haben. Ein Somniloquieker kann vielleicht sagen, wie er heißt und eventuell, wie alt er ist, die Frage nach einem mathematischen Vorgang, wie zum Beispiel einer Addition, könnte Verwirrtheit, aber vor allem heftigen Unwillen hervorrufen.

Besondere Verhaltensauffälligkeiten im Schlaf

Zu den Parasomnien, die mit REM-Schlaf in Zusammenhang stehen, zählen verschiedene Auffälligkeiten: Es gibt den Albtraum, den schlimmen Traum. Albträume finden meistens in der zweiten Hälfte der Nacht statt und ihr Inhalt ist meistens so heftig, dass sie den Träumer wecken. Meist sind Leib und Leben oder der Selbstwert des Träumers bedroht. Weiters zählen zu dieser Art der Parasomnien die Schlaflähmung, von der wir bereits berichtet haben, Beeinträchtigungen von Erektionen im Schlaf (REM-Schlaf ist ja von Erektionen begleitet – daher auch die feuchten Träume Pubertierender), die schmerzhafte Erektion im Schlaf, die REM-Schlaf abhängige Asystolie (= ohne Herzkontraktion) und die Verhaltensstörung im REM-Schlaf (RBD).

Über RBD unterhalten wir uns in diesem Kapitel ja ausführlich. Eine Auffälligkeit, die jedoch nur selten besprochen wird, ist die Asystolie im REM-Schlaf. Es handelt sich dabei um einen Herzstillstand, der meistens eher Auswirkung einer anderen Erkrankung ist als Ursache selbst. Kommt es aber dazu, sollte der Betreffende sofort mit Adrenalin behandelt werden.

Dass Menschen im Schlaf sterben, kommt gar nicht selten vor. Das gilt besonders für ganz junge und eher alte Menschen. Man stirbt zum Beispiel an Herzstillstand, aber auch an Atemaussetzern, dem plötzlichen Kindstod, der ebenfalls zu den Parasomnien zählt. Viele sagen, sie wünschten sich, so im Schlaf zu sterben. Das Thema Tod würde vermutlich mindestens ein weiteres Buch füllen. Fakt ist, dass wir dieses tabuisierte Thema allzu gerne ausblenden, ihm aber viel mehr Beachtung schenken sollten. Davon sind Schlafforschung und Schlafmedizin gar nicht ausgenommen.

Ein besonderes Lebenszeichen ist dagegen die Erektion, die im Schlaf, im REM-Schlaf genauer gesagt, häufig beim Erwachen zu bemerken ist. Es gibt die These, dass die meisten Langzeitpaare auch gerade dann am ehesten dazu tendieren, neues Leben schaffen zu wollen, oder weniger katholisch ausgedrückt: Der Morgen ist die ideale Zeit zum Liebemachen. Frauen wünschen sich das, Männern gelingt es dann am besten und Hilfsmittel wie Viagra sind am ehesten verzichtbar. Die REM-Schlaf bezogene Erektion ist, nebenbei erwähnt, auch eines der besten Mittel, um herauszufinden, ob eine Erektionsstörung psychisch oder physisch bedingt ist.

Zu Parasomnien zählen unter anderem noch: Bruxisums, auch Zähneknirschen genannt, Enuresis (= Bettnässen), über das wir bereits in einem anderen Kapitel gehört haben, das schlafbezogene abnorme Schlucksyndrom, die nächtliche paroxysmale Dystonie (abgekürzt: NPD), eine Form der schlafbezogenen Epilepsie, das Syndrom des ungeklärten plötzlichen Todes, das primäre Schnarchen, die kindliche Schlafapnoe, das kongenitale zentrale Hypoventilationssyndrom, das auch Undine-Syndrom genannt wird – die davon betroffenen Kinder atmen zu flach und müssen beatmet werden oder mit einem Zwerchfellschrittmacher versorgt werden; der plötzliche Kindstod, der benigne neonatale Schlafmyoklonus (Zuckungen der Gliedmaßen bei schlafenden Säuglingen, die aber keine epileptischen Anfälle sind).

Mit Ruheformeln bewusst entspannen!

„Ach", meinte Herr C. während einer Besprechung, „unsere Tochter macht der ganzen Familie Angst, weil sie in vielen Nächten so laute und eigenartige Geräusche von sich gibt. Erst kürzlich hat sie sich ein Stück Zahn ausgebrochen!" – Das kann tatsächlich geschehen, wenn man heftig mit den Zähnen knirscht!

Eine gut angepasste Zahnschiene kann die Zähne schützen, gut Abhilfe schaffen, auch wenn es zu Beginn mühsam sein kann, sich daran zu gewöhnen. Aus der Umgangssprache – „die Zähne zusammenbeißen" – drängt sich eine psychologische Interpretation dieses Phänomens auf.

Immer wieder hat man versucht, diesen Zusammenhang auch experimentell nachzuweisen, aber bisher leider erfolglos. Man kann also einem Zähneknirscher kein besonders hartes Leben andichten. Wie bei Herrn C.s Tochter, findet man auch diese Parasomnie in Familien und geht daher davon aus, dass sie erblich ist.

Wie bei vielen Parasomnien zeigt sich, dass das Zähneknirschen bei Stress heftiger wird. Einerseits verursacht Überforderung am Arbeitsplatz oder in der Schule

Stress und geht Hand in Hand mit Hektik und anderen Zuständen. Dazu treten dann noch die so genannten „Critical Life Events", Lebenskrisen, die nachweislich ein höheres inneres Stressniveau verursachen.

Bis zu seinem Termin im Schlaflabor, auf den Herr C. nun warten muss, arbeitete ich auf seinen Wunsch mit ihm mit den Methoden des *Schlafcoachings* weiter. Leider muss man in Österreich mit einer Wartezeit von mehreren Monaten rechnen, möchte man in einem spezialisierten Schlaflabor ein Schlafproblem abklären lassen.

Alles spricht aber dafür, dass das Phänomen, das Herr C. beschrieb, tatsächlich der RBD zuzuordnen ist. Er geht im Großen und Ganzen regelmäßig, meist gegen 23 Uhr zu Bett, schläft rasch ein und steht tags darauf zwischen 7 und 8 Uhr auf. Er schläft also zwischen sieben und acht Stunden, was der Schlafdauer des durchschnittlichen Österreichers entspricht. Im Schlaflabor wird gänzlich geklärt werden können, ob es sich tatsächlich um RBD-Episoden handelt oder vielleicht um eine NPD (eine nächtliche Epilepsieepisode) oder um Myoklonien (kurze, aber heftige Zuckungen der Gliedmaßen).

Herr C. beobachtete, dass seine nächtlichen Episoden, in denen er um sich schlägt, immer gegen 2 bis 2.30 Uhr auftreten. In diesem Fall hätte er um die drei Stunden geschlafen und könnte gerade seine zweite REM-Periode der Nacht passiert haben. Herr C. beschrieb eine kurze, wie er meinte, typische RBD-Traumsequenz, die er neulich erlebt hatte, so: Er wurde verfolgt und sprang über eine Grenze, eine Hürde. Er erwachte nach einem offensichtlich heftigen Aufprall mit einer geprellten Hüfte neben seinem Bett.

In 64% der RBD-Vorfälle entsteht Fremdgefährdung und in 32% Eigengefährdung, und in 7% kommt es sogar zu Knochenbrüchen. RBD kann aber auch durch den Konsum von Substanzen und Medikamenten auftreten wie bestimmten Antidepressiva oder auch bei Alkoholentzug.

Herr C. berichtete weiter, dass seine Frau meinte, er wäre ein „Zappelphilipp" und könne nicht ruhig sitzen. Er selbst sagte, ihm wäre das nicht aufgefallen, aber er hätte es gerne, wenn er „etwas tut", wenn er „beschäftigt ist". Deshalb hatte das Ehepaar vor langer Zeit neben der Wohnung, die es besaß, im Waldviertel ein altes Bauernhaus erworben. Lachend meinte er, in so einem Haus sei immer etwas zu tun, das sei „genau richtig" für ihn. Er sei einfach gerne in Bewegung.

Weil Entspannung bei Schlafproblemen insbesondere bei Parasomnien, die bei Erwachsenen ja durch Stress gefördert werden, sehr wichtig ist, schlug ich Herrn C. vor, ihm Autogenes Training beizubringen. Mal sehen, ob er darauf anspricht. Man kann mit dieser Methode Entspannung bis zur Hypnose und zur Selbsthypnose steigern. Er war einverstanden und ich erarbeitete mit ihm gleich zu Beginn eine Formel, die darauf abzielte, seine „Beschwerden" weniger werden zu lassen. Mit einer Formel möchte man das Unbewusste im Freud'schen Sinn ansprechen – dieses Unbewusste soll hinter oder unter oder über dem Bewussten einer Person stehen. Ich selber verstehe, vereinfacht gesagt, unter dem Unbewussten ja eigentlich nur das, was eben nicht bewusst ist, weil unser Bewusstsein mit all den Informationen, die auf es einströmen, restlos überfordert wäre.

Diese Formeln sind jedenfalls Suggestionen, mit denen man ein Verhalten zu stärken oder zu unterbinden helfen möchte. Das Rauchen ist zum Beispiel ein Verhalten, das mit Suggestionen in der Hypnose unterbunden werden kann, besser gesagt, dessen Unterbindung unterstützt werden soll. Denn mehr können Suggestionen ebenso wie Hypnose nicht, aber das funktioniert: Gewolltes unterstützen. Daher kann man in der Hypnose auch niemandem etwas Ungewolltes suggerieren, obwohl einige Kriminelle behaupten, sie hätten zum Beispiel unter Hypnose gestohlen.

Manche Menschen sprechen auf Entspannung viel besser an als andere und sind insofern viel leichter mit Hypnose erreichbar. Wir sprechen von der sogenannten „Hypnotisierbarkeit von Personen". Womit Hypnotisierbarkeit versus Nicht-Hypnotisierbarkeit in Zusammenhang steht, kann ich nur mutmaßen. Die Hypnotisierbarkeit gilt bei Menschen mit manchen psychischen Erkrankungen als geringer oder wird geringer, wenn bestimmte Medikamente eingenommen werden. Dazu dürfte jeder so etwas wie ein individuelles Hypnoseprofil mit sich bringen, manche Menschen gelangen rascher in eine tiefe Trance, andere sprechen wiederum auf die psychotherapeutische Hypnose besser an. Aus meiner Sicht muss man Entspannung einfach versuchen und vielleicht auch einige Anläufe nehmen, um herauszufinden, ob sie für einen bestimmten Menschen und ein bestimmtes Problem eine geeignete Intervention ist. Wie bei allen psychotherapeutischen Verfahren ist es wichtig, dass Therapeutin und Klient gut zusammenarbeiten können. Manche nennen das „die Chemie" zwischen Klientin und Therapeut. Dabei spielt Sympathie nur eine untergeordnete Rolle, obwohl ein Therapeut bzw. ein Schlafcoach vermutlich nicht sonderlich gut mit jemandem arbeiten kann, den er nicht mag und umgekehrt.

Eine solche Formel soll kurz, positiv formuliert, für den Hypnotisierten glaubhaft sein und in Hypnose dreimal wiederholt werden. Eine einfache Formel den Schlaf betreffend, wäre: *„Ich schlafe tief und bin morgen gut erholt."*

Ich erarbeite die Formeln gerne mit dem Betroffenen gemeinsam. Erstens meine ich, dass der Betroffene selber am besten „spüren" kann, was ihn anspricht und zweitens gehe ich davon aus, dass die Compliance (die Bereitschaft zur Zusammenarbeit) des Klienten höher ist, wenn er selber bei der Erarbeitung einer Maßnahme mitgewirkt hat. Formeln oder Suggestionen sollen kurz, glaubwürdig, positiv formuliert und möglichst einfach sein.

Herrn C. ging es in erster Linie um seine Unruhe, bei Tag und bei Nacht. Medizinisch würde man sein Symptom zwar nicht auf Unruhe zurückführen. Aber für ihn war und ist es so und als Schlafcoach nehme ich das ernst und gehe beim Erstellen meiner „Tools" davon aus.

Jedenfalls führte unsere Analyse zu folgender Formel: *Ich bin innerlich ganz ruhig* (das konnte Herr C. gut annehmen) *und das führt dazu, dass ich auch äußerlich ganz ruhig bin und gut schlafe.* (Damit ist ein in sich logischer Zusammenhang hergestellt und eine Bedingung an die andere geknüpft.)

Ein Prinzip der *Schlafcoaching*-Methode ist es, individuell auf den Klienten einzugehen und alle geeigneten Handwerkzeuge auszuprobieren, die ihm für eine positive Entwicklung nützlich sind. So können auch Sie es halten, liebe Leserinnen und Leser: Wenn Sie meinen, dass Sie unter zu hohem Stress leiden, der Ihren Schlaf und in der Folge Ihre Gesundheit stört, versuchen Sie, sich bewusst zu entspannen und probieren Sie alle tauglichen Instrumente dafür aus!

Herr C. hatte vor, im Sommer mit seiner Gattin durch Italien und Österreich zu reisen und wollte erst wieder in zehn Wochen zur nächsten Sitzung kommen. Da es sich bei der Arbeit mit Herrn C. nicht um Psychotherapie, bei der so eine lange Unterbrechung unter Umständen schädlich sein könnte, sondern um *Schlafcoaching* handelte, sah ich kein Problem. Gefahr war nicht im Verzug und im Schlaflabor war er bereits angemeldet. Daher musste er ansonsten einfach nur warten.

Nach zehn Wochen kam Herr C. wie vereinbart zum Termin und war ganz gelöst. Gut, er kam natürlich aus dem Urlaub, aber er erzählte, dass er seit unserem letzten Treffen keine RBD-Episode durchlebt hatte. Ihn hätte die bewusste Entspannung sehr angesprochen und er hätte sie jeden Abend vor dem Einschlafen mit der Formel „geübt". Anscheinend half ihm das sehr gut.

Ich freute mich natürlich sehr über diesen schönen Erfolg. Denn obwohl ich weiß, dass Entspannung und Suggestionen, gerade wenn es um den Schlaf geht, „kleine Wunder" wirken können, ist es doch immer auch für mich eine schöne Überraschung, wenn sie so gut anschlägt und jemandem wirklich hilft.

Inzwischen liegen auch die Ergebnisse im Schlaflabor vor und sie bestätigen unsere Vermutung der REM-Verhaltensstörung. Vonseiten des Schlaflabors und der Neurologie wurde Herrn C. ein Medikament, das entspannend, in diesem Fall vor allem muskelentspannend, wirkt, empfohlen. Damit schläft er nun noch besser, wie er sagt und erlebt die beschriebenen Episoden kaum noch.

Dennoch aber wollten wir gemeinsam weiterarbeiten, um herauszufinden, was noch hinter seinen nächtlichen, ungewollten Aktivitäten stecken könnte, auch wenn sie nun schon eine Zeit lang nicht aufgetreten waren. Ich wollte mehr über seine Familie erfahren, denn es ist beim Schlafcoaching immer wichtig, so viel wie möglich über das Umfeld zu wissen.

Ein interessanter Fall, der deutlich zeigt, wie wichtig Entspannung in unserem Leben ist. Wie entspannen Sie ganz bewusst?

Träume: Zwiesprache mit Monstern oder Lebenshilfe?

In der weiteren Behandlung von Herrn C. kam ich darauf zurück, dass auch dessen Vater, wie er uns erzählt hatte, „immer gerne in Bewegung war". Von RBD-Episoden oder ähnlichen Phänomenen hatte ja nie jemand aus seiner Familie berichtet. Das kann allerdings zweierlei heißen: dass man darüber einfach nicht gesprochen hat oder dass sie tatsächlich nie vorgekommen sind.

Vielleicht hatte Herr C. seinen Bewegungsdrang und seine Unruhe von seinem Vater „geerbt"? Herr C. lächelt bei dieser Überlegung. Ich fragte nach, ob der Vater den Zweiten Weltkrieg miterlebt hatte. Diese Frage stellte ich nicht aus schlafwissenschaftlichen Überlegungen, sondern weil ich bei einem anderen Klienten, der wegen RBD zu mir gekommen ist, herausgefunden habe, dass dessen Großvater ebenfalls häufig sehr heftige RBD-Symptome gezeigt hatte. Dieser Großvater war bisweilen im Kasten hockend aufgewacht, ein recht verwüstetes Schlafzimmer vor sich. Er galt als Held des Krieges, weil er seine gesamte Kompanie unter Lebensgefahr gerettet hatte.

Herrn C.s Vater war tatsächlich in einer Kompanie an der Ostfront gewesen. Wegen einer Verletzung hatte er sich zu jener Zeit, als seine gesamte Kompanie an der Ostfront aufgerieben worden war, im Spital aufgehalten. Dies stellte sich als sein großes Glück heraus, denn so überlebte er. In der Folge führte ihn sein Schicksal in ein Ostblockland, wo er Herrn C.s Mutter kennenlernte und mit ihr eine Familie gründete. Herr C. ist also in einem Ostblockland aufgewachsen. Einige Jahre hatte die Familie dort gelebt. Herr C. erinnerte sich, dass in seiner Kindheit ein Radio im Schrank auf dem Dachboden versteckt gewesen war, mit dem man westliche Sender empfangen konnte. Gott bewahre, wenn man politische Witze gemacht hat … Es gab eine Nachbarin der Familie, die immer akribisch notierte, wer wann mit welchem Auto vor dem Haus gestanden hatte, was gekauft worden war oder was jemand mitgebracht hatte. Der Vater von Herrn C. hatte seine österreichische Staatsbürgerschaft nie aufgegeben, obwohl die Familie deshalb auf einige Vergünstigungen verzichten musste. 1955 gelang es der Familie dank des österreichischen Passes des Vaters nach Österreich zu flüchten – zur großen Erleichterung aller. Irgendwie könnte die „Betriebsamkeit" seines Vaters mit dieser Zeit zu tun gehabt haben.

Herr C. erzählte, er sei seinem Vater in vielen Belangen, auch in diesem „in Bewegung sein", sehr ähnlich. Außerdem führte er aus, dass seine Episoden eher im eigenen Bett vorkommen als zum Beispiel auf Urlaub in einem Hotelbett.

Ich fragte ihn, ob er Vorkehrungen getroffen hatte, die ihn oder seine Gattin vor Verletzungen bewahren könnten. Viele Menschen mit RBD sind sehr erfinderisch und haben schon die tollsten Vorrichtungen erdacht. Diese reichen von einem Bett, das so groß ist wie das ganze Schlafzimmer oder dicken „Bettwürsten" zwischen den Bettpartnern bis hin zu Apparaten, die, wenn man sie zum Beispiel durch Beinbewegungen aktiviert, den Oberteil des Bettes hochklappen, sodass man davon erwacht.

Er verneinte, fragte mich aber, ob diese Episoden vielleicht Reaktionen auf Geräusche, die er im Schlaf aus der Schlafumgebung wahrnimmt, sein könnten. Er meinte, er hätte einen recht leichten Schlaf und reagiere auf die leisesten Geräusche. Vieles gab es ja nicht, was ihn stören konnte, aber die Krähen am Dach spielten immer wieder ganz gerne mit den Kieselsteinen.

Um alles Mögliche über ihn herauszufinden, erzählte ich ihm mehr über Parasomnien und erwähnte, dass Schlafwandler manchmal im Schlaf sprechen. Über REM-

Schlaf bezogene Parasomnien ist mir aber in dieser Hinsicht bisher nichts bekannt, daher staunte ich nicht wenig, als Herr C. plötzlich sagte, das Sprechen im Schlaf kenne er selbst auch, ebenso wie seine Tochter. Beiläufig erzählte er, dass er Szenen wie jene, die seine „Unfälle" begleiteten, auch in Schlaf- und Traumsituationen erlebt hatte, in denen er mit einem Monster eine Auseinandersetzung begonnen hatte, diesmal aber nicht körperlich, sondern sprachlich.

Erklärbar ist das schon, denn vermutlich läuft die Gleichschaltung der verschiedenen Prozesse, die zur Schlafkoordination nötig sind, bei der Parasomnie nicht gleich – ähnlich, bzw. genau gegenteilig wie bei der bereits erwähnten Schlafparalyse.

Herr C. berichtete weiter, dass er auch andere, lange Träume mit viel Inhalt kenne und erzählte von einem sehr eindrücklichen Traum, bei dem er den Arbeitsablauf bei der Bearbeitung eines Getriebegehäuses ganz genau und mit großem Interesse durchlas. Für diesen Arbeitsablauf hatte er im wirklichen Leben Computerprogramme entworfen und sich aus diesen Träumen bisweilen sogar Inspirationen geholt. Aber die Träume, wegen derer er gekommen war, seien ganz anders, kurz und bedrohlich. Meistens kam in diesem Traum nichts anderes vor als der Aggressor.

Ich finde diesen Fall sehr spannend, denn in der Traumforschung ist man sich bis heute nicht einig, welches Schlafstadium dem Traum zugeordnet ist. Die klassische Schlafforschung vertritt die Meinung, dass der REM-Schlaf mit dem Traumschlaf gleichzusetzen ist. Was man mit Sicherheit sagen kann, ist, dass der REM-Schlaf von Träumen begleitet wird. Was man aber nicht ausschließen kann, ist, dass der REM-Schlaf noch eine andere Funktion hat, bzw. dass er eventuell einer anderen Art der Regenerierung dient, zum Beispiel einer neuromuskulären. Wir verstehen den Organismus als einen ganzheitlichen und daher müsste man auch davon ausgehen, dass diese neuromuskuläre Regenerierung mit den Träumen in irgendeinem Zusammenhang gesehen werden müsste.

Was man nicht ausschließen kann und wofür es immer mehr Hinweise gibt, ist, dass man auch in anderen Schlafstadien träumt. Ebenso ist beobachtbar, dass sich die Traumqualität deutlich unterscheiden kann, dass es also unterschiedliche Arten von Träumen geben kann.

C. G. Jung hat versucht, Träume nach ihren Themen zu klassifizieren. Er beschreibt sogenannte große Träume und meint damit Träume, die große Bedeutung für den Träumer haben und in denen archetypische Inhalte vorkommen. Einen Archetypus zu erklären ist nicht ganz einfach. Sagen wir grob vereinfacht, es wäre ein Traum, der sich mit der Existenz des Träumers im individuellen, aber auch kulturellen und sozialen Kontext einer Person befasst.

Kann man Träume beeinflussen?

Die Schilderungen von Herrn C. brachten mich noch auf eine ganz andere Idee, die sich festigte, als Herr C. erzählte, dass seine Traumszenen in Form von Körperbewegungen, aber auch in Form von Sprechen, also von Bewegungen mit der Sprechmuskulatur und tatsächlichen Verbalisierungen, begleitet sein können.

Ich überlegte, ob wir diese Beobachtung vielleicht nützen könnten: Aus der Traumforschung ist bekannt, dass Träume zugänglicher und beeinflussbarer sind, als wir üblicherweise annehmen. Um die Zugänglichkeit zu illustrieren, bezeichne ich Träume unter anderem als Nachtfantasien unter der Bedingung des (REM-)Schlafs. Fantasien sind beeinflussbar, warum also sollten Nachtfantasien es nicht auch sein?

Warum wir unser Traumleben von unserem Leben abgekoppelt haben, ist ein Mysterium, das Anlass zu vielerlei Spekulationen gibt, aber Fakt ist, dass die westliche Kultur eine der wenigen ist, in denen das so ist. In vielen anderen Kulturen spielt der Traum in der jeweiligen Religion, der Kultur und im Alltag eine zentrale Rolle und ist Teil des Lebens.

Ich plädiere schon lange für die Hebung des Traumschatzes! Angeblich wären wir demokratischer und friedlicher miteinander, wenn wir einander allmorgendlich unsere Träume mitteilten. Auch wenn die Forschung bestreitet, dass Kilton Stewart tatsächlich verstanden hat, was die Senoi in Papua-Neuguinea einander jeden Morgen erzählten, möchte ich doch glauben, dass es uns miteinander verbindet, wenn wir uns Träume erzählen, und so die anderen an unserem inneren Erleben teilhaben lassen.

Aus der Traumforschung wissen wir, dass es sogar Techniken gibt, den Traum zu ändern oder ihn gar anzuhalten und sich zu wecken. Diese Techniken fielen mir ein, als Herr C. erzählte, dass er bei manchen Träumen nicht körperlich agierte, sondern den Aggressor im Traum nur anschrie bzw. verbal in die Flucht trieb.

Aggression ist offenbar Thema in RBD-Träumen, jedenfalls in den Träumen des Herrn C., aus denen er schlagend oder fallend aufwachte. Im realen Leben kommen verbale Explosionen von Herrn C. natürlich auch vor. Zwar „warte er lange, wenn ihn etwas ärgere, aber irgendwann würde er explodieren".

Aus der psychotherapeutischen und hier insbesondere der gestalttherapeutischen Traumforschung habe ich die Sichtweise entwickelt, dass Träume Gefühle und Gedanken in bewegten Bildern darstellen. Wenn ich nun Herrn C.s Episoden als durch Träume verursacht oder mit Träumen einhergehend verstehe, und ihm mit den Mitteln der

Traumforschung zu helfen versuche, liegt es nahe, an Mittel der Konfliktbewältigung zu denken. Ich schlug ihm also vor, dass er versuchen sollte, seine nächtlichen Aggressionen, statt „handgreiflich" zu werden, so zu lösen, dass er sie verbal artikuliere. Diese Idee gefiel Herrn C. sehr gut, doch nun stellte sich die Frage, wie er diese Vorgehensweise in seine Träume übernehmen konnte.

Eine der Theorien der Aggressions- bzw. Konfliktbewältigung meint, dass ein erster Schritt zur Aggressionsbewältigung darin liegt, zu lernen, Aggressionen zu verbalisieren, also auszusprechen. Hehres Ziel dabei ist, von der „Handgreiflichkeit" wegzukommen und mittels Sprache über den Dialog vielleicht sogar einen Konsens zu finden.

Was könnte das bei der Behandlung einer REM-Schlaf-Verhaltensstörung bedeuten?

Ob diese Verhaltensmodifikationen einem Schlafenden beizubringen sind, dessen Gehirnfunktionen aufgrund des Schlafzustandes kognitiv herabgesetzt sind, ist ungewiss. Doch mir scheint, es ist einen Versuch wert, denn wie wir aus der Albtraumbewältigungsforschung wissen, sind Träume deutlich beeinflussbarer, als wir es in unserer Kultur gelernt haben.

Berry Krakow hat zur Albtraumbewältigung etwas etabliert, das er Image (Imagery) Rehearsal Therapy – langsam auch im deutschsprachigen Raum bekannt als IRT – nennt. Jahrzehnte früher findet man das Prinzip schon bei C. G. Jung, er nannte es „Visuelle Imagination". Gemeint ist dabei, den Traum bzw. den Albtraum im Wachzustand mit einem Happy End zu versehen, damit man auch im Traum ein Happy End erlebt oder jedenfalls ein anderes Ende als bisher träumt.

Zu dieser Technik gäbe es natürlich viel mehr zu

sagen, dafür möchte ich auf mein Buch „Albträume" verweisen. Aber so viel sei gesagt, Berry Krakow konnte die Wirksamkeit seiner Technik bereits vielfach unter Beweis stellen, auch bei schwer erkrankten Patientinnen und Patienten, zum Beispiel bei Menschen mit einer „Posttraumatischen Belastungsstörung".

Das Prinzip dabei ist, dass der Betroffene den Traum so detailreich wie möglich zunächst erzählt und dann aufschreibt, und dass er dann ein anderes Ende des Traums fantasiert und ebenfalls notiert. Diese Traumvorstellung soll mehrmals pro Woche „fantasiert" werden. Die These dabei ist, dass unsere Wachfantasien unsere Nachtfantasien beeinflussen und umgekehrt.

Also schlug ich Herrn C. diese Vorgehensweise vor. Er sollte seine RBD-Traumepisoden, so kurz sie auch sein mochten, aufschreiben und einen anderen Fortlauf dieser Episode fantasieren, als er ihn bisher kannte. Er wusste zunächst nicht, wie er sich das vorstellen sollte. Vielen Menschen mit Albträumen ergeht es da ähnlich: Regt man sie dazu an, sich ein anderes Ende für ihren Albtraum auszudenken, sind sie häufig ratlos – der Sog der Angst ist so stark, weil sie den Traum ja kreiert hat, dass ein anderer Fortgang des Traumes zunächst nicht einmal denkbar scheint.

In diesem Fall wäre eine Gruppensitzung hilfreich, denn gegenseitig ist es einfacher einen anderen Fortgang zu kreieren. In unserem Fall wollte Herr C. alleine einen neuen Traumausgang erfinden. Er begnügte sich fürs Erste damit, dass er lernte, seinem Aggressor statt mit physischer Gewalt mit verbaler Gewalt zu begegnen.

Wir übten zunächst die neuen Traum-Enden in unserer Sitzung und erarbeiteten darauf basierend, eine Suggestion, die er für sich zum Beispiel beim Einschlafen, wie er das bisher auch schon sehr erfolgreich gemacht hatte, anwenden konnte.

Mir scheint es sehr plausibel, den Ausdruck der Aggression, als der so eine Episode psychologisch gesehen verstanden werden kann, von „handgreiflich" auf „verbal" umzuleiten, und ich war selbst schon sehr gespannt, ob es Herrn C. gelingen würde. Die Formel lautete: *Von nun an schlage ich meine Gegner mit meiner mächtigen Stimme in die Flucht.*

Herr C. wirkte im Gespräch übrigens sehr zurückhaltend und leise, ja beinahe schüchtern. Als Psychotherapeutin könnte ich eine Art Aggressionshemmung bei ihm vermuten und weiter mutmaßen, dass diese Kraft sich tatsächlich in seinen Träumen äußern könnte. Dennoch erzählte ich Herrn C. noch von einer anderen Möglichkeit im Umgang mit seinen Träumen, für mich die Königstechnik der Albtraumbewältigung: Ich erklärte ihm, dass man in Träume „einsteigen" und darin frei handeln könne. Ich spreche da das bewusste Träumen, auch *luzides Träumen* oder *Klarträumen*, an. Der Träumer erwacht in seinem Traum und kann dadurch frei handeln. Das ist meiner Meinung nach einer der schönsten, freudvollsten und damit erstrebenswertesten Seinszustände, die man erleben kann, aber für viele ist dies nicht ganz einfach zu erlangen.

Es sind sogar Apparate, Maschinen und viele Techniken dafür ersonnen worden, um in diesen Zustand zu gelangen. Aber für Herrn C. war das eigentlich gar nicht wichtig, denn damit er sich in einer RBD-Episode helfen konnte, brauchte er nur einige Informationen:

1) Wir wissen, dass bereits die Beschäftigung mit den Träumen, das Aufschreiben zum Beispiel, das Traumleben verändert. Also riet ich Herrn C. damit zu beginnen, seine Träume aufzuschreiben, damit er einen Zugang zu seinem Traumleben fand.

2) Ich erklärte Herrn C., dass es auch während des Träumens Techniken gibt, um den Traum zu ändern, bzw.

um sich zu wecken. Damit er nicht erschrak, erzählte ich ihm, dass viele Menschen diese luziden Träume ganz spontan entwickelt haben, um sich von ihren Albträumen zu befreien und dass wir am Institut für Bewusstseins- und Traumforschung in einigen Studien die Effektivität des luziden Träumens zur Albtraumbewältigung bereits bewiesen haben.

3) Unsere bisher erfolgreichste Technik ist: über das Luzide Träumen zu lesen. Am besten ist es, die Beschreibung von luziden Träumen anderer zu lesen, sich damit auseinanderzusetzen, sich vorzustellen, wie das bewusste Träumen sich anfühlen oder für einen selbst funktionieren könnte. Ich empfahl ihm, unsere Entspannungs-/Hypnose-CD mindestens zweimal pro Woche anzuhören, um zu tiefer Ruhe zu finden.

4) Schließlich verriet ich Herrn C., wie er sich aus jeder misslichen Traumlage und vermutlich auch aus seinen RBD-Episoden retten könne. Er musste im Traum etwas oder jemanden anstarren. Damit beeinflusste er nämlich einen Aspekt der physiologischen Grundlage der REM-Schlaf-Verhaltensstörung, also die REMs selbst, jene schnellen Augenbewegungen, die dem REM-Schlaf den Namen gegeben haben. Indem er im Traum etwas oder jemanden anstarrt, hält er die schnellen Augenbewegungen tatsächlich auf. Augenbewegungen sind ja durch mehrere Hirnzentren gesteuert, aber die willentliche Steuerung, die wir alle tagtäglich ununterbrochen wie selbstverständlich vornehmen, dürfte allen anderen Zentren übergeordnet und daher mächtiger sein als die automatischen, die vermutlich vom Hirnstamm her gesteuert sind. Das Anhalten dieser Augenbewegungen bewirkt mit Sicherheit, dass man entweder in eine andere Traumszene gelangt oder dass man aufwacht – ein herrliches Mittel, um sich retten zu können.

Die Erforschung der Zusammenhänge zwischen Träumen und Erkrankungen hat gerade erst begonnen und wir haben bereits einige Indizien dafür. Bereits in den 1990er-Jahren ist uns in einer Studie über die Schlafstörung der Österreicher aufgefallen, dass Menschen mit Schlafapnoe überzufällig häufig von Albträumen berichteten, vermutlich weil ihnen die Luft zum Atmen fehlte.

Ziel bei dieser Form der Forschung ist es, über die Beeinflussung von Träumen vielleicht einen kleinen Beitrag zur Bewältigung der jeweiligen Erkrankung, aber jedenfalls zur Diagnostik entwickeln zu können.

In unseren Studien haben wir zeigen können, dass das luzide Träumen bei der Bewältigung von Albträumen helfen kann, auch wenn jemand Albträume hat, weil sie zu seiner Narkolepsie – über die wir ja schon in einem anderen Kapitel gesprochen haben – gehören.

Diese Form der Therapieevaluation steht am Beginn, aber wir wissen von Spontanberichten Betroffener und der positiven Therapieevaluation bei der Albtraumbewältigung der oben beschriebenen Methoden. Daher bin ich schon sehr gespannt, wie es Herrn C. mit diesen Methoden ergehen und welche Ergebnisse zukünftige Forschung ans Tageslicht bringen wird. Denn ich bin überzeugt, dass auch die Parasomnien eine psychologische Seite haben und dass wir gerade erst begonnen haben, diese zu beleuchten.

Der Prozess des Lernens, Träume als zu uns gehörig und daher auch als von uns beeinflussbar zu erleben, läuft permanent weiter, auch für Herrn C. Die nächsten Sitzungen werden zeigen, welche Methoden und Techniken er für sich nutzen kann.

Wenn Sie, liebe Leserinnen und Leser, Ihre Partner oder Ihre Kinder häufig von Gespenstern heimgesucht werden, verzagen Sie nicht, es gibt viele Methoden, mit denen Sie die

Schatten der Nacht vertreiben können. Einige Methoden dazu haben Sie gerade kennengelernt. Seien Sie kreativ und schlagen Sie Ihre Monster in die Flucht! Denken Sie daran: Es ist nur ein Traum!

Was der Schlafcoach empfiehlt: bei Parasomnien

- Wenn Sie unter Parasomnien leiden, denken Sie daran: Entspannung und Stressbewältigung können helfen. Schrauben Sie Ihren Alkoholkonsum und den Konsum von anderen Substanzen, insbesondere von Antidepressiva zurück.
- Versuchen Sie Autogenes Training, vor allem dann, wenn Sie merken, dass Sie darauf ansprechen. Man kann Entspannung bis zur Hypnose und zur Selbsthypnose steigern.
- Formeln, auch Suggestionen genannt, können Ihnen dabei helfen, Ihr Schlafverhalten zu ändern. Die Formeln sollen kurz, glaubwürdig, positiv formuliert und möglichst einfach sein.
- Psychotherapeutische Gespräche können dabei helfen, Sie zu entlasten, dazu gehören Techniken aus der Gestalttherapie wie zum Beispiel Biografiearbeit und Zusammenhänge mit Neigungen bzw. Identifikationen zu bestimmten Angehörigen. Setzen Sie sich intensiv mit sich selbst und Ihrem Umfeld auseinander. Vielleicht entdecken Sie Zusammenhänge, an die Sie bisher nicht gedacht haben!

- Notieren Sie Ihr Schlafverhalten und Ihre Träume, zum Beispiel in einem Schlaf- und Traumtagebuch. Das kann Ihnen helfen Abläufe und Muster zu erkennen.
- Versuchen Sie Albtraumbewältigung mithilfe der Image Rehearsal Therapy oder/und Luzidem Träumen.
- Seien Sie kreativ und lassen Sie sich auf Neues ein!

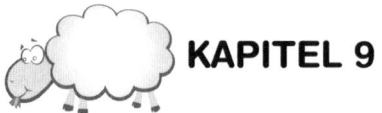 **KAPITEL 9**

Last not least: am Schauplatz Schlafzimmer

Nicht erholsamer Nachtschlaf, Verspannungen im Wirbelsäulenbereich oder Nervosität und Gereiztheit und das, obwohl für genügend langen und regelmäßigen Nachtschlaf gesorgt wird – so lauten zahlreiche Klagen. Die Gründe dafür können in einem nicht optimal eingerichteten Schlafplatz liegen. Wenn Sie schlecht schlafen, sollten Sie also auf jeden Fall zuerst einmal Ihren persönlichen „Schauplatz Schlafzimmer" genau in Augenschein nehmen.

„*Ein Schlafplatz sollte möglichst ruhig sein, sich abdunkeln lassen und bezüglich Komfort und Ausstattung eine angenehme, beruhigende, kurzum schlaffördernde Atmosphäre verbreiten.*" Sätze wie diese haben Sie sicher schon x-fach gelesen, sei es in „Schöner Wohnen"-Magazinen oder in einschlägigen Büchern über Schlaf und Schlafstörungen. Und dass es in der Realität meist ganz anders aussieht, wissen wir auch. Nur wenige können sich die ideale Wohnung leisten und den Schlafraum optimal einrichten. Die Lebensumstände zwingen uns zu Kompromissen und so werden viele einen Schlafraum auch für andere Zwecke nutzen müssen. Sei es als Platz zum Bügeln, als Abstell- und Stauraum oder als Arbeits- und Freizeitzimmer, in dem gelegentlich ferngesehen wird. Das ist zwar nicht ideal, aber so lange nicht problematisch, als Ihr Schlaf nicht darunter leidet. Wenn Sie allerdings chronische Schlafstörungen plagen, sollten Sie doch den einen oder anderen Ratschlag in diesem Kapitel berücksichtigen oder umzusetzen versuchen. Unsere Erfahrung zeigt, dass manchmal bereits kleine Veränderungen Wunder bewirken können. So zum Beispiel kann ein ergonomisch passendes Kopfkissen Verspannungen und Kopfschmerzen beim Aufwachen lindern oder ganz zum Verschwinden bringen.

Was wurde aber nicht von allen möglichen „Experten" schon über die Ausrichtung des Bettes und die Lage des Körpers darin geschrieben! Gute Ratschläge zur Verbesserung des Schlafs und der Einrichtung der Schlafzimmer gibt es viele. Sogar Christian Morgenstern hat für seine rastlose und schlafgestörte literarische Figur Palmström einige Tipps auf Lager:

„Palmström ist nervös geworden
darum schläft er jetzt nach Norden.
Denn nach Osten, Westen, Süden
schlafen, heißt das Herz ermüden".
(*Christian Morgenstern*, „Nach Norden" aus: Galgenlieder, 1910)

Wie ernst er es allerdings mit diesen Ratschlägen meint und ob Palmström das alles nur „wegen des Reimes willen" ausprobiert, sei dahingestellt. Palmströms literarischer Gegenspieler Korf hat für solcherlei Experimente nur ein gequältes Lächeln übrig, denn …:

„für ihn ist Selbstverstehung,
daß man mit der Erdumdrehung
schlafen müsse, mit dem Posten
seines Körpers strikt nach Osten"
(*Christian Morgenstern*, „West-Östlich" aus: Galgenlieder,
1910)

Ein Expertenstreit der besonderen Art also – und noch
dazu in Reimform –, könnte man meinen. Doch wie so
oft steckt dahinter etwas ganz anderes. In Japan wäre die
Ausrichtung des Bettes kein Diskussionsgegenstand, da
viele Japaner sehr genau darauf achten, nur ja nicht mit
dem Kopf gegen Norden zu schlafen. Denn das ist die traditionelle Position, in der Tote bestattet werden. Tradition
und Aberglaube und nicht die Vorstellung von Erdstrahlen
oder gesundheitliche Erwägungen sind also die wahren
Gründe, warum Japaner sich unwohl oder nicht sicher fühlen, wenn sie in dieser Position schlafen müssen! Interessant
sind in diesem Zusammenhang auch die Anweisungen
im etwas aus der Mode gekommenen Feng-Shui zur
Gestaltung des Schlafplatzes. Gemäß den strengen Regeln
zur Harmonisierung des Menschen mit seiner Umwelt wird
die optimale Schlafrichtung aus dem Geburtsjahr und den
damals herrschenden „Elementen" (Erde, Metall, Wasser,
Holz und Feuer) berechnet. Falls Sie daran Interesse haben,
einen Richtungsrechner findet man im Internet. Allerdings
erwarten Sie sich nicht zu viel: Einen wissenschaftlichen
Nachweis über die positiven Auswirkungen des Feng-Shui
auf den Schlaf können wir nicht anbieten.

Dieser kurze Ausflug in die Welt der Literatur und
Kulturgeschichte soll uns vor Augen führen, dass vieles von
dem, was wir an unserem Schlafverhalten für normal und
selbstverständlich halten, von unserem kulturellen Umfeld
geprägt wird. Gewohntes beruhigt und gibt uns Sicherheit,

Ungewohntes verunsichert und ängstigt. Entspannter und erholsamer Schlaf gelingt nur in angstfreier Atmosphäre, und damit ist das Wesentlichste gesagt. Egal auf welches Bettensystem (mit oder ohne Metall), welchen Matratzentyp (Kunststoff oder Naturmaterialien) oder welche Bettdecke (Synthetics oder Fair-Trade Baumwolle) die Entscheidung fällt: *Sie* müssen sich darin wohl, sicher und angstfrei fühlen. Vertrauenswürdige Informationen tragen dazu bei, Angst abzubauen und helfen, das Passende leichter und schneller zu finden. Im Folgenden haben wir deshalb einiges an Informationen rund ums Bett zusammengetragen und laden Sie jetzt ein zu einem virtuellen Kurzbesuch am *Schauplatz Schlafzimmer*.

(K)ein Platz zum Schlafen?

Einen Schlafplatz für sich alleine in Anspruch zu nehmen, ist kulturhistorisch eine relativ junge Entwicklung. Noch vor hundert Jahren – das ist gar nicht lange her! – war es in Mitteleuropa üblich, mit der ganzen Familie oder mit Fremden, sogenannten Bettgängern, den Schlafraum zu teilen. Um 1900 wurden in vielen europäischen Großstädten Schlafplätze an Industriearbeiter vermietet. Diese soziale Notsituation, die vor allem durch das Fehlen von Wohnmöglichkeiten und die geringe Entlohnung von Industriearbeitern verursacht war, hatte auch volksgesundheitliche Auswirkungen und die Angst vor Seuchen oder Epidemien war groß. Der soziale Wohnungsbau deutscher und österreichischer Prägung versuchte ab den 1920er-Jahren durch Schaffung von geeigneten Mietwohnungen und wohnwirtschaftlichen Förderungsprogrammen die

Raumnot zu bekämpfen. Ein eigener Schlafplatz/-raum zählte dabei neben der Küche und einem Waschplatz zu den Grundausstattungen einer Wohneinheit.

Seit dieser Zeit sind die Qualitätsstandards von Miet- und Eigentumswohnungen ständig gestiegen, sodass heute mehrere Schlafräume pro Wohneinheit keine Seltenheit mehr sind. Ein eigenes Zimmer „nur zum Schlafen" findet sich allerdings in vielen modernen Wohnungen trotzdem nicht und ein Blick in die eigenen vier Wände oder jene von Freunden und Bekannten bestätigt diese Vermutung. Schlafzimmer sind häufig als Mehrzweckraum genutzt, vollgestopft mit Hightech und moderner Elektronik, allen voran Fernsehern, Computern, Spielkonsolen, Smartphone-Zubehör und Ähnlichem. Schlafen reduziert sich so zu einer mehr oder weniger erwünschten Nebensache, mitunter lästig, aber nicht etwas, wofür ein eigener Raum „geopfert" wird.

Liebe Leserinnen und Leser, wenn es häufiger vorkommt, dass Sie schlecht schlafen, dann betrachten Sie in einem allerersten Schritt ganz kritisch Ihre Schlafumgebung. Bietet Ihnen Ihr Schlafraum eine angenehme Atmosphäre, die zum Schlafen wirklich einlädt? Auch wenn Sie nicht viel Platz haben, ist es mit einfachen Veränderungen meistens möglich, einen kleinen Rückzugsort zu schaffen. Gönnen Sie sich diesen Ort, machen Sie eine Oase der Ruhe daraus. Ihr Handy findet sicher eine andere Ansteckgelegenheit und einen Fernseher kann man auf fahrbaren Kästchen aus dem Schlafzimmer verbannen. Jeden Tag vor dem Fernseher einzuschlafen, ist ja auch keine Lösung!

Schlafstörungen durch elektromagnetische Felder?

Es ist nach all dem oben Gesagten nicht verwunderlich, dass Klagen über gesundheitliche Probleme aufgrund von *elektromagnetischen Störfeldern* oder Schlafstörungen verursacht durch *Elektrosmog* zu Dauerthemen bei Schlafberatungsgesprächen geworden sind. Laut einer Umfrage in Deutschland aus dem Jahre 2003 fühlten sich damals bereits 8 Prozent der Befragten durch Elektrosmog (dazu zählten in der Studie auch Störquellen wie Hochspannungsleitungen und Sendeanlagen) in ihrer Lebensqualität nachhaltig beeinträchtigt. Unter den akuten Auswirkungen von Elektrosmog standen Schlafstörungen mit 11 Prozent an erster Stelle. Die Situation hat sich in der Zwischenzeit deutlich verschlechtert und laut Eurobarometer 2010 befürchten 35 Prozent der EU-Bürgerinnen und -Bürger gesundheitliche Schäden durch *e*lektromagnetische *F*elder (abgekürzt EMF).

Hinter der Bezeichnung Elektrosmog verbirgt sich ein Strahlenmix aus sehr unterschiedlichen Quellen, der die Menschen rund um die Uhr umgibt. Zu diesem Cocktail tragen elektrische Geräte, Hochspannungsleitungen, Sender (Radio, Fernsehen, Satelliten, Mobilfunksendestrecken usw.) und Oberflächen aus magnetisierbaren Materialien (eisenhaltige Metalllegierungen) einen Großteil bei. Andererseits zählen einige Fachleute auch die „natürliche kosmische Strahlung" aus dem Weltall oder Erdstrahlen (terrestrische Strahlung) dazu. Genau aus diesem Grund ist es sehr schwer, anhand von Studien zu einzelnen Strahlenquellen (zum Beispiel von Mobilfunktelefonen) mögliche Auswirkungen auf die Gesundheit eindeutig nachzuweisen. Tatsache ist, dass elektromagnetische Felder oder Elektrosmog bei Betroffenen (vor allem bei sogenannten elektrosensiblen Personen) eine Reihe von Beschwerden auslösen können. Die Palette reicht von Kopfschmerzen, Konzentrationsstörungen, Nervosität bis hin zu Depressionen, Schlaf- und Herzrhythmusstörungen.

Die Auswirkungen von elektromagnetischen Feldern (EMF), insbesondere von Mobilfunkantennen und Mobiltelefonen, sind Gegenstand heftiger Diskussionen und intensiver Forschung. Eindeutige Befunde, die eine gesundheitsschädigende Wirkung nachweisen oder widerlegen, finden sich in der Regel nicht. Vieles, was sich auf den ersten Blick als Beweis für oder gegen die Gefährlichkeit von EMF anführen lässt, entpuppt sich beim genaueren Hinsehen als fragwürdig. Eines der Hauptprobleme dabei ist der rasante Fortschritt auf dem Gebiet der Mobilfunktelefonie. Forschungsprojekte, die gut vorbereitet und sauber durchgeführt werden, brauchen ihre Zeit und so sind seriöse Ergebnisse meistens erst nach zwei bis drei Jahren zu erwarten. Aber was sind drei Jahre in einem der wachstumsstärksten und innovativsten Technologiesektoren unserer Zeit? Die heute diskutierten Studienergebnisse wurden zum Großteil noch mit Mobilfunkgeräten der zweiten Generation, mit der GSM 900 Megahertz-Technologie durchgeführt. Doch in der Zwischenzeit erfolgte ein rasanter Wechsel über die Dreiband-Technologie mit 900, 1.800 und 1.900 Megahertz zu den jetzt üblichen UMTS- oder HSPA-Standards für Smartphone-Anwendungen. Somit sind viele Studienergebnisse bereits an ihrem ersten Veröffentlichungstag „veraltet", weil kaum jemand mehr die untersuchten, zwischenzeitlich aber überholten Technologiestandards benutzt. Die Forschung hinkt dem technischen Fortschritt hinterher, mit dem Effekt, dass negative Auswirkungen auf die Gesundheit von Mobilfunkanlagen sehr leicht von der Industrie mit dem Argument, die neuen am Markt befindlichen Produkte und Technologien wären jetzt absolut sicher, widerlegt werden können. Deshalb können wir hier auch keinen Überblick oder eine Zusammenfassung der aktuellen EMF-Forschungsergebnisse anführen oder mögliche Gefahrenquellen auflisten. Stattdessen wollen wir Ihnen, sehr geehrte Leserinnen und Leser, an dieser Stelle ein paar Hinweise geben, wie die Diskussionsbeiträge in den Medien oder neue Forschungsergebnisse sachlicher zu beurteilen sind. Anhand dieser Informationen können Sie sich selbst ein Bild von der Situation und diversen Berichten über die „Sicherheit" von Geräten bilden.

Prinzipiell sollten EMF-Studien immer so durchgeführt werden, dass weder die Testpersonen noch die Versuchsleiter wissen, ob sie einer elektromagnetischen Strahlung ausgesetzt sind oder nicht. Wir bezeichnen solche Studien als *Doppelblindversuche* und nur dadurch ist gewährleistet, dass die Ergebnisse nicht durch vorgefasste Meinungen beeinflusst werden. Leider sind alle Studien problematisch, die zum Beispiel die Auswirkungen von Mobilfunkantennen erheben, die jeder auch mit „freiem Auge" sehen kann. Solche Untersuchungen hätten nur dann Sinn, wenn die Möglichkeit besteht, die Funkanlage per Zufallsprinzip ein- und auszuschalten, ohne dass dies jemand weiß. Nur durch einen direkten Vergleich beispielsweise der Nächte mit eingeschalteter und nicht eingeschalteter Anlage sind seriöse Aussagen über die Beeinflussung des Schlafs durch elektromagnetische Felder möglich. Dass solche Untersuchungen auch nicht durch ein einmaliges Aus- und Einschalten der Sendeanlage zu sinnvollen Aussagen führen, liegt auf der Hand. Damit sind wir bereits beim dritten Merkmal: EMF-Studien müssen über mehrere Monate (ideal ist ein Jahr) und unter Mitwirkung möglichst vieler Personen durchgeführt werden. Berücksichtigt werden müssen mögliche *Störfaktoren*, sogenannte Confounder: Wird zum Beispiel während der

Untersuchungszeit in einer Wohngegend eine Großbaustelle errichtet, so kann der Baulärm oder die Staubbelastung – und als Folge geschlossener Schlafzimmerfenster – den Schlaf ebenfalls negativ beeinflussen und damit die EMF-Studienergebnisse verfälschen.

Anhand dieser wenigen Kriterien können Sie bereits sehen, wie kompliziert und aufwendig seriöse Studien geplant und durchgeführt werden müssen. Schnellschüsse wie Einmalbefragungen von Bewohnern in der Nähe von Funkantennen sind wenig aussagekräftig und verunsichern mehr, als dass sie Klärung bringen.

Interessant in diesem Zusammenhang ist die Stellungnahme der Österreichischen Ärztekammer vom 3. März 2012, die entgegen den Positionen der meisten anderen europäischen Ärztevertretungen aus den vorhandenen Studienergebnissen ein deutliches Gesundheitsrisiko durch EMF ableitet. Lassen Sie es uns so ausdrücken: Dass elektromagnetische Felder keine Auswirkungen auf den Schlaf haben, konnte bis dato in Studien nicht gänzlich ausgeschlossen werden. Ein allzu sorgloser Umgang und Einsatz moderner Kommunikationstechnologien im Schlafzimmer sollte daher überdacht werden und gemäß der Devise „weniger ist mehr", ist entrümpeln angesagt. Es empfiehlt sich, Mobilfunkgeräte generell aus den Schlafräumen zu verbannen. Vor allem bei Kindern und Jugendlichen ist Vorsicht geboten, weil die Auswirkungen von elektromagnetischen Feldern auf den kindlichen Körper und insbesondere das Gehirn noch viel zu wenig erforscht wurden.

Neben einem Funktelefon verursachen zahlreiche andere Anwendungen wie „Bluetooth", WLAN, oder Geräte wie Funkwecker, CD-Player, Laptops, Fernseher, unzureichend abgeschirmte Nachttischlampen oder ein Netz- oder Ladegerät ebenfalls hochfrequente elektromagnetische Felder. Für weniger von diesen Störquellen zu sorgen, kann sich nur positiv auf Ihren Schlaf auswirken. Allein schon der Wegfall der, wenn auch dezenten, Hintergrundbeleuchtung der vielen Kontroll- und Bereitschaftsanzeigen sorgt für eine angenehmere Schlafatmosphäre. Leuchtmarkierungen und Lämpchen signalisieren uns, dass wir permanent abrufbereit sind und auf einlaufende Botschaften sofort reagieren müssen – oder wollen? An ein nachhaltiges „Sich-Entspannen" oder ein „Abschalten" ist unter solchen Bedingungen wohl nicht zu denken.

Apropos abschalten: Eine effiziente und relativ kostengünstige Möglichkeit, den Schlafraum frei von elektromagnetischen Feldern zu halten, kann durch die Installation sogenannter *Netzfreischalter* erreicht werden. Dies geschieht meist automatisch, sobald das letzte stromverbrauchende Gerät abgeschaltet wird. Vorausgesetzt natürlich, es hängen keine Geräte an diesem Stromnetz, die sich von Zeit zu Zeit automatisch einschalten (Kühlschränke, Elektroheizgeräte usw.). Am besten, Sie lassen sich von einem Elektroinstallateur beraten.

Abzuraten ist allerdings von sogenannten *Abschirmmatten*, egal ob es sich um geerdete oder ungeerdete Matten handelt. Die Produkte sind in der Regel sehr teuer und halten nicht das, was sie versprechen. Mitunter ist sogar das Gegenteil der Fall: Laut Auskunft des Österreichischen Instituts für Baubiologie und -ökologie (IBO) und Untersuchungen der Technischen Universität Graz können geerdete Abschirmmatten im Bett sogar zu einer Erhöhung der elektromagnetischen Feldstärke führen. Leider werden diese Produkte auch unter Verwendung von unzureichenden oder falschen Vorort-Feldstärkenmessungen angeboten und verkauft. So zum Beispiel werden einfache Spannungsmessgeräte verwendet, die aber ungeeignet sind, um elektromagnetische Felder zu messen. Eine Bestimmung der EMF-Belastung von Schlaf- und Wohnräumen kann nur von dafür zertifizierten und qualifizierten Institutionen durchgeführt werden.

Erdstrahlen – das Geschäft mit der Angst

Strahlen, seien es nun künstlich verursachte wie von einem Mobilfunkgerät oder natürliche aus dem All oder der Erde, sind etwas Unheimliches und machen Angst. Bis auf wenige dafür besonders sensitive Personen (Radiästheten) können wir Strahlen in der Regel nicht sehen, schmecken oder fühlen. Trotzdem sind Strahlen allgegenwärtig und spätestens seit der Entdeckung der Radioaktivität durch Henri Becquerel (1896) wissen wir auch über deren tödliche Bedrohung Bescheid. Eine andere Form von natürlicher Strahlung ist mit der Vorstellung von Erdstrahlen verbunden, die durch Wasseradern oder bestimmte energetische Verwerfungen oder Kreuzungen (dazu zählen Phänomene wie Curry- und Hartmann-Gitter) verursacht werden. Ungünstige Erdstrahlenkonfigurationen werden unter anderem für eine verminderte Lebens- und Wohnqualität oder für nicht erholsamen Schlaf verantwortlich gemacht. Dann hilft nur noch eines: Das Bett verschieben oder in eine ganz bestimmte Richtung ausrichten. Doch in welche?

Wie schwierig sich mitunter die Suche nach dem Grund oder den Gründen für chronisch gestörten Schlaf gestaltet, zeigt sich am Leidensweg von Robert – ein sehr einprägsames Beispiel.

Der Traum vom Eigenheim ist für die Lebensplanung vieler Menschen eines der erstrebenswertesten Ziele. Für Landbewohner ist dieser Traum etwas leichter zu realisieren als für Stadtmenschen, da die Grundstückspreise am Land wesentlich niedriger sind. Robert war es gelungen, durch viel Fleiß, persönlichen Einsatz und Entbehrungen ein kleines, ganz nach seinen Bedürfnissen und Vorstellungen geplantes Eigenheim zu errichten. Während der Bauphase wurde jede Sekunde Freizeit „am Bau" verbracht und allabendlich kehrte Robert „hundemüde" in die kleine Mietwohnung seiner Eltern zurück, um sich dort auf der Wohnzimmercouch, ohne großen Komfort, auszuschlafen und neue Kräfte zu tanken. Endlich war das Haus fertig und der Tag kam, an dem Robert in seinen „eigenen vier Wänden" übernachten konnte. Alsbald stellte sich jedoch heraus, dass er in seinem neuen Schlafzimmer keine Ruhe fand. War es noch vor ein paar Wochen für ihn überhaupt kein Problem gewesen, innerhalb weniger Minuten einzuschlafen und morgens erfrischt aufzustehen, so war seit dem Einzug ins traute Eigenheim ein Durchschlafen unmöglich. Rasch einzuschlafen gelang ihm zwar nach wie vor, doch nach einer halben Stunde wachte er auf und quälte sich stundenlang körperlich müde, aber schlaflos durch die Nacht. Alle Versuche, mit Beruhigungstee oder Hausmitteln wie Baldriantropfen und Hopfenpräparaten Abhilfe zu schaffen, funktionierten nicht.

„Wahrscheinlich das falsche Bett", meinte ein Arbeitskollege und Robert begann, mit verschiedenen Betten zu experimentieren. Selbst die Wohnzimmercouch der Eltern wurde in das neue Haus transferiert. Doch nach anfänglichen Erfolgen stellte sich bald wieder die bleierne Schlaflosigkeit ein.

Ein Bekannter vermittelte Robert dann den Kontakt zu einem *Wünschelrutengänger*, dem der Ruf vorauseilte, gerade beim Aufspüren von Wasseradern in Schlafzimmern sehr erfolgreich zu sein. Die Erwartungen waren dementsprechend hoch und tatsächlich konnte ein neuer strahlungsarmer Schlafplatz gefunden werden. Doch Schlaf wollte sich auch am neuen Ruheplatz nicht einstellen. In seiner Verzweiflung beschloss Robert, aus dem Haus auszuziehen und in seinem Garten zu übernachten. Zu seiner großen Freude gelang es ihm auf Anhieb unter dem Kirschbaum, im Zelt und eingepackt in einen Schlafsack, durchzuschlafen. Solange der Sommer noch anhielt, war dieser etwas seltsame, aber durchaus passende Schlafplatz ideal. Doch mit Einbruch der kalten Jahreszeit wurde Robert klar, dass diese Lösung nicht von Dauer sein konnte. In der Zwischenzeit war auch der Wünschelrutengänger nicht untätig gewesen und hatte das gesamte Haus und den Garten vermessen. Es fand sich ein Raum, der als Schlafplatz besser geeignet schien. Allerdings war dieser Raumnutzungswechsel mit größeren Umbauten am Haus verbunden.

In der Zwischenzeit, so der Rat des Hausarztes, solle Robert doch eine *Schlafklinik* aufsuchen, um sich auf „Herz und Nieren prüfen" zu lassen. Auf diesem Wege lernten wir Robert kennen. Wir waren aufgrund seiner Vorgeschichte sehr gespannt darauf, zu erfahren, ob und welche Schlafstörung die Registrierung der Hirnströme im Schlaflabor des Allgemeinen Krankenhauses der Stadt Wien (AKH) zu Tage fördern würde.

Kenner des Allgemeinen Krankenhauses (AKH) in Wien werden mit uns einer Meinung sein, dass dieser Megabau, konzipiert Anfang der 1960er-Jahre und immer noch das zweitgrößte Krankenhaus der Welt, alles andere ist als ein Beispiel für biologisches, ökologisches oder gar radiästhetisches Bauen. Viele Räume verfügen nicht einmal über ein Fenster und ein Gutteil der Beschäftigten arbeitet ausschließlich bei künstlichem Licht. Die Wände sind aus Stahlbeton, verkleidet mit Stahlblechplatten und es gibt wohl keinen Raum, der frei von Elektroinstallationen, Versorgungssystemen zur Klimatisierung oder Raumluftaufbereitung ist. Nicht zuletzt aus diesem Grund hatten wir Bedenken, ob Robert, der offensichtlich sehr sensitiv auf seine Umgebung reagiert, im Schlaflabor der Psychiatrischen Universitätsklinik überhaupt „ein Auge zumachen" würde.

Zu unserer großen Überraschung schlief Robert wie ein Murmeltier! Das Schlafprofil zeigte keinerlei Auffälligkeiten: Robert schlief sofort ein und hätte auch noch länger geschlafen, wenn nicht um 7 Uhr der Tagdienst ein Weiterschlafen verhindert hätte. Robert war völlig zerknirscht und ratlos, denn er wollte uns ja beweisen, wie schlecht er schläft – und jetzt das! *„Es muss wohl am Bett liegen!"*, so seine erste Reaktion und er werde sich *„… sofort ein solches besorgen!"* Er meinte damit ein Bett wie das im Schlaflabor und der Vollständigkeit wegen sei hier angemerkt, dort hatte Robert in einem „klassischen" Krankenhausbett geschlafen: Ganzstahlkonstruktion, höhenverstellbar mit einer Federkernmatratze, aufgelegt auf einem Stahlgeflecht. Allmählich machte sich spürbare Erleichterung bei Robert bemerkbar, denn dass mit seinem Schlaf alles in Ordnung ist, nahm ihm eine schwere Last von seinen Schultern. *„Das beruhigt mich ungemein und gibt mir neuen Mut nach einer Lösung für meine Schlafprobleme zu suchen"*, sagte er, bevor er das Schlaflabor verließ.

Als Schlafcoaches werden wir immer wieder gefragt, ob es einen wissenschaftlichen Beweis oder Nachweis für die Wirkung von Erdstrahlen gibt und ob die Befunde der Wünschelrutengänger vertrauenswürdig sind. Für beides gibt es bis dato keinen wissenschaftlichen Beweis. Wer sich trotzdem seinen Schlafplatz auspendeln lassen will, einfach, um dadurch Ängste und Befürchtungen in puncto Erdstrahlenbelastung zu zerstreuen, sollte darauf achten, nicht das Opfer skrupelloser Geschäftemacherei zu werden.

Leider haben wir nach dem eigentlich positiven Ergebnis aus dem Schlaflabor nichts mehr von Robert gehört. Ein gutes oder schlechtes Zeichen? Wir wissen es nicht. Telefonisch war er jedenfalls nicht mehr erreichbar, vielleicht hat er sein Haus ja verkauft und ist weggezogen.

Es könnte aber auch sein, dass er zu jenen Fällen zählt, bei denen die Ursache für das Nicht-schlafen-Können ganz woanders liegt. Was wir nämlich immer wieder bei „Häuselbauern" beobachten, ist das vermehrte Auftreten von gestörtem Nachtschlaf nach Fertigstellung des Hauses oder während der ersten Monate „unter dem eigenen Dach". Die Gründe dafür sind manchmal durchaus naheliegend: Rückenschmerzen, verursacht durch das Arbeiten am Bau oder finanzielle Sorgen, die einen nicht schlafen lassen. Doch häufig sind es emotionale oder psychische Ursachen, die mit der nun notwendigen Neuorientierung nach Erreichen eines langgesteckten Zieles zu tun haben. Ein Paar hat lange an einem Strang gezogen, gemeinsam alle Kraft investiert, um endlich ins Traumhaus ziehen zu können. Viel Freizeit wurde ganz allein diesem Ziel untergeordnet. Nun ist das Haus fertig gebaut, die Freizeit muss neu gestaltet werden. Oft taucht in dieser Phase die Frage „Und was soll ich jetzt tun?" als typisches Beispiel einer Orientierungslosigkeit auf. Manchmal wird überhaupt an der Sinnhaftigkeit des bisher Geschaffenen gezweifelt. Die Beschäftigung mit einem „unlösbaren Problem" kann zumindest kurzfristig helfen, sich abzulenken, vor allem, wenn es gelingt, die Ursache des Problems nicht sich, sondern der Umgebung oder den Lebensumständen zuzuschreiben. Die Schuld dem „falschen" Schlafplatz zuzuschieben und sich auf die Suche nach einem besseren zu begeben, lenkt sehr gut von einem anderen Problem ab und dient als gutes Beispiel für ausweichendes Verhalten.

Doch Vorsicht – um hier nicht missverstanden zu werden: Zweifelsohne kann es auch so sein, dass ein Schlafplatz einfach nicht ideal ist, weil er zu laut, zu kalt oder warm ist, und da muss unbedingt Abhilfe geschaffen werden!

Wenn sich aber diese Neuorientierungsphase über einen längeren Zeitraum oder Jahre hinweg zieht, sollten Sie sich selbstkritisch ein paar Fragen stellen, zum Beispiel: *„Warum ist gerade das Schlafen für mich zum Problem geworden?"*, *„Wie wichtig ist der Schlaf in meinem Leben?"* oder ganz allgemein *„Will ich überhaupt ein (das) Problem lösen?"*

Die Prinzessin auf der Erbse oder: Das ideale Bett für alle Lebenslagen

Um einen Schlafplatz zu optimieren, müssen Sie nicht unbedingt ein Architekturbüro beauftragen, es genügt, wenn Sie sich informieren und Ihrer Intuition vertrauen. Eine spanische Studie über die optimalen Suchkriterien bei der Wahl der richtigen Matratze konnte zeigen, dass mit einigen wenigen Manövern sehr rasch die passende Matratze gefunden werden kann. Es genügt, die Festigkeit der Matratze mit der Hand zu prüfen und ein kurzes Probeliegen. Eine ausführliche Fachberatung oder ein Testen anhand von unzähligen Auswahlkriterien hätte demnach kein besseres Ergebnis gebracht. Damit Sie nicht befürchten müssen, zu den wenigen zu gehören, die sich falsch entscheiden, folgen nun ein paar grundlegende Informationen zu Matratzen.

Wir brauchen Sie an dieser Stelle nicht an das Märchen von der Prinzessin auf der Erbse zu erinnern, um zu demonstrieren, wie wichtig dieses Möbel für unser Wohlbefinden ist. Aus eigener Erfahrung wissen Sie sicher, wie schwierig es ist, sich durch den (Sonder-)Angebotsdschungel von

Einrichtungshäusern in der Bettenabteilung zu kämpfen. Ist endlich das Passende gefunden, will kaum jemand sich nach ein paar Jahren schon wieder mit der Frage nach dem Für und Wider einzelner Schlafutensilien beschäftigen. So können schon zehn bis fünfzehn Jahre vergehen, bis das Thema Betten- oder Matratzenkauf wieder akut wird. Damit es Ihnen gelingt, rasch das Passende zu finden, und um die Qual der Wahl etwas zu erleichtern, gibt es ein paar hilfreiche Tipps zu Bett, Bettdecken und Kissen.

Trotz der Vielfalt an Betten und Matratzen gilt nach wie vor: Das ideale Bett oder die optimale Matratze für jedermann gibt es nicht! Jeder muss sich sein Bett und seine Matratze suchen, und noch etwas: Im Laufe des Lebensalters ändern sich diese Bedürfnisse und Anforderungen, sodass in ein paar Jahren nicht nur an Ihrer Bettstatt der Zahn der Zeit genagt hat, sondern sich wahrscheinlich auch Ihr Körper, das Körpergewicht oder die Lebensumstände (Partnerschaft, Kinder) geändert haben. Deshalb lohnt es sich zum Beispiel, wenn bei einem Bettenkauf von vornherein ein paar Zentimeter dazugeschlagen werden. Das Bett kann ruhig um 40 Zentimeter länger sein und eine Breite von 100 Zentimetern ist selbst für ein Singlebett kein unnötiger Luxus. Bei einem Doppelbett sollte je nach Schlafzimmergröße eine Breite von mindestens 180 Zentimetern eingeplant werden. Kurzum, beim Bettenkauf gilt ausnahmsweise die Devise: größer ist besser!

Neben der Größe spielt natürlich das Material eine wichtige Rolle. Und je nach finanziellen Ressourcen und Schlafzimmerfläche wird eine Fülle von Lösungen angeboten. Die Auswahl reicht vom klassischen Messingbett über diverse Holzkonstruktionen bis hin zum Wasserbett, Futon oder einer Hängematte. Alle diese Konstruktionen haben ihre Vor- und Nachteile und bis auf wenige Ausnahmen (zum Beispiel die Hängematte) ist die optimale Abstimmung von Bettrahmen (inklusive Unterbau oder Lattenrost) und Matratze entscheidend. Es nützt die beste Matratze nichts, wenn sie auf ein unpassendes Bettgestell gelegt wird.

Apropos Matratze: Bis vor wenigen Jahren wurde von Experten eher zu harten Matratzen geraten, weil sie besser für die Wirbelsäule wären. Untersuchungen konnten zeigen, dass das Gegenteil der Fall ist. Weichere Matratzen wirken sich günstiger auf Ihre Gesundheit aus, weil sie die Wirbelsäule entlasten. Deshalb sollte die Matratze nicht zu hart sein. Wählen Sie eher eine weichere und vergessen Sie dabei nicht Ihr Körpergewicht: Männer benötigen eine etwas härtere, Frauen eine tendenziell weichere Matratze.

Das Mikroklima im Bett ist entscheidend

Für den Schlafkomfort von größter Bedeutung ist, dass Sie sich möglichst ungehindert umdrehen können. Ein einfacher Schlafpositionswechsel sollte also ohne großen Kraftaufwand möglich sein und auch eine möglichst gute Körpertemperaturregulation muss gewährleistet sein. Diese Voraussetzungen erfüllen Materialien, die sowohl wärmen als auch Feuchtigkeit (etwa durch Schwitzen) aufnehmen können. Während des Schlafs sinkt die Körperkerntemperatur kontinuierlich ab. Sie erreicht etwa zwischen zwei und vier Uhr in der Früh ihr Minimum und steigt danach wieder an. Dies geschieht dadurch, dass die Temperatur aus dem Inneren des Körpers (= Körperkerntemperatur) an die Peripherie des Körpers (oder Körperschale) transportiert und über die Haut an die Umgebung abgegeben wird. Nächtliches Schwitzen unterstützt diesen Prozess und fördert den Temperaturaustausch zwischen Körper und Umwelt. Das Bett, insbesondere die Matratze und die Bettdecke spielen wichtige Rollen, da sie die Feuchtigkeit aufnehmen und speichern, dann aber auch wieder (tagsüber) abgeben müssen. Die Bettdecke nimmt etwa 80 Prozent der abgegebenen Feuchtigkeit auf, der Rest entfällt auf die Matratze und das Kopfkissen. In puncto Belüftung ist es unbedingt notwendig, dass die Unterseite eines Bettgestells frei bleibt und nicht verbaut wird. Wenn Matratzen direkt auf dem Boden liegen oder lediglich auf einem Kasten ohne Unterlüftung, reduziert dies nicht nur deren Lebensdauer, sondern unterbindet auch eine ausreichende Feuchtigkeitsabgabe während des Tages. Als Matratzenunterlagen sind heute Konstruktionen aus Metall (Sprungfederrahmen) oder Holz (Lattenrost) in Verwendung.

Uns ein schönes Bett auszusuchen und nach den verschiedensten Kriterien zu bewerten, ist für uns eine Selbstverständlichkeit. Doch das war nicht immer so und wir sollten diesen Luxus schätzen!

Historisch betrachtet verlief die Bettentwicklung seit dem frühen Mittelalter nicht in allen Bevölkerungsschichten gleich ab. Während sich die aristokratische Oberschicht prunkvolle und kostbare Schlafstätten leistete (sogenannte Himmel-, Paradebetten), schlief die große Mehrheit der Bevölkerung auf Säcken, gefüllt mit Tierhaaren oder Stroh. Ab dem 16. Jahrhundert änderten sich allmählich die sozialen Verhältnisse und damit auch die Schlafgewohnheiten. Neben dem kollektiven Schlafplatz für die ganze Familie oder Sippschaft in einem Alkoven, Schrankbett oder in hölzernen Bettnischen, entstanden mit dem Aufkommen des Bürgertums eigene Schlafräume für Eltern, Kinder und Angestellte. Das Schlafen in Gruppen entwickelte sich allmählich weiter zu privaten Schlafräumen mit individueller Bettstatt. Traditionelle Schlafunterlagen wie Strohsäcke, Tierfelle, Wolldecken oder Hängematten waren ortsungebunden und stellten keine besonderen Ansprüche an den Schlafplatz. Durch die Schaffung von Schlafräumen änderte sich das grundlegend und statt der variablen Schlafstelle entstand ein Schlafraum mit einem speziellen Schlafmöbel, dem Bett. Denn der größte Nachteil bei der Verwendung naturnaher Schlafunterlagen war deren Besiedelung mit Parasiten und Schädlingen, die durch die Kombination von Körperwärme und Feuchtigkeit ideale Lebensbedingungen vorfanden. Eine Verortung der traditionellen Schlafutensilien (wie Schlafsäcken) in einem geschlossenen Raum und ein verändertes Hygiene- und Gesundheitsbewusstsein (als Folge des medizinischen Fortschritts bei der Bekämpfung von Seuchen) zwangen zur Entwicklung von alternativen Schlafunterlagen. Bei der Weltausstellung 1851 in London waren Ganzmetallbetten eine vielbestaunte Innovation, die vor allem von Hygienikern als der neue Standard in der Schlafzimmerausstattung gefeiert wurde: Mobil, von allen Seiten belüftet, hygienisch und leicht zu reinigen, bot die neue Bettkonstruktion den gefürchteten Bettwanzen keine natürlichen Verstecke mehr. Der nächste Schritt war die Konstruktion spezieller Schlafauflagen. Gegen Ende des 19. Jahrhunderts entstanden die ersten zweiteiligen Matratzenkonstruktionen, die zunächst aus zwei übereinanderliegenden, unterschiedlich festen Matten bestanden, aber im Prinzip waren damit die Bestandteile eines modernen Betts (Rahmen, Unterbau und Matratze) fertig. In den folgenden Jahren ging es dann Schlag auf Schlag: Ab 1900 entwickelten britische Konstrukteure die erste Federkernmatratze mit einem dafür speziell abgestimmten Unterbau. Weitere Innovationen im Bettenbau brachte die US-amerikanische Entwicklung des Boxspringsystems (dicke Federkernmatratze auf einem Metall- oder Holzgestell), die hauptsächlich in der Hotellerie Verwendung fand, sowie deren skandinavische Variante, die Topper-Matratze (Boxspringsystem plus weiche Auflage = Topper aus Schurwolle). Der Schweizer Erfinder Hugo Degen und der deutsche Tischler Karl Thomas stellten 1956 den ersten Lattenrost mit beweglichen Holzlatten vor, eine Innovation, die bald die herkömmlichen Bettenkonstruktionen aus Drahtgeflecht und Federkernmatratzen ablöste. Das Angebot wurde in der Folge durch das Aufkommen neuer Werkstoffe erweitert (Schaumstoffe wie Polyurethan zur Matratzenherstellung oder kohlefaserverstärkte Kunststoffe für den Lattenrost) und neben dem klassischen Lattenrost werden heute Systeme mit speziell angeordneten Kunststofftellern angeboten und sogenannte Mehrzonenlattenroste, bei denen der Hüft- und Schulterbereich oder der Kopf- und Fußteil individuell verstellbar sind. Alternativ zu den mittlerweile klassischen Bettenkonstruktionen finden sich auch Exoten wie Wasserbetten, Futons oder moderne Varianten der traditionellen Hängematte und des Strohsacks immer wieder unter den Angeboten.

Die Frage, wo und wie wir uns zur Nacht betten, hat also einen langen Wandel hinter sich. Heute müssen wir nicht mehr mit Schädlingen kämpfen und haben die Qual der Wahl ...

Wie man sich bettet ...

Die heute am häufigsten nachgefragten Matratzentypen sind Federkern-, Kaltschaum-, Memory Foam- und Latexmatratzen. Wasserbetten, Futons oder Matratzen aus Naturmaterialien wie Kokos, Stroh oder Tierhaaren sind eher Nischenprodukte. Welche Vor- und Nachteile die einzelnen Systeme haben und worauf Sie beim Kauf achten sollen, dazu haben wir den folgenden Überblick zusammengestellt. Sie werden rasch feststellen, dass Matratzen in den letzten Jahren zu Hightech-Produkten geworden sind, deren Eigenschaften mit einer Fülle von Fachausdrücken, Prüfsiegeln- und Zertifikaten angepriesen werden. Als kleine Orientierungshilfe finden Sie Erklärungen zu den jeweiligen Spezialausdrücken (im Text **hervorgehoben**) im Glossar, das diesem Kapitel angeschlossen ist.

Federkernmatratzen bestehen im Prinzip aus einem Geflecht von Stahlfedern, umgeben von einer Polsterung aus Wolle, Baumwolle, oder Schaumstoff. Neben dieser klassischen Variante, die sich aufgrund ihres niedrigen Preises und Langlebigkeit nach wie vor großer Beliebtheit erfreut, ist die weiterentwickelte Variante mit der Bezeichnung Taschenfederkernmatratze nicht mehr ganz so günstig. Bei diesem Modell ist jede einzelne Springfeder in eine separate Tasche eingenäht und erhöht so den Liegekomfort durch eine bessere **Punktelastizität**. Federkernmatratzen haben den Vorteil, dass sie auf fast jeden Unterbau gelegt werden können (starrer Lattenrost oder Metallgitter), haben allerdings eine geringe Punktelastizität. Durch das Aufkommen von modernen Materialien wie Kaltschaum oder punktelastischen Schaumstoff sind Federkernmatratzen etwas aus der Mode gekommen. Zu Unrecht, wie wir meinen, denn es liegt sich erstaunlich gut darauf.

Am zweithäufigsten werden *Kaltschaum- und Latexmatratzen* gekauft. Unter Latex wird eine Kautschuk-Schaumfüllung verstanden, die neben Naturlatex (= Saft des Kautschukbaums) auch synthetischen Latex (künstlich hergestellt) enthält. Die meisten Latexmatratzen bestehen aus einer solchen Mischung, reine Naturlatexprodukte werden besonders gekennzeichnet. Latex bildet sehr viele kleine Hohlräume, die für eine gute Wärmeisolation und hervorragenden Feuchtigkeitsaustausch sorgen. Latexmatratzen haben eine optimale Punktelastizität und sind in dieser Beziehung einer Federkernmatratze überlegen. Das Material ist relativ hygienisch und zumindest im neuwertigen Zustand weitgehend staubfrei (daher auch in begrenztem Maße für Personen mit Allergien geeignet). Allerdings stellen Latexmatratzen größere Anforderungen an den Untergrund und es empfiehlt sich, Produkte zu wählen, die optimal auf einen bestimmten Lattenrost abgestimmt sind. Synthetisch hergestellter Kaltschaum ist besonders grobporig und besitzt daher noch bessere Eigenschaften bezüglich Feuchtigkeitsdurchlässigkeit, Atmungsaktivität und Elastizität. Allerdings, und das gilt für alle Kunststoffe, sollte beim Kauf auf die Schadstoffbelastung etwa durch Weichmacher geachtet werden. Ein Nachteil von Latexmatratzen ist das mitunter stolze Gewicht von bis zu 25 Kilo. Das sollte beim Kauf berücksichtigt werden, weil viele Latexmatratzen ab und an gewendet werden müssen

Nicht zuletzt aufgrund intensiver Bewerbung erfreuen sich in den letzten Jahren Matratzen aus dem Kunststoff „Gedächtnisschaum" (englische Bezeichnung: Memory Foam) zunehmender Beliebtheit. Der Kunststoff auf *Polyurethan*-Basis (abgekürzt PUR-Schaumstoffe) wurde 1966 von NASA-Ingenieuren entwickelt, um zum Beispiel Wirbelsäulenverletzungen von Astronauten beim Start in den Weltraum zu verhindern. Dabei entstehen Kräfte von mehr als 3 g (g = Maß für die Erdanziehungskraft), die das Körpergewicht eines Astronauten verdreifachen. Ende 1980 verkaufte die NASA die Patente des neuen Materials mit der Bezeichnung *viscoelastischer Schaumstoff* als „Weltraumtechnologie", die nicht brennbar, ungiftig und preisgünstig ist, an die 1992 gegründete Firma Tempur Pedics aus Kentucky, USA. Zunächst wurde der Rohstoff zur Herstellung von Medizinprodukten zur Lagerung von Patienten mit Wirbelsäulenverletzungen oder bettlägerigen Pflegebedürftigen angewendet. Es dauerte weitere zehn Jahre, bis die ersten Memory Foam-Matratzen (auch als „Memoryschaum" bezeichnet) für den Hausgebrauch auf den Markt kamen.

Im Unterschied zu herkömmlichen PU-Schaumstoffen haben Matratzen aus viscoelastischem Material die Eigenschaft, sich auf Druck (verursacht durch das Körpergewicht) und bei Erwärmung (durch die Körpertemperatur) zu verformen. Dadurch passt sich die Matratze optimal an die Körperform an (die Matratze hat einen hohen **Sag-Faktor**) und erzeugt so keinen Gegendruck, was bei Kaltschaum-, Latex- oder Federkernmatratzen nur begrenzt möglich ist. Der Körper wird so optimal druckentlastet, vor allem die Wirbelkörper und die Bandscheiben, ein für Bettlägerige oder Patienten mit orthopädischen Symptomen (Rückenschmerzen, Gelenkserkrankungen, Schulter-Arm-Syndrom usw.) idealer Zustand. Kein Wunder, dass viscoelastische Produkte gerade im medizinischen Bereich weitverbreitet sind. Durch das geringe Eigengewicht sind Matratzen aus viscoelastischem Material besonders pflegeleicht und das kann vor allem für ältere Menschen von Vorteil sein.

Allerdings zeigte sich bald, dass die Materialeigenschaften der Matratze, neben dem Vorzug, sich ideal an die Körperform anzupassen, auch gravierende Nachteile haben. Visco-Schaumstoffe verfügen zwar über eine sehr gute Wärmespeichereigenschaft, aber speichern Feuchtigkeit sehr schlecht. Stark schwitzende Personen können so im Schlaf noch mehr ins Schwitzen kommen, wodurch der Schlafkomfort deutlich beeinträchtigt wird. Auch zeigte sich, dass die Umgebungstemperatur die Elastizität der Matratze beeinflusst, sodass sich in kühlen Winternächten viscoelastische Matratzen ohne spezielle Lüftungsstege härter anfühlen als im Hochsommer. Darüber hinaus kann das tiefe Einsinken des Körpers dazu führen, dass Schläfer ihr Schlafverhalten und die Häufigkeit der Schlafpositionswechsel reduzieren oder sich nur unter größerem Kraftaufwand im Schlaf bewegen können. Vor allem bei schweren Personen führt dies zu einer spürbaren Verschlechterung der Schlafqualität. Modifikationen des Schaumstoffaufbaus sind daher notwendig, um die genannten Nachteile auszugleichen. Je nach Hersteller werden unterschiedliche Lösungen angeboten, die von besonderen Schaumstoff-Fertigungstechnikern (geänderte Hohlraumstruktur des Materials) bis hin zu Kombination verschiedener viscoelastischer Schaumstoffstärken reichen.

Das *Wasserbett* gibt es bereits seit 1873, doch die Erfindung des schottischen Arztes Neil Arnott wurde zunächst nur für medizinische Zwecke genutzt, um bei Pflegebetten ein Wundliegen von bettlägerigen Patienten zu verhindern. Es dauerte fast hundert Jahre bis findige amerikanische Bettenkonstrukteure in den 1960er-Jahren daraus ein Bett für den Hausgebrauch entwickelten. Trotz aller Bemühungen, Wasserbetten pflegeleichter zu gestalten, stellen sie doch in puncto Raumbedarf und Aufstellung spezielle Anforderungen und sind daher nicht universell einsetzbar. Wasserbetten werden mit mehreren hundert Litern Wasser befüllt und müssen von Fachleuten montiert und laufend gewartet werden. Nicht zuletzt dadurch sind Wasserbetten eine recht kostspielige Angelegenheit. Allerdings genießt man dann bestimmte Vorzüge wie zum Beispiel die Möglichkeit, die Betttemperatur vorzuwärmen oder abzukühlen. Ein großer Nachteil von Wasserbetten sind die fehlende Durchlüftung und der geringe Feuchtigkeitstransport. Da dies über dem wassergefüllten Untergrund nicht möglich ist, muss eine entsprechende Matratzenauflage gewählt werden. Dazu kommt noch die Kritik von Fachleuten, dass, trotz einiger Konstruktionsverbesserungen

(Mehrkammernsystem), die Matratze als Ganzes immer noch eine zu geringe **Nachgiebigkeit** besitzt, wodurch Personen mit Wirbelsäulenbeschwerden zusätzliche Probleme bekommen könnten. Auch sind einige Wasserbetten hinsichtlich *Hysterese* nicht optimal und ein nächtlicher Schlafpositionswechsel könnte da schon zur Schwerarbeit werden.

Im Gegensatz zu den bisher vorgestellten Matratzensystemen muten *Futons* geradezu einfach und fast archaisch an, exotisch auf alle Fälle, wie aus einer anderen Welt. Und das sind sie auch, denn ein Futonbett ist Bestandteil traditionellen japanischen Wohnens. Eine klassische Schlafstelle aus Futons besteht aus einem etwa zehn Zentimeter dünnen Baumwoll- oder Seidenbezug, gefüllt mit Naturmaterialien (meist Baumwolle). Diese Matratze wird direkt auf den Boden gelegt (ein japanischer Wohnraum ist meist mit einer Tatami-Matte ausgelegt; Tatami = Reisstrohmatte) und darüber wird eine Bettdecke (ebenfalls aus Baumwolle) gebreitet. Der große Vorteil dieser Konstruktion ist, dass sie tagsüber verräumt oder zum Auslüften im Freien aufgehängt werden kann. Doch diese klassische Form hat sich im Westen fast gar nicht durchgesetzt, denn wer hier ein Futonbett kauft, bekommt in der Regel ein sehr niedriges Holzgestell mit einem matratzenähnlichen „Futon", der aus Naturfasereinlagen wie Schurwolle, Kokosfasern, Rosshaar oder auch dünnen Latexschichten besteht. Dadurch wird die Futonmatratze atmungsaktiver und etwas pflegeleichter als ihr japanisches Vorbild. Allerdings sind sie extrem hart und eignen sich nicht für Personen mit Wirbelsäulenproblemen.

Aus einem anderen Kulturkreis, dem der Mayas aus Südamerika stammt die *Hängematte*. Nach der Entdeckung und Eroberung Südamerikas durch europäische Seefahrer kam sie nach Europa, konnte sich aber hier nie so richtig durchsetzen. Ein Grund dafür ist sicherlich das generell kältere Klima Europas. Obwohl das Einsteigen und Liegen in einer Hängematte einiges an Übung erfordert (Tipp: diagonal auf die Matte legen, um ein Durchsacken des Körpers zu verhindern), wird der Schlaf als sehr erholsam und angenehm empfunden. Das sanfte Schaukeln der Konstruktion wirkt zusätzlich beruhigend und entspannend und bewirkt intensive Träume, bisweilen soll das Geschaukeltwerden Flug- und andere erquickliche Bewegungsträume begünstigen und jedenfalls Geborgenheit vermitteln, die der geplagte Insomniker so bitter nötig hat. Erstaunlich auch, dass sogar Personen mit Rückenproblemen in einer Hängematte mitunter sehr gut schlafen können. Der Grund dafür dürfte die gleichmäßige Druckverteilung des Körpergewichts auf die ganze Matte sein. Auch bewegen sich Schläfer „hängend" deutlich weniger. Von Vorteil sind Konstruktionen, in denen die Matte nicht zusätzlich durch Spreizstöcke an beiden Enden fixiert wird. Ohne Stäbe ist die Konstruktion kippsicherer und ein nächtliches Aus-dem-Bett-Fallen wird bei Erwachsenen weitgehend verhindert. Allerdings sollten Kinder unter zehn Jahren nicht in Hängematten schlafen, weil sie leicht aus der Matte herausfallen oder sich in der Aufhängung verheddern könnten. Ideal für einen Erwachsenen ist, wenn zwischen Matte und Boden etwa 40 Zentimeter Platz bleiben (bei einer Befestigungshöhe von etwa 150 Zentimetern). Bei kleinwüchsigen Personen kann der Abstand vom Boden auf bis zu 20 Zentimeter verringert werden.

Matratzen, die hauptsächlich aus *Naturmaterialien* wie Wolle, Rosshaar, Kokosfasern, Stroh oder Kapok (Naturfaser vom Kapokbaum) bestehen, sind definitiv Nischenprodukte, allerdings für ein eher zahlungskräftiges Publikum. Je nach verwendeten Rohstoffen unterscheiden sich die Liege- und Komforteigenschaften. So zum Beispiel hat Wolle eine gute Feuchtigkeitsaufnahme,

Rosshaare sind sehr elastisch, atmungsaktiv und können ebenfalls viel Feuchtigkeit aufnehmen. Geeignet sind solche Schlafunterlagen vor allem für Personen, die viel schwitzen, sehr gerne hart liegen und keine gesundheitlichen Probleme mit der Wirbelsäule oder den Bandscheiben haben.

Mitunter werden von Möbel- und Bettenhäusern kostengünstige *Bett-Komplettlösungen* angeboten und Sie erhalten neben einem Bettgestell und dem Lattenrost auch noch eine Matratze dazu. Im Prinzip ist nichts gegen solche Angebote einzuwenden, es sei denn, Sie bekommen zusätzlich noch eine ganze Schlafzimmereinrichtung dazu. Hier ist Vorsicht geboten und Sie sollten sich vor allem Bett und Matratze etwas genauer ansehen. Erfahrungsgemäß sind qualitativ hochwertige Bettgestelle und Matratzen sehr teuer und da kann es schon sein, dass bei solchen Schlafzimmer-Komplett-Lösungen gerade am Bett gespart wird. Qualität hat (leider) ihren Preis – das gilt insbesondere beim Bettenkauf.

Egal für welchen Matratzentyp Sie sich entscheiden, *regelmäßige Pflege* ist sehr wichtig und beeinflusst sowohl Ihren Liegekomfort als auch die Lebensdauer der Matratze, denn Sie wollen Ihr gutes Stück zumindest zehn Jahre verwenden. Zur Pflege zählt das regelmäßige Lüften des Schlafraumes und falls die Matratze auf einem kompakten Untergrund und nicht auf einem Lattenrost liegt, muss auch dieser immer wieder durchgelüftet werden. Einige Hersteller empfehlen ein regelmäßiges Wenden der Matratze, um ein Durchliegen oder eine einseitige Überbeanspruchung des Materials zu verhindern. Dazu reicht es, die Matratze einen Tag lang hochkant aufzustellen. Mitunter haben Matratzen auch spezielle Auflagen für Sommer und Winter. Die meisten Matratzen sollten nicht abgesaugt oder abgeklopft werden, denn dies könnte den Aufbau der Matratze schädigen. Sollte dies doch einmal notwendig sein, dann gehen Sie sehr sorgsam und schonend vor und stellen die Saugleistung des Staubsaugers zwischen „mittel" und „gering" ein (auf weniger als 500 Watt Leistung). In puncto Pflege sind Matratzen von Vorteil, die auch eine abnehmbare und waschbare Hülle besitzen. Je nach Nutzfrequenz sollten Matratzen nach etwa zehn Jahren, spätestens jedoch nach zwölf Jahren erneuert werden.

Zum Schluss noch ein paar Anmerkungen, falls Sie doch Hilfe und individuelle Beratung beim Kauf von Bett und Matratze wünschen. Erfreulicherweise hat sich das Beratungsangebot in den letzten Jahrzehnten sehr vergrößert, wenn auch mitunter die Qualität der Beratung zu wünschen übrig lässt. Unser Tipp: Kaufen Sie nicht im erstbesten Bettenstudio, sondern testen Sie mehrere Geschäfte und lassen Sie sich ausführlich beraten. Kleine Studios haben zwar eine geringere Auswahl, bieten mitunter aber die bessere Beratung an. Ideal ist natürlich, wenn Ihnen die Matratze leihweise für ein paar Nächte zur Verfügung gestellt wird. In der gewohnten Umgebung sind Sie dann weniger abgelenkt und können besser beurteilen, ob die Matratze für Sie passt.

Kurzes Glossar der wichtigsten Fachausdrücke bei Matratzen

Härtegrad: Dieser bestimmt durch die Dichte des Materials die Festigkeit oder Härte des Materials. Je weniger Hohlräume das Material hat, desto kompakter und desto fester/härter fühlt sich die Matratze an. Experten sprechen von der Eindrückhärte. Sie können den Härtegrad einer Matratze leicht mit der Hand prüfen. Trotz intensiver Forschung konnte kein eindeutiger Zusammenhang zwischen der Schlafqualität und dem Härtegrad einer Matratze gefunden werden. Die individuelle Vorliebe spielt dabei eine entscheidende Rolle und selbst Personen mit Wirbelsäulenproblemen bevorzugen unterschiedlich harte Matratzen. Expertinnen und Experten raten aber vor allzu harten Matratzen ab, weil sie nachweislich Rückenprobleme verursachen können.

Hysterese – Hysteresegrad: Unter Hysterese wird die Fähigkeit eines Materials verstanden „Energie" zu verschlucken. Technisch ausgedrückt ist Hysterese die Differenz zwischen der Be- und Entlastungskurve. „Memory Foam"-Matratzen haben einen hohen Hysteresegrad, Federkernmatratzen im Vergleich dazu einen etwas geringeren. Der Hysteresegrad (meist in Prozentwerten angegeben) beeinflusst unsere Bewegungsfähigkeit auf einer Matratze und gibt einen Hinweis darauf, wie leicht wir unsere Schlafposition verändern können. Ein höherer Prozentsatz bedeutet, dass mehr Energie aufgewendet werden muss, um sich zu bewegen, der goldene Mittelweg liegt bei etwa 20 bis 30 Prozent.

Elastizität: Wie elastisch eine Matratze ist, wird von Fachleuten mit einer Stahlkugel gemessen, indem die Höhe des Rückpralls bestimmt wird. Das ist die etwas elegantere Methode des Matratzenhüpfens, die Kinder so gerne praktizieren. Die Matratze als Minitrampolin ist zwar für Kinder das Nonplusultra, muss aber nicht unbedingt dem Schlafkomfort dienen.

Punktelastizität: Diese ist wichtig für die Liegequalität. Das heißt, eine Matratze muss „kleinflächig" besonders elastisch sein, um zum Beispiel bei Seitenlage im Schulter- und Hüftbereich genügend nachgeben zu können, um eine zu starke Überdehnung der Wirbelsäule zu vermeiden. Ideal ist, wenn die Wirbelsäule in Seitenlage fast waagrecht ist. Eine sehr gute Punktelastizität besitzen viscoelastische Schaum-, Taschenfederkern- und Latexmatratzen.

Sag-Faktor wird mitunter auch als „Komfortfaktor" bezeichnet und gibt an, wie gut sich ein Material an den Körper anpasst. Prüftechnisch wird der Kraftaufwand bestimmt, der notwendig ist, um einen Schaumstoff von 65 Prozent auf 25 Prozent der Ausgangsdicke zusammenzudrücken. Ideal sind Materialien, die innen hart und außen weich sind und sich zwar weich anfühlen, aber trotzdem die nötige Festigkeit haben, um den Körper zu tragen. Günstig sind Sag-Werte ab den Faktor 3.

Wichtig für das richtige Schlafklima: Bettdecke und Kissen

Neben dem Liegekomfort sollte der Schlafplatz auch bezüglich der Temperaturregulation optimale Bedingungen bieten. Wir haben schon an anderer Stelle über den Zusammenhang zwischen Temperaturregulation und erholsamem Schlaf berichtet und davon erzählt, dass die Körperkerntemperatur während des Nachtschlafs abfällt. Ein Grund, warum wir mitten in der Nacht plötzlich frieren liegt darin, dass wir uns manchmal versehentlich abdecken. Das Deckbett oder eine Bettdecke erfüllt eine wichtige Funktion, indem zugleich gewärmt, aber auch Feuchtigkeit durch Schwitzen (etwa ein halber Liter Flüssigkeit pro Nacht) aufgenommen und tagsüber auch wieder abgegeben wird. Besonders bewährt haben sich leichte Decken mit hochwertigen Daunenmischungen, die allerdings sehr teuer sind. Für Allergiker und Asthmatiker werden spezielle Bettdecken aus synthetischem Gewebe mit hoher Milbendichtigkeit angeboten.

Das Kopfkissen ist, seiner Kleinheit zum Trotz, ein durchaus problematischer Teil. Denn das Kissen sollte nicht zu fest, aber auch nicht zu weich sein. Die optimale Größe liegt bei 40 mal 80 Zentimetern und ist damit groß genug, um den Nackenbereich zu stützen und während des Schlafs Feuchtigkeit aufzunehmen. Mischungen aus Federn und Daunen eignen sich dafür besonders gut, andere schwören auf Kissen und Nackenrollen aus Kalt- oder viscoelastischem Schaum. Die Wahl des richtigen Kopfkissens ist wichtig, nehmen Sie sich dafür etwas Zeit. Denn es erfüllt eine grundlegende Funktion: Es entspannt die Nackenmuskulatur und löst so Verspannungen im Schulterbereich. Allerdings kann auch der umgekehrte Fall eintreten. Falls Sie in der Früh mit Kopfschmerzen oder einem Steifhals aufwachen, dann liegt es fast immer an einem falschen Kopfkissen.

Weniger kritisch, aber trotzdem wichtig ist die Bettwäsche. Wie auch die Matratze muss Bettwäsche Feuchtigkeit (in Form von Schweiß) möglichst gut aufnehmen können. Baumwolle erfüllt diese Funktion ideal und ist auch relativ kostengünstig (abgesehen von speziellen Baumwoll-Veredelungsverfahren wie Mako oder Satin). Aus hygienischen Gründen sollte Bettwäsche bei mindestens 60 Grad gewaschen werden. Wegen der geringen Waschtemperatur von 30 Grad eignet sich Seide als Bettwäsche deshalb nicht so gut.

Fenster offen oder zu? – Über Raumklima, Licht und Lärm

Diskussionen um das ideale Raumklima sorgen in Paarbeziehungen immer wieder für heftige Auseinandersetzungen.

Maria will es etwas wärmer haben und das Fenster sollte in der Nacht auch geschlossen bleiben, Fritz würde am liebsten im Freien oder am Balkon übernachten, im Schlafzimmer hält er es bei geschlossenem Fenster schon gar nicht aus – deshalb: Fenster auf und Heizkörper abgedreht! Der Kompromiss sieht nun so aus, dass die Tür zum Schlafzimmer geöffnet bleibt, dafür aber im Raum davor das Fenster gekippt wird und der Heizkörper leicht temperiert sein kann.

Was Maria und Fritz durchdiskutierten, ist auch in der Schlafforschung seit Langem heiß diskutiertes Thema: Gibt es das ideale Raumklima, sodass objektiv und argumentativ nachvollziehbar eine Empfehlung in Bezug auf Raumtemperatur und Luftfeuchtigkeit gegeben werden kann? Zumindest darin stimmen die Forschungsergebnisse klar überein: Das optimale Raumklima gibt es nicht – es hängt von zu vielen Faktoren ab, wie den individuellen Vorlieben und Gewohnheiten, vom Alter, Geschlecht, der gewählten Bettdecke und der Matratze. So kann trotz gleicher Raumgegebenheiten in einem Fall eine Wärmebilanzrechnung bei einem jungen Mann mit dicker Daunendecke eine optimale Raumtemperatur von 10 Grad Celsius ermittelt werden, aber im selben Raum bei einer älteren Dame, bedeckt mit einer dünnen Decke, würde sich eine Raumtemperatur von mehr als 22 Grad Celsius ergeben.

Als generelle Aussage haben sich Forscher insofern geeinigt, dass Schlafraumtemperaturen unter 18 Grad Celsius sich wesentlich günstiger auf die Schlafkontinuität und

Schlafqualität auswirken als Temperaturen über 22 °Grad Celsius. Laut Studienergebnissen spielt zumindest in Mitteleuropa die Luftfeuchtigkeit keine wichtige Rolle. Was sich allerdings sehr deutlich und nachhaltig negativ auf den Schlaf auswirken, sind Lärm und Licht.

Gesundheitsrisiko Lärm und Licht

Schon seit Tagen herrschte brütende Hitze und die stabile Hochdruckwetterlage sorgte dafür, dass auch in der Nacht die Temperaturen nicht merklich abkühlten. Ohne offenes Fenster und die Hoffnung auf eine kühle Brise ließ sich kaum schlafen – und dann das! In einer Nebenstraße musste wegen der Behebung eines Wasserrohrgebrechens die ganze Nacht mit schwerem Baugerät gearbeitet werden. An Schlaf war nicht zu denken und alle Versuche, doch bei geschlossenem Fenster einzuschlafen, scheiterten. Als einzige Alternative war nur mehr die Dämmerung abzuwarten, um dann „mit den Hühnern" aufzustehen und sich ins erste offene Café zu setzen. Der Tag war damit eigentlich schon gelaufen, noch bevor er angefangen hatte. Denn bei dieser prekären Mischung aus Müdigkeit, Überreiztheit, Angespanntheit und Nervosität war an konstruktives Arbeiten nicht zu denken. Ob sich dieser Zustand nach ein paar Tassen Espressi ändern wird, kann angezweifelt werden …

Beispiele wie diese zeigen, wie sehr *Lärm* uns um den Schlaf bringen kann. Selbst eine einzige Nacht mit zu wenig Schlaf aufgrund von Lärm beeinträchtigt uns mehr als eine (freiwillig) durchfeierte Nacht. Lärm allein beeinträchtigt schon unser Wohlbefinden und das potenziert sich, wenn davon auch noch der Schlaf betroffen ist. Chronischer Lärm greift die Gesundheit massiv an und verursacht Stress, lässt den Blutdruck und den Puls ansteigen und erhöht so auch das

Herzinfarktrisiko. Lärm führt zu ganz kurzen Wachphasen von nur wenigen Sekunden Dauer und zerhackt so den Schlaf. Das führt dazu, dass wir mehr Zeit im Leichtschlaf und kaum Zeit im Tiefschlaf und REM-Schlaf verbringen.

Lärmbedingte Veränderungen sind in der Schlafphysiologie (zum Beispiel in der Verteilung der Leicht- und Tiefschlafphasen) auch dann noch nachzuweisen, wenn der Betroffene sich subjektiv schon längst daran gewöhnt hat. Lärm wird zwar nicht mehr bewusst wahrgenommen, verursacht aber trotzdem physiologischen Stress. Selbst mäßig hoher Dauerlärm von 50 Dezibel (= Maß für den Schalldruckpegel) führt langfristig zu Bluthochdruck und steigert so das Herzinfarktrisiko. (Zum Vergleich: In einer ruhigen Bücherei herrschen etwa 40 Dezibel). Für ein Schlafzimmer wäre ein Dauergeräuschpegel unter 30 Dezibel wünschenswert.

Neben den typischen Lärmverursachern wie Straßen-, Bahn- und Flugverkehr sind es oft auch leise Geräusche, die aufwecken. Eine leise tickende Uhr kann für den einen kaum hörbar, für den anderen das Stampfen einer Rinderherde sein. Dasselbe gilt für viele andere Störquellen wie Musik, ein lautes Fernsehgerät oder das Weinen von Kleinkindern. Letzteres führt dazu, dass Mütter selbst aus dem Tiefschlaf sofort aufwachen, während andere schlafende Familienmitglieder nichts gehört haben. Dieses Phänomen wird als „Ammenschlaf" bezeichnet und ist ein gutes Beispiel dafür, dass trotz Schlafs die Wahrnehmung selektiv auf ganz bestimmte Geräuschquellen fokussiert werden kann. Auch unser prominenter Gast Palmström aus Christian Morgensterns poetischer Welt beklagt sich reimgewaltig bei einer Nachtigall über ihren schlafstörenden Gesang: „*Möchtest du dich nicht in einen Fisch verwandeln und gesanglich dementsprechend handeln?*" (aus: Galgenlieder, 1910).

Ein probates Mittel gegen kurzfristigen Lärm sind Ohrstöpsel, allen voran der Klassiker „Ohropax" oder Modelle aus Paraffin, die sich perfekt an das Ohr anpassen können. Daneben gibt es eine ganze Palette von Produkten in verschiedenen Größen (speziell für Frauen- und Männerohren), unterschiedlichen Ausführungen (für zu Hause oder auf Reisen) und Materialien, die besonders für den Gebrauch im Schlaf konzipiert wurden. Ideal wären Ohrstöpsel, die nicht alles als Lärm herausfiltern, sondern bestimmte Geräusche doch durchlassen: einen läutenden Wecker zum Beispiel, das Schreien des Babys oder das Klingeln der Türglocke! Welcher Lärmstopper für Ihre Ohren am besten geeignet ist, müssen Sie selbst herausfinden. Ein paar Testdurchgänge in ruhigen Nächten können helfen, den richtigen Ohrstöpsel schon parat zu haben, falls es wirklich einmal ernst ist mit dem Lärm in der Nacht.

Nächtliche Lichtverschmutzung

Das Einbrechen der Dämmerung und Dunkelheit sind wichtige Impulse, um unserem Körper zu signalisieren, dass bald Schlafenszeit ist. Nach den neuesten Erkenntnissen der Schlafforschung löst Dämmerlicht (über das Auge aufgenommen) eine Reihe von physiologischen Prozessen aus, die das Einschlafen erleichtern. Dazu zählen die Freisetzung des schlaffördernden Hormons Melatonin und eine Drosselung der Produktion des Wachmachers Orexin. Durch *künstliches Licht* (vor allem jenes mit hohem Blauanteil) werden diese zwei Prozesse gestört und verzögert. Licht kann unsere innere Uhr verschieben und intensives Licht am späten Abend verzögert das Einschlafen. Dazu zählt nicht nur die Innenraumbeleuchtung, sondern auch ein heller Computerbildschirm oder der Fernseher. Je mehr künstliches Licht verbraucht wird, desto weniger scheinen wir zu schlafen, ein fataler Zusammenhang, mit dem wir uns im Kapitel über Tagesmüdigkeit schon beschäftigt haben.

Die den Schlaf störenden Lichtquellen können sowohl vom Innenraum als auch von außen kommen. Straßenbeleuchtungen, Reklameschilder oder die Fahrzeugbeleuchtung tragen dazu bei, dass die Nächte alles andere als dunkel sind. In den letzten Jahren erschienen immer mehr alarmierende Berichte über die Folgen der Lichtverschmutzung auf die Flora und Fauna, vor allem im städtischen Bereich. Nicht nur der Natur zuliebe, sondern damit Sie möglichst ungestört schlafen: Vermeiden Sie während der Nacht Licht und versuchen Sie, Ihren Schlafplatz so dunkel wie möglich zu halten. Rollläden, Jalousien oder lichtdichte Vorhänge sind daher ein unbedingtes Muss in unseren Schlafräumen. Auch die Verwendung einer Schlafbrille kann hilfreich sein, vor allem, wenn Ihre Partnerin oder Ihr Partner im Bett noch liest. Wenig helles Licht aufdrehen zu müssen, empfiehlt sich auch während nächtlicher Toilettengänge, ideal sind schwach leuchtende Orientierungslichter oder ein „Nachtlicht" in Bad oder Toilette. Vor allem ältere Personen sollten sich in den Nachtstunden nicht starken Lichtimpulsen aussetzen. Eine altersbedingt herabgesetzte Melatoninausschüttung wird dadurch zusätzlich verringert und erschwert das Wiedereinschlafen. Und noch etwas: Bei Leselampen sind Leuchtmittel zu empfehlen, die einen sehr geringen Blau-, dafür aber mehr Gelb- und Rotanteil haben (das Farbenspektrum der klassischen Glühbirne), weil dieses Licht weniger aktivierend wirkt.

Was der Schlafcoach empfiehlt: für den Schlafraum

An einen Schlafraum sollen in puncto Ruhe, Komfort und „Sich Wohlfühlen" höchste Anforderungen gestellt werden. Erlaubt ist alles, was entspannt und beruhigt, aus dem Raum entfernt werden soll alles, was nicht unbedingt zum Schlafen notwendig ist und nicht der Entspannung dient. Vermeiden Sie alles, was Sie an Arbeit, Stress oder an Verpflichtungen denken lässt (zum Beispiel sollte im Schlafzimmer kein Schreibtisch stehen).

Der Schlafraum sollte so gewählt werden, dass er ruhig liegt. Er sollte kein Durchgangszimmer sein und wenn es möglich ist, bauen Sie Schallschutzfenster ein. Wichtig ist, dass der Raum eine Verdunkelungsmöglichkeit besitzt (Rollläden, Jalousien, dicke Vorhänge, je nachdem wie viel Licht in den Raum fällt). Es ist nicht notwendig den Raum so abzudunkeln, dass auch bei hellem Tageslicht im Raum völlige Dunkelheit herrscht. Doch letztendlich entscheiden Sie darüber, wie dunkel es im Schlafzimmer sein soll, denn die Bandbreite der individuellen Vorlieben ist hier sehr groß.

Selbst wenn Sie nicht empfindlich auf elektromagnetische Felder reagieren, sollten möglichst keine Computer, Fernseher, Mobilfunkgeräte oder Ähnliches im Schlafraum vorhanden sein. Für elektrosensible Personen empfiehlt sich der Einbau eines Netzfreischalters. Bedenken Sie auch die elektromagnetischen Felder aus der unmittelbaren Umgebung (zum Beispiel die einer angrenzenden Wohnung).

Ein Betten- und Matratzenkauf soll wohlüberlegt werden. Sparen Sie nicht an der Größe des Bettes und wählen Sie eher ein größeres.

Je nach Matratzentyp sollen Lattenrost und Matratze optimal aufeinander abgestimmt werden. Es steht heute eine Vielzahl von unterschiedlichen Matratzentypen zur

Auswahl. Sie sollen keine Matratze fürs Leben kaufen, spätestens nach zehn bis zwölf Jahren gehört eine Matratze ausgetauscht.

Fast jeder namhafte Matratzenanbieter hat brauchbare Modelle im Sortiment. Statt einer Billigmatratze nutzen Sie Aktionen, bei denen hochpreisige Matratzen vergünstigt angeboten werden.

Haben Sie Probleme mit der Wirbelsäule oder den Bandscheiben, so nehmen Sie eine Fachberatung in Anspruch. Jedes größere Bettenhaus bietet Ihnen eine Fachberatung an. Aber es ist hilfreich, sich bei verschiedenen Anbietern zu informieren. Ansonsten gilt beim Matratzenkauf: Probieren geht über studieren!

Ein Doppelbett sollte – sofern es das Raumangebot erlaubt – eine Mindestgröße von 180 mal 200 Zentimeter haben. Wählen Sie statt einer durchgehenden zwei getrennte Matratzen. Mittelfristig profitieren Sie beide mehr davon wenn jeder auf „seiner" optimalen Matratze schläft (trotz „Besucherritze").

Wollen Sie ein möglichst strahlenfreies Schlafzimmer und erwägen Sie den Einbau eines Netzfreischalters, dann kommt ein Wasserbett kaum infrage. Denn um das Wasser zu erwärmen, benötigen Sie einen Stromanschluss und Wasser gilt in der Geopathologie (beschäftigt sich mit der krankmachenden Wirkung von Erdstrahlen) als leitendes und strahlenverstärkendes Element.

Vorsicht beim Eigengewicht der Matratze. Federkern- oder Latexmatratzen bringen mitunter 25 Kilogramm und mehr auf die Waage und können daher von den wenigsten mit ein paar Handgriffen spielend gewendet werden. Vor allem bei Größen ab 1 mal 2 Metern wird Matratzenwenden zum Kraftsporttraining. Vor allem bei älteren Menschen oder kleinen Schlafräumen könnten Kaltschaummatratzen von Vorteil sein, weil sie wesentlich leichter und daher handlicher sind. Seitliche Trageriemen erleichtern das Wenden und den Transport einer Matratze ungemein.

Achten Sie beim Kauf einer Matratze auch auf ökologische Aspekte und fragen Sie den Händler, ob eine Entsorgung unproblematisch bzw. die Matratze auch recyclingfähig ist.

Bettdecken und Kopfkissen tragen ebenfalls entscheidend zur Schlafqualität bei. Decken aus hochwertigen Materialien sind zwar teuer, aber die Investition lohnt sich. Sie sind nicht nur sehr leicht, sie wärmen auch optimal. Bei Kopfkissen achten Sie auf eine ergonomisch gute Passform und eine optimale Feuchtigkeitsaufnahme.

Bei der Wahl von Leuchtmitteln empfehlen wir Lichtfarben mit einem hohen Gelb- und Rotanteil. Auf Licht mit hohem Blauanteil sollte verzichtet werden (zum Beispiel Energiesparlampen). Vorsicht vor Eisenkerntransformatoren zum Beispiel für Halogen-Niedervoltlampen. Diese entwickeln ein sehr starkes Magnetfeld und sollten nicht in unmittelbarer Nähe des Kopfes positioniert werden (mindestens einen Meter Abstand einhalten).

Besondere Vorsicht ist bei Säuglingen geboten, vor allem, wenn eine SIDS-Gefährdung vorliegt (plötzlicher Kindstod). Da Neugeborene ihre Körpertemperatur noch nicht regulieren können, ist die Gefahr einer Überhitzung durch zu warme Bettdecken gegeben. Deshalb bei Säuglingen keine schweren Bettdecken verwenden oder Decken aus Naturmaterialien wie zum Beispiel Schafwolle (Hitzestau). Achten Sie darauf, dass sich der Säugling nicht in Decken oder einem Schlafsack verheddern kann, denn er kann sich daraus noch nicht befreien (Erstickungsgefahr)! Neugeborene sollten in einem eigenen Bett, neben dem der Eltern schlafen. Ein Übernachten im Bett der Eltern empfiehlt sich erst ab dem sechsten Lebensmonat.

Medikamentenliste

Die wichtigsten Medikamente zur Behandlung der Insomnie bei Älteren

Substanz	Handelsname	Stoffklasse	Dosierung bei Älteren	Kommentar zur Insomnie-Therapie im höheren Alter
Agomelatin	Valdoxan®	Melatoninagonist und Serotoninrezeptorantagonist	25–50 mg	25–50 mg Kein Wirknachweis, Transaminasenerhöhung, Schwindel
Diphenhydramin	Calmaben®, Dibondrin®, Noctor®	Antihistaminikum	50 mg	Unbewiesene Wirkung, zahlreiche Risiken, keine Empfehlung
Melatonin	Circadin®	Melatonin	2–4 mg	Gut verträglich, keine Toleranz- und Entzugssymptome, geringes Suchtpotenzial
Melperon	Buronil®	Neuroleptikum	25–50mg	Zahlreiche Risiken
Mirtazapin	Mirtabene®, Mirtel®, Remeron®, SolTab	Antidepressivum, NASSA	7,5–15 mg,	Orthostatische Störungen, metabolische Auswirkungen, Wirkung bei Patienten ohne Depression nicht belegt

Substanz	Handelsname	Stoffklasse	Dosierung bei Älteren	Kommentar zur Insomnie-Therapie im höheren Alter
Oxazepam	Adumbran®, Anxiolit®, Praxiten®	Benzodiazepin	10 mg	Zahlreiche Risiken, hohes Abhängigkeitspotenzial, keine Empfehlung
Prothipendyl	Dominal® forte	Neuroleptikum	40–80 mg	Orthostase, EPS, kein sicherer Wirknachweis
Trazodon	Trittico®	Antidepressivum SARI	25–75 mg	Orthostatische Hypotonie, Sturzgefahr; Indikation für Schlafstörungen im Rahmen einer Depression
Triazolam	Halcion®	Benzodiazepin	0,25 mg	Zahlreiche Risiken, hohes Abhängigkeitspotenzial, keine Empfehlung
Zopiclon	Somnal®	GABA Rezeptoragonist	3,75–7,5 mg	Zur kurzen Behandlung akuter Insomnie, Abhängigkeitspotenzial
Zolpidem	Ivadal®, Mondeal®, Zoldem®	Omega 1-Benzodiazepin-rezeptoragonist	5–10 mg	Zur kurzen Behandlung akuter Insomnie, Abhängigkeitspotenzial

Clinicum-Neuropsy-11–2012 nach Quelle: nach: Schwarz S 2010

Nachwort

Am Ende dieser kurzen gemeinsamen Reise durch die faszinierende Welt von Schlaf und Traum, in der wir auch deren „Schattenseiten" wie Schlaflosigkeit, Atemstillstände, Angst- und Albträume kennengelernt haben, hoffen wir, Sie nicht allzu sehr um ihren Schlaf gebracht zu haben. Denn auch bei gestörtem Schlaf steht uns eine Vielzahl von medizinischen, psychologisch-psychotherapeutischen Therapiemöglichkeiten zur Verfügung. Wir hoffen, Ihnen auch ein paar Wege aufgezeigt zu haben, wie Sie erfolgreich Ihre Schlafprobleme bewältigen können. Nehmen Sie Schlafprobleme ernst; sie sind nicht eingebildet oder, weil sie nicht gleich lebensbedrohlich sind, „nebensächlich", sondern essenziell und existenziell.

Falls Sie mehr zu Schlaf und Schlafstörungen erfahren wollen, freuen wir uns, wenn Sie mit uns Kontakt aufnehmen. Sie finden uns unter www.schlafcoaching.net, www.schlafcoaching.org und www.traum.ac.at.

Der Stellenwert von Schlaf als eines der kostbarsten Dinge des Lebens wird neu zu bewerten sein. Das wird sich in Zukunft zeigen und davon sind wir überzeugt! In der Zwischenzeit und für alle Zukunft wünschen wir Ihnen: Schlafen Sie gut und träumen Sie schön!

Literaturverzeichnis

Alberts H (2012). Die Gewänder der Hypnose – Von der Antike zur Gegenwart Teil 1: Der Tempelschlaf. Deutsche Zeitschrift für zahnärztliche Hypnose 18;1: 42–47.

American Academy of Sleep Medicine, ICSD – International Classification of Sleep Disorders revisited: Diagnostic and coding manual. Chicago, Illinois; American Academy of Sleep Medicine, 2001.

American Psychiatric Association: Diagnostic and Statistical Manual of Mental Disorders: Fifth Edition (DSM V). American Psychiatric Publishing, Arlington, VA 2013.

Basner M, Fomberstein K, Razavi F, Banks S, William J, Rosa R, Dinges D (2007). American time use survey: sleep time and its relationship to waking activities. Sleep, 30;9: 1085–1095.

Berger H (1938/39). Das Elektrenkephalogramm des Menschen. Nova Acta Leopoldina, 6;38: 173–309.

Biddle J, Hamermesh D (1990). Sleep and the allocation of time. J Political Econ, 5;1: 923–943.

Blankertz S. Verteidigung der Aggression. Gestalttherapie als Praxis der Befreiung. Peter Hammer, Wuppertal 2010.

Borbély A. Schlaf. Fischer Taschenbuch, Frankfurt am Main, 2004.

Cajochen C, Altanay-Ekici S, Münch M, Frey S, Knoblauch V, Wirz-Julice A (2013). Evidence that the Lunar Cycle Influences Human Sleep. Current Biology 23: 1485–1488.

Cajochen C, Frey S, Anders D, Späti J, Bues M, Pross A, Mager R, Wirz-Justice A., Stefani O (2011). Evening exposure to a light-emitting diodes (LED)-backlit computer screen affects circadian physiology and cognitive performance. J Appl Physiol 110;5: 1432–1438.

Clarenbach P, Beneš H. Restless Legs Syndrom – Die unruhigen Beine. Uni Med Bremen, 2. Auflage, 2006.

Coren St. Die unausgeschlafene Gesellschaft. Rowohlt Verlag 1999.

Cunnington D (2012). Non-benzodiazepine hypnotics: do they work for insomnia? British Medical Journal, doi: 10.1136/bmj.e8699.

Czeisler Ch (2013). Casting light on sleep efficiency. Nature, 497: 513.

Danker-Hopfe H, Dorn H, Bahr A, Anderer P, Sauter C (2011). Effects of electromagnetic fields emitted by mobile phones (GSM 900 and WCDMA/UMTS) on the macrostructure of sleep. Journal of Sleep Research, 20: 73–81.

Dibie P. Wie man sich bettet. Eine Kulturgeschichte des Schlafzimmers. Greif – Bücher bei Klett-Cotta 1991.

Doll E, Gittler G, Holzinger B (2009). Dreaming, Lucid Dreaming and Personality. International Journal of Dream Research, 2;2: 52–57.

Dresler M, Wehrle R, Spoormaker V, Koch S, Holsboer F, Steiger A, Orbig H, Sämann PG, Czisch M (2009). Neural correlates of consciousness – insights from sleep imaging. Meeting of the German Neuroscience Society, Göttingen 2009.

Falkenstetter T, Frauscher B, Anderer P, Bolitschek J, Fugger B, Holzinger B, Kerbl R, Klösch G, Lehofer M, Mallin W, Moser D, Pavelka R, Popvic R, Saletu A, Saletu B, Zeitlhofer J, Högl B (2010). Erhöhte Tagesschläfrigkeit in Österreich. Prävalenz und Risikofaktoren. Somnologie, 14: 15–22.

Feder B (2011). Die Zwiebel schälen. Eine Anleitung zur Gestalttherapie für Klientinnen und Klienten. Gestalt-kritik, 1.

Francesetti G, Gecele M, Roubal J (Hsg.). Gestalt Therapy in Clinical Practice: From Psychopathology to the Aesthetics of Contact. FrancoAngeli, Milano 2013.

Hale L. (2005). Who has time to sleep? J Public Health, 27;2: 205–211.

Han BC. Müdigkeitsgesellschaft. Matthes & Seitz, Berlin 2010.

Holzinger B, Klösch G, Saletu B (2013). Cognition in Sleep – A therapeutic Intervention in Nightmares. Dreaming, (in press).

Holzinger B. Albträume: Was sie uns sagen und wie wir sie verändern können. Nymphenburger, München 2013.

Holzinger B (2012). Luzides Träumen oder „Klarträumen" oder
„Kognition im Schlaf" – die andere Seite des Bewusstseins?
Zonenrandgebiete der Psychiatrie, 2: 117–131.

Holzinger B, Klösch G, Saletu B (2011). Gestalttherapie
und luzides Träumen zur Bewältigung von Albträumen.
Gestalttherapie, 25;2: 113–116.

Holzinger B (2009). Lucid Dreaming – Dreams of Clarity.
Contemporary Hypnosis, 26;4: 216–224.

Holzinger B. Kognition im Schlaf (luzides Träumen). Eine
Therapiemethode zur Bewältigung von Albträumen – auch
bei Traumatisierung. In: Anger H, Schulthess P. (Hrsg.).
Gestalt-Traumatherapie. Bergisch-Gladbach 2008.

Holzinger B. Anleitung zum Träumen: Träume kreativ nutzen.
Klett-Cotta, Stuttgart 2007.

Holzinger B, LaBerge St, Levitan L (2006). Psychophysiological
Correlates of Lucid REMSleep. Dreaming, 16;2: 88–95.

Holzinger B. Zwischen Schlaf- und Wachzuständen: Luzides
Träumen. Plenarvortrag im Rahmen der 55. Lindauer
Psychotherapiewochen 2005.

Holzinger B. Der Luzide Traum. Betrachtungen über das
Klarträumen als psychotherapeutische Technik und
Prävention. In: Hutterer-Krisch R, Pfersmann V, Farag I.S.
(Hrsg.). Psychotherapie, Lebensqualität und Prophylaxe.
Wien 1996.

Holzinger B. Der luzide Traum: Phänomenologie und
Physiologie. WUV, Wien 1994.

Holzinger B. Traum und Bewußtsein – erhältlich bei www.
traum.ac.at, im Eigenverlag von Dr. Brigitte Holzinger.

Horne J. Sleepfaring: A Journey through the Science of Sleep.
Oxford University Press, New York, NY 2007.

Horne J, Pankhurst F, Reyner L, Hume K, Diamond D (1994).
A field study of sleep disturbance: effects of aircraft noise
and other factors on 5.742 nights of actimetrically moni-
tored sleep in a large subject sample. Sleep 17;2: 146–159.

Huedo-Medina T, Kirsch I, Middlemass J, Klonizakis M, Siriwardena A (2012). Effectiveness of non-benzodiazepine hypnotics in treatment of adult insomnia: meta-analysis of data submitted to the Food and Drug Administration. British Medical Journal, doi: 10.1136/bmj.e8343.

Kaiser-Rekkas A. Im Atelier der Hypnose. Carl Auer, Heidelberg, 2003.

Kaiser-Rekkas, A. Klinische Hypnose und Hypnotherapie. Carl Auer, Heidelberg 2001.

Kerbl R, Kurz R, Roos R, Wessel L. Checkliste Pädiatrie: Checklisten der aktuellen Medizin. Thieme, Stuttgart 2011.

Kleitman N. Sleep and Wakefulness. Midway Reprint, University of Chicago Press. 1963.

Klösch G, Holzinger B, Estrella R, Hoffmann P (2010). Schlaf und Arbeitsleben. Ergebnisse einer Studie der Bundesarbeitskammer Österreich (BAK-Studie). Somnologie, 14: 32–40.

Klösch G, Dittami JP. A bed for Two? Gender Differences in the Reactions to Pair-sleep (pp. 93–103). In: Brunt L, Steger B (Hrsg.). Worlds of Sleep. Frank & Timme 2008

Klösch G, Dittami JP, Zeitlhofer J. Ein Bett für zwei. Unsere Schlafgewohnheiten neu erforscht. Herbig Verlag 2008.

Knutson K, Van Cauter E, Rathouz P, DeLeire Th, Lauderdale D (1975). Trends in the raevalence of short sleepers in the USA: 1975–2006. Sleep, 33;1: 37–45.

Krakow B, Zadra A (2006). Clinical management of chronic nightmares: imagery rehearsal therapy. Behavioral Sleep Medicine, 4;1: 45–70.

Kryger M, Roth Th, Dement W. Principles and Practice of Sleep Medicine. Elsevier, Philadelphia, PA 2010.

Lader M (2011). Benzodiazepines revisited – will we ever learn? Addiction, 106;12:2086–2109.

Lavie P. Die wundersame Welt des Schlafes. Ch. Links Verlag Berlin, 1996.

Loomis A, Harvey N, Hobart G (1937). Cerebral states during sleep. As studied by human brain potentials. Journal of Experimental Psychology. 21;2: 127–144.

Lòpez-Torres M, Porcar R, Solaz J, Romero T (2008). Objective firmness, average pressure and subjective perception in mattress for the elderly. Applied Ergonomics, 29: 123–130.

Meier U (2004). Das Schlafverhalten der deutschen Bevölkerung – eine repräsentative Studie. Somnologie, 8: 87–94.

Mignot E (2013). The perfect hypnotic? Science, 340:36–38.

Miller E, Andrews N, Stellitano L, Stowe J, Winstone A, Sheerson J, Verity C (2013). Risk of narcolepsy in children and young people receiving ASo3 adjuvanted pandemic A/ H1N1 2009 influenza vaccine: retrospective analysis. BMJ, 346:f794 doi: 10.1136/bmj.f794 (Published 26th February 2013).

Mohler E, Frei P, Fröhlich J, Braun-Fahrländer Ch, Röösli M, the QUALIFEX-team (2012). Exposure to radiofrequency electromagnetic fields and sleep quality: a prospective cohort study. PLOS one 7(5): e374455. doi:10.1371/journal.pone.0037455.

Mollenhauer B, Förstl H, Deuschl G, Storch A, Oertel W, Trenkwalder C (2010). Demenz mit Lewy-Körpern und Parkinson-Krankheit mit Demenz. Deutsches Ärzteblatt, 107;39: 684–691.

Morgenstern Chr. Gesammelte Werke in einem Band. Piper Verlag 1965.

Morin Ch, Colecchi C, Stone J, Sood R, Brink D (1999). Behavioral and Pharmacological Therapies for Late-Life Insomnia: A Randomized Controlled Trial. Journal of the American Medical Association, 281;11: 991–999.

Morin Ch, Hauri P, Espie C, Spielman A, Buysse D, Bootzin R (1999). Nonpharmacologic treatment of chronic insomnia. An American Academy of Sleep Medicine Review. Sleep, 22;8: 1134–1156

Morrison A. Animals' Dreams. In: Carskadon M (Hsg.). Encyclopedia of Sleep and Dreaming. New York 1993.

Morrison A. Animals in Sleep Research. In: Carskadon M (Hrsg.). Encyclopedia of Sleep and Dreaming. New York 1993.

Morrison A (1993). Mechanisms underlying oneiric behavior released in REM sleep by pontine lesions in cats. Journal of Sleep Research, 2: 4–7.

Paiva T, Rebelo Pinto H. Mein Freund, der Schlaf. Author House, Bloomington, IN 2011.

Perls F, Hefferline R, Goodman P. Gestalttherapie: Grundlagen. DTV, München 1991.

Piéron H. Le problème physiologique du someil. Masson Paris, 1913

Revenstorf D, Burkhard P (Hrsg.). Hypnose in Psychotherapie, Psychosomatik und Medizin. Springer, Berlin 2001.

Revenstorf D et al. (2003). Expertise zur wissenschaftlichen Evidenz der Hypnotherapie. Expertise für den Wissenschaftlichen Beirat Psychotherapie.

Riemann D. Ratgeber Schlafstörungen: Informationen für Betroffene und Angehörige. Hogrefe, Göttingen 2003.

Rios E, Venâncio E, Rocha N, Woods D, Vasconcelos S, Macedo D, de Sousa F, Fonteles M (2010). Melatonin: pharmacological aspects and clinical trends. Intermational Journal of Neuroscience, 120: 583–590.

Rios E, Venâncio E, Rocha N, Woods D, Vasconcelos S, Macedo D, de Sousa F, Fonteles M (2010). Melatonin: pharmacological aspects and clinical trends. International Journal of Neuroscience, 120: 583–590.

Sahelian R. Melatonin. Chancen und Risiken des Hormons. Verlag Ennsthaler, 1997

Saletu B, Saletu-Zyhlarz G. Was Sie schon immer über Schlaf wissen wollten. Ueberreuter Verlag, Wien 2001.

Schenck C, Mahowald M (2002). REM sleep behavior disorder: clinical, developmental, and neuroscience perspectives 16 years after its formal identification in SLEEP. Sleep, 25;2: 120–138.

Schenck C, Bundlie S, Ettinger M, Mahowald M (1986). Chronic behavioral disorders of human REM sleep: a new category of parasomnia. Sleep. 9;2: 293–308.

Schmidt G. Einführung in die hypnosystemische Therapie und Beratung. Carl Auer, Heidelberg 2005.

Schmidt R (2009). NASA pressure-relieving foam technology is keeping the leading innerspring mattress firms awake at night. Technovation, 29: 181–191.

Schmierer A, Schütz G. Zahnärztliche Hypnose. Quintessenz, Berlin 2007.

Schoeneberger G, Monnier M (1977). Characterization of a delta-electroencephalogram (-sleep)-inducing peptide. Proceedings of the National Academy Sciences USA, 74;3: 1282–1286.

Schumacher B, Scholle S, Hölzl J, Khudeir N, Hess S, Müller CE (2002). Lignans isolated from valerian: identification and characterization of a new olivil derivate with partial agonistic activity at A(1) adenosine receptors. Journal of Natural Products, 65;10: 1479–1485.

Simpson NS, Punjabi NM, Dinges DF. Sleep and mortality. In: Chokroverty SM, Montagna P (Hrsg.) Handbook of Clinical Neurology, Sleep Disorders I, Esevier, Amsterdam 2011.

Sisti D, Rocchi M, Macciò A, Preti A (2012). The epidemiology of homicide in Italy by season, day of the week and time of day. Med Sci Law 52: 100–106.

Spoormaker V, van den Bout J (2006). Lucid Dreaming Treatment for Nightmares: A Pilot Study. Journal of Psychotherapy and Psychosomatics, 75: 389–394.

Tepperwein K. Die hohe Schule der Hypnose. Goldmann Verlag, München 2007.

Tononi G, Cirelli Ch (2013). Perchance to Prune. How sleep shapes memory. Scientific American, 309;2: 26-3.1

Valli K, Revonsuo A, Pälkäs O, Ismail K, Hassan A, Karzan J, Punamäki RL (2005). The threat simulation theory of the evolutionary function of dreaming: Evidence from dreams of traumatized children. Consciousness and Cognition, 14; 1: 188–218.

Van Someren E, Riemersma-Van Der Lek R (2007). Live to the rhythm, slave to the rhythm. Sleep Medicine Reviews 11: 465–484.

Varughese J, Allen RP (2001). Fatal accidents following changes in daylight savings time: the American experience. Sleep Medicine 2: 31–36.

Walker W. Abenteuer Kommunikation – Bateson, Perls, Satir, Erickson und die Anfänge des Neurolinguistischen Programmierens. Klett-Cotta, Stuttgart 1996.

Walsh J, Engelhardt Ch (1999). The direct economic costs of insomnia in the United States for 1995. Sleep, 3;22: 386–393.

Weeß H, Sauter C, Geisler P, Böhning W, Wilhelm B, Rotte M, Gresele C, Schneider C, Schulz H, Lund R, Steinberg R, und die Arbeitsgruppe Vigilanz der Deutschen Gesellschaft für Schlafforschung und Schlafmedizin (2000). Vigilanz, Einschlafneigung, Daueraufmerksamkeit, Müdigkeit, Schläfrigkeit – Diagnostische Instrumentarien zur Messung müdigkeits- und Schläfrigkeitsbezogener Prozesse und deren Gütekriterien. Somnologie, 4: 20–38.

Winrow CJ Renger J (2013). Discovery and development of orexin receptor antagonists as therapeutics for insomnia. British Journal of Pharmacology, doi 10.1111/bph.12261

Wittmann M, Dinich J, Merrow M, Roenneberg T (2006). Social jetlag: misalignment of biological and social time. Chronobiology International 23;1/2: 497–509.

Zulley J. Mein Buch vom guten Schlaf: Endlich wieder richtig schlafen. Goldmann, München 2010.

Zulley J, Knab B. Unsere Innere Uhr. Herder Verlag, Freiburg 2000.

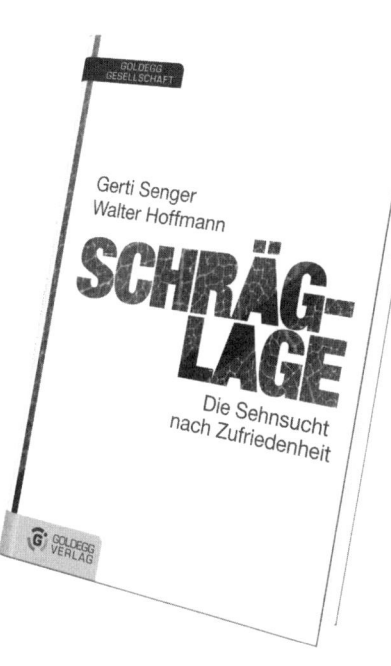
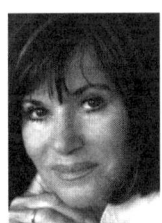
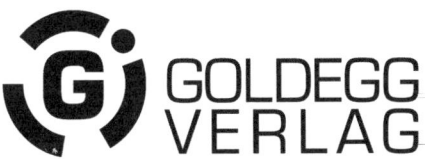

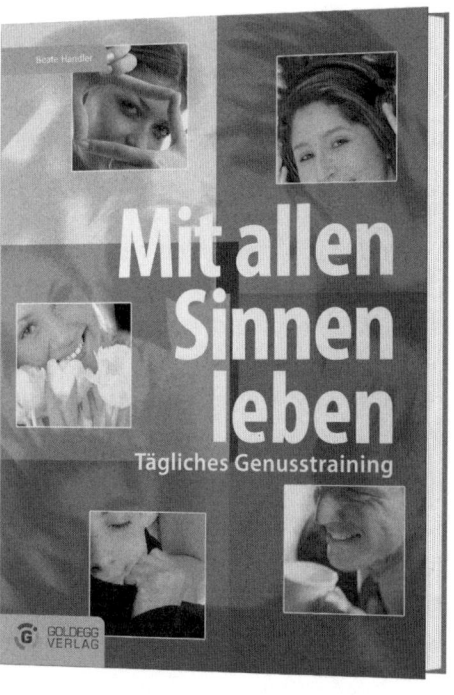
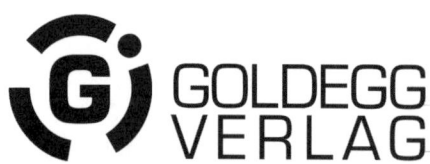

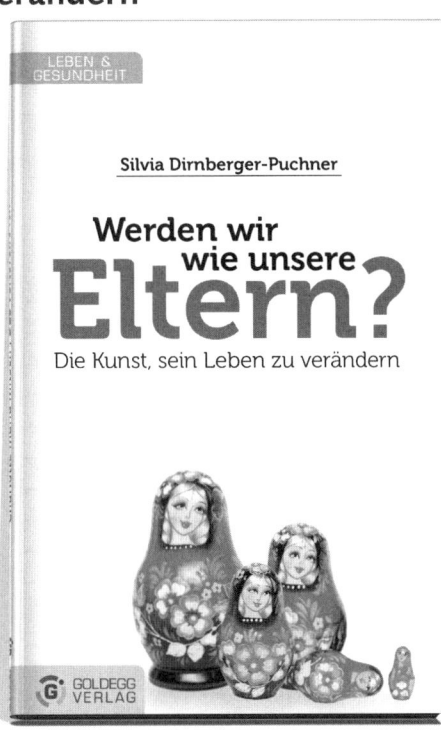
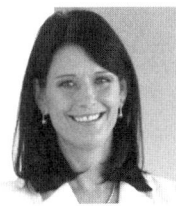
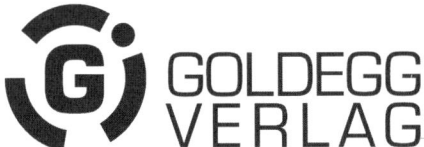

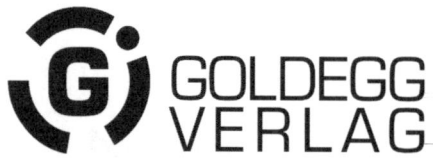

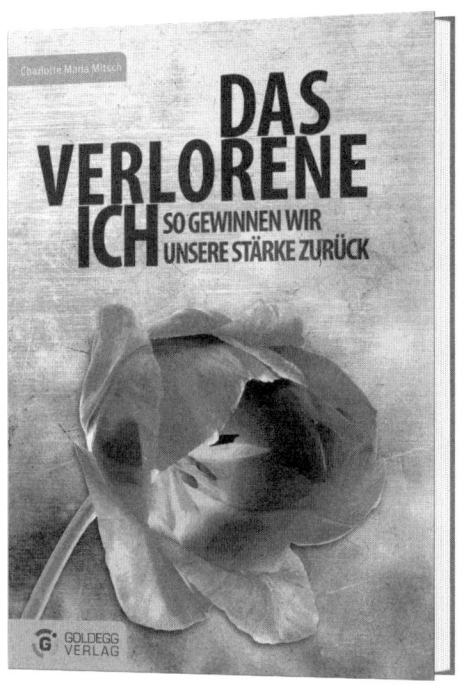
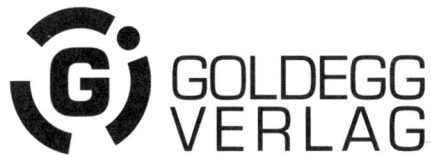

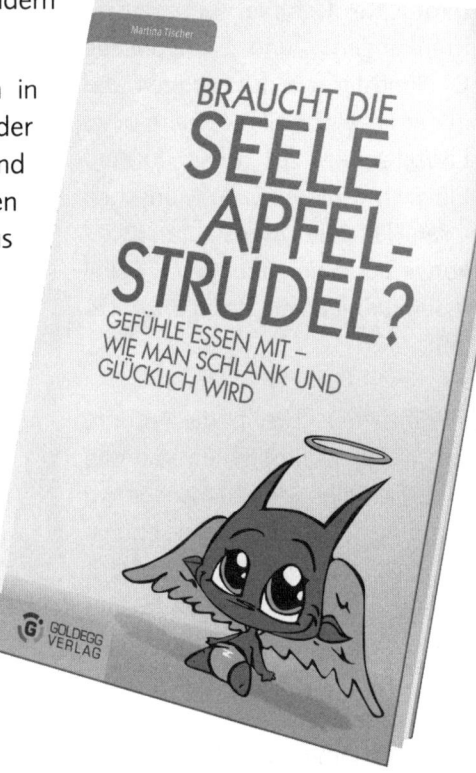
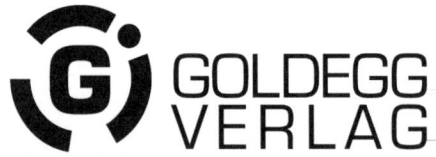